中国科学院教材建设专家委员会规划教材

全国高等医药院校规划教材

医学遗传学实验

第2版

主　编　张开立　李　宏

副主编　刘　铭　刘晓宇　吴茉莉

编　委　（按姓氏汉语拼音排序）

程晓馨　李　宏　刘　佳　刘　铭

刘晓颖　刘晓宇　马景昕　潘林鑫

孙　媛　孙　铮　王　茜　吴茉莉

许国雄　张开立　张凌云　张　朋

U0286913

科学出版社

北　京

内 容 简 介

《医学遗传学实验》包括基本实验和综合实验两部分内容。上篇主要介绍遗传性状分析、细胞遗传学和分子遗传学实验，如：家系分析、淋巴细胞染色体制备与核型分析、聚合酶链反应（PCR）技术和限制性酶切等常用基本实验技术；下篇着重介绍如何应用基本实验技术解决实际科研问题。下篇收录了9个真实完整的科研课题，对每个课题的研究背景、立题依据、课题设计以及实验流程进行层层剖析。通过系统教学，不仅可以让学生掌握医学遗传学基本实验技术，而且还可以培养学生的科研思维、主动思考能力以及解决实际科研问题的能力。

本教程适合本科各专业医学生作为遗传学实验教材，同时也可以作为研究生等科研入门人员课题设计、了解科研流程的参考书。

图书在版编目（CIP）数据

医学遗传学实验 / 张开立，李宏主编. —2 版. —北京：科学出版社，2018.1
　　ISBN 978-7-03-056332-3

中国科学院教材建设专家委员会规划教材·全国高等医药院校规划教材

　Ⅰ. ①医… Ⅱ. ①张… ②李… Ⅲ. ①医学遗传学–实验–医学院校–教学参考资料 Ⅳ. ①R394-33

中国版本图书馆 CIP 数据核字（2018）第 008882 号

责任编辑：王　颖 / 责任校对：郭瑞芝

责任印制：赵　博 / 封面设计：陈　敬

科 学 出 版 社 出版

北京东黄城根北街 16 号
邮政编码：100717
http://www.sciencep.com

固安县铭成印刷有限公司 印刷
科学出版社发行　各地新华书店经销

*

2012 年 3 月第 一 版　开本：787×1092　1/16
2018 年 1 月第 二 版　印张：11 1/2
2025 年 1 月第七次印刷　字数：303 000

定价：39.80 元

（如有印装质量问题，我社负责调换）

前　言

21 世纪生命科学研究日新月异，而遗传学作为生命科学的核心学科极大地推动了生命科学的飞速发展。医学遗传学新技术的不断涌现使基因编辑、表观干预等得以实现，许多遗传学研究成果已经越来越广泛地应用于遗传病临床诊断、基因治疗以及疾病预防。特别是基因组计划完成之后，我们站在一个新的制高点，开展新一轮的表观基因组计划、精准医疗计划等。因此，在医学遗传学的教学过程中，如何与时俱进，抓住这些新时代的信息与特点是摆在教学工作者面前的一个问题。

本实验教材最主要的特色在于设置基本实验和综合实验两部分内容。基本实验部分由"常见人类遗传性状的分析与遗传咨询""细胞遗传学相关的实验"和"分子遗传学相关的实验"三章组成；本教材收录的九个综合实验，均为参编者真实承担和完成的科研课题。通过综合实验了解科学研究过程，使学生不仅仅掌握基本实验原理和操作，还能够主动思考，锻炼科研思维，学习如何应用基础的实验原理与操作解决科研问题，从而使学生按研究思路去学习基础遗传学知识和实验。授人以鱼不如授人以渔 —— 传授掌握知识和解决问题的方法，比传授知识本身更加重要。

参加本教材编写的各位专家来自国内多所大学，长期工作在医学遗传学教学和科研的第一线，具有较深的学术造诣和丰富的教学经验。其中刘铭、刘晓宇和吴茉莉等老师负责遗传学基本实验的编写，张开立、许国雄和刘晓颖等老师负责综合实验的设计。由于编写时间和专业水平有限，教材中难免会出现一些问题，希望各位同仁以及使用本教材的师生们给予批评指正。编写过程中得到科学出版社的支持与配合，不胜感激。

张开立　李　宏

2017 年 10 月 9 日

目　录

上篇　基 本 实 验

下篇 综合实验

上篇　基本实验

第一章　常见人类遗传性状的分析与遗传咨询

实验 1-1　人类遗传病的家系分析与讨论

【实验目的】

1. 初步掌握人类遗传病系谱的分析方法，培养综合分析的能力。

2. 掌握单基因遗传病四种主要的传递方式及其特点。

3. 能识别和正确绘制单基因遗传病的系谱。

4. 熟悉常见遗传病的主要临床表现，为遗传病的诊断和咨询奠定基础。

【实验原理】

系谱分析（pedigree analysis）是了解、研究和诊断遗传病的一个常用方法。其基本过程是，从先证者入手，尽可能多地调查其亲属的某些性状和患病情况，对家族各成员出现的某种性状或遗传病的情况进行详细调查并分析，再以特定的符号和格式绘制成反映家系各成员之间的相互关系、出现的性状或发病情况的图解，即系谱。然后根据遗传的基本定律分析每一个成员的表现型和基因型，判断某种性状或遗传病属于何种遗传方式，是单基因遗传还是多基因遗传；如果是单基因遗传，进一步确认是常染色体显性、隐性遗传，还是性连锁遗传。

人类遗传性疾病往往需要通过家系调查和系谱分析，才能了解它的遗传方式及其规律，因此掌握系谱分析方法，对于遗传病的诊断、预防等有着重要的临床意义。

【实验内容与方法】

1. 教师简要介绍系谱分析法和注意事项。

2. 引导学生复习系谱中的常用符号、各种单基因遗传病的主要传递特点。

3. 运用遗传规律，针对以下各个系谱所提出的问题进行分析并讨论。

（1）试指出下列各系谱中（图 1-1）所显示的"疾病"最可能的遗传方式是什么？写出其判断依据，并推断患者及其父母的基因型。

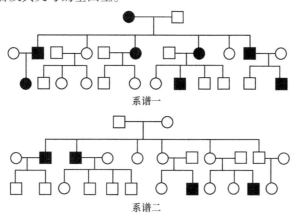

系谱一

系谱二

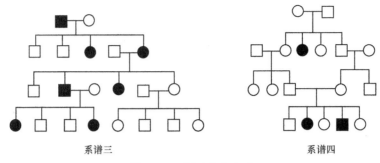

图 1-1　四例遗传病家系

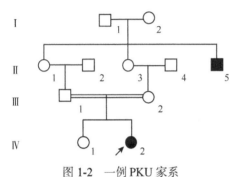

图 1-2　一例 PKU 家系

（2）图 1-2 为一苯丙酮尿症（PKU）家系。哪些个体为 PKU 疾病致病基因的肯定携带者？IV-1 为致病基因携带者的概率是多少？先证者的基因型是什么？其同胞的发病风险有多大？什么是近亲婚配，近亲结婚对后代有何危害？

（3）神经纤维瘤（NF1）是属于一种常染色体显性遗传病。一对夫妇的孩子患有严重的神经纤维瘤病。他的双亲表型都正常，他们的家系中没有患有该种疾病的个体。试解释孩子发病的原因？这对夫妇再次生育时，后代的发病风险是多少？该患儿的后代发病风险有多大？

（4）请指出以下系谱（图 1-3）中所显示疾病的遗传方式？并利用你所学过的遗传学知识来解释下列系谱中出现的各种遗传现象。

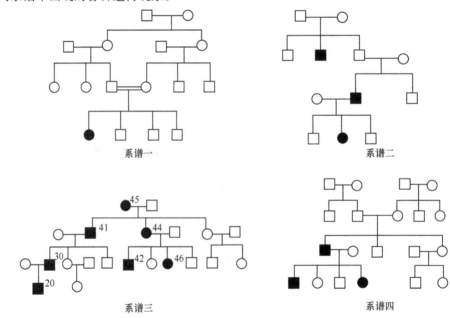

图 1-3　四例遗传病家系系谱

（5）Don 和他的姥爷 Barry 都是甲型血友病的患者。Diane 是 Don 的妻子，她是 Don 的姨的女儿。Diane 和 Don 现有一个儿子 Edward 和两个女儿 Elise 和 Emily，这三个孩子都是甲型血友病的患者，他们还有一个小女儿 Enid 是正常人。请根据题意绘制系谱，为什么有两个女儿是患者？写出 Diane 和 Don 所有子女的基因型。现 Elise 和一个正常男性婚配，试问她的女儿或儿子为甲型血友病的可能性有多大？如果 Enid 和某正常男性婚配，他们的后代的发病风险有多大？

（6）一个刚出生的男婴伴有很多的畸形，但尚未确认是哪种疾病。孩子的双亲不是近亲婚配，并且没有类似疾病的家族史。下列哪些条件可以解释此情况，哪些不能解释？为什么？①常染色体显性遗传伴有新突变；②常染色体显性遗传伴有不完全外显；③常染色体显性遗传伴有表现度的差异；④常染色体隐性遗传；⑤X 连锁隐性遗传；⑥母亲怀孕的敏感时期摄入了某些致畸性药物。

【注意事项与常见问题】

进行系谱分析应注意以下几项：

（1）系谱的系统性、完整性和可靠性。完整的系谱应有三代以上有关患者及家庭的情况。有关成员要逐个查询，特别是关键不可遗漏，死亡者须查清死因，是否近亲婚配、有无死胎、流产史，并记录在系谱中。在家系调查过程中避免由于患儿或代诉人不合作或提供假情况，必要时应对患者亲属进行实验室检查和其他辅助检查使诊断更加可靠。

（2）分析显性遗传病时，应注意对已知有延迟显性的年轻患者，由于外显不全而呈现隔代遗传现象进，不可误认为是隐性遗传。

（3）新的基因突变。有些遗传家系中除先证者外，家庭成员中找不到其他的患者，因而很困难从系谱中判断其遗传方式，更不可因患者在家系中是"散发的"而定为常染色体隐性遗传。

（4）显性与隐性概念的相对性。同一遗传病可采用的观察指标不同而得出不同的遗传方式，从而导致发病风险的错误估计。遗传方式不同，对后代复发风险估计也应不同。

常见问题：临床上，遗传系谱上的统计人数相对较少，所以根据男女患病人数的差异进行判断并不可靠，可通过系谱分析并结合群体统计做出最终判断。

【作业与思考题】

1. 汇报所有判断的结果，并简单回答以上病例出现的问题。

2. 总结单基因遗传病的传递方式有哪些？各有什么特点？如何鉴别？

3. 学生独自分析下列 4 个病例，并解答所有问题。

病例 1：Duchenne 肌营养不良为一种 X 连锁隐性遗传病（XR），一男性患者的母亲为杂合子，但也有临床症状出现，试分析其原因。

病例 2：一对表型正常的夫妇生出了 1 个 I 型先天聋哑的女儿，此聋哑女儿长大后与一个 I 型先天聋哑男子结婚并生育了 1 个表型正常的儿子，请解释此现象。

病例 3：现有一个家庭，父亲为短指症患者，母亲表型正常，儿子患有白化病，如果再次生育，会出现什么情况？

病例 4：一维生素 D 缺乏性佝偻病（属于 XD）女性患者，其父亲正常，她现已和一正常男性结婚，婚后已生育一个患有维生素 D 缺乏性佝偻病的儿子，欲生第二胎，并来进行遗传咨询。请帮助解答以下的问题：①欲生第二胎，生出患病子女的可能性有多大？②你对他们有何忠告？

4. 系谱分析应注意哪些事项？在遗传病的诊断中有何作用？

（刘　铭）

实验 1-2 Bayes 法在遗传咨询中的具体应用

【实验目的】

1. 掌握遗传病再发风险的估计方法。

2. 掌握 Bayes 法在遗传咨询中的具体应用。

【实验原理】

遗传咨询（genetic counselling）是应用遗传学和临床医学的基本原理和技术，由咨询医师和咨询对象（遗传病患者本人或其家属）就某种遗传病在家庭中的发生情况、再发风险、诊断和防治上所面临的问题，进行一系列的交谈和讨论，使患者或其家属对该遗传病有全面的了解，选择最适当的决策。遗传咨询是可分为婚前咨询、出生前咨询、再发风险咨询等。其目的是确定遗传病患者和携带者，并对其后代患病的危险率进行预测，以便商谈应采取的预防措施，减少遗传病患儿的出生，降低遗传病的发病率，提高人群遗传素质和人口质量。

遗传病的复发风险是指家庭中有遗传病患者时，其有亲缘关系的亲属再患同样疾病的可能性。在预测单基因遗传病的发病风险时，根据家系咨询所提供的信息，如果不考虑患者家系中的实际遗传情况，而仅按孟德尔遗传规律加以估计，所获得的再发风险概率，往往是不够准确的，尤其是那些亲代的基因型不能确定的个体。1963 年，Bayes 提出一种确认两种相斥事件相对概率的理论。当将这一理论应用于遗传咨询时，它不仅考虑该病的遗传规律和基因型，而且还考虑到该患者家系中的具体发病情况，如已出生正常子女数、个体年龄、疾病的外显率等。因此，应用 Bayes 定理更能准确推算出单基因遗传病的发病风险或再发风险，临床上，已在遗传咨询中普遍应用这一计算方法。

应用 Bayes 定理进行逆概率运算时常用的几个概念：

（1）前概率（prior probability）：根据孟德尔分离定律推算的某个成员具有某种基因型的概率。提示一个个体是携带者的可能性（概率）是多少，不是携带者的可能性（概率）是多少。

（2）条件概率（conditional probability）：在某种假设条件下出现的实际情况的概率。包括在不规则显性遗传病中，由于不完全外显而未患病个体的概率；延迟显性遗传病中，未达到发病年龄的个体的概率；隐性遗传病中，携带者已生出一定数量正常子女的概率。

（3）联合概率（joint probability）：某一种基因型前提下前概率与条件概率所说明的两个事件同时出现的概率，即前概率与条件概率之乘积。

（4）后概率（posterior）：某一假设条件（每一基因型）下的联合概率除以所有假设条件下的联合概率之和，即联合概率的相对概率。

Bayes 定理在遗传咨询中的应用，主要是在双亲之一或双方的基因型未知的情况下，即应用 Bayes 定理，分别以前概率和条件概率计算出联合概率和后概率，得出所要知道的最后概率，从而计算出未发病后代或以后出生子女的再发风险。利用 Bayes 定理所计算出的概率，比只用一般单基因遗传规律得出的概率更准确，更接近实际。

【实验内容与方法】

1. 简要介绍 Bayes 法和具体的计算程序。

2. 组织学生讨论、分析各种需要应用 Bayes 法进行再发风险计算的病例。

3. 运用遗传的基本规律和 Bayes 法，对下列病例进行分析计算，估计某些个体将来产生遗传病后代的发病风险。

（1）常染色体显性遗传病发病风险估计

1）外显不完全：视网膜母细胞瘤的遗传方式属于常染色体显性遗传，其外显率为70%，一位女性的表型正常，她的母亲患有此病，现在她与一名正常男性婚配所生子女的患病风险如何？如图1-4所示。

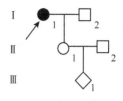

图1-4 一个视网膜母细胞瘤的家系

如果按照孟德尔遗传的基本规律来计算，该女性携带致病基因而未发病的概率为1/2，她后代的患病风险为1/4，即25%。

如果按照Bayes法计算，则首先计算该女性是杂合子（Aa）而未发病的概率。如表1-1所示，先计算前概率，她的基因型为Aa或aa的概率各为1/2，即0.5。再计算条件概率，已知该病的外显率为70%，她的基因型为Aa而未受累的概率为1−70%，即0.3；而她的基因型为aa且表型正常的概率为100%，即1。依次求出的联合概率分别为0.15和0.5；后概率分别为0.23和0.77。因此，该女性是杂合子而未受累的概率为0.23，再求她的子女的患病风险，即0.23×0.5×0.7＝8.05%。对比这两种不同的计算方式，Bayes法计算求得的后代发病风险远低于按遗传规律计算的患病风险。

表1-1 该女性为杂合子且未受累的概率

	Aa	aa
前概率	0.5	0.5
条件概率	1−0.7＝0.3	1
联合概率	0.5×0.3＝0.15	0.5×1＝0.5
后概率	0.15/（0.15＋0.5）＝0.23	0.5/（0.15＋0.5）＝0.77

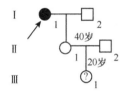

图1-5 一个Huntington舞蹈病家系

2）延迟显性：Huntington舞蹈病（HD）是一种晚发型的AD遗传病，其发病率受年龄的制约，40岁时表达率为70%；20岁时表达率为10%。现就下图（图1-5）中一个HD家系，说明按Bayes法定理计算Ⅲ₁发病风险的计算程序。

如按遗传规律计算Ⅱ₁为杂合子的概率为1/2，Ⅲ₁为杂合子且将来发病的风险为1/4，即25%；如按Bayes法计算，应先计算Ⅱ₁为杂合子（Aa）而未发病的概率（表1-2）。Ⅱ₁是杂合子和不是杂合子（基因型为aa）的前概率各为1/2，即0.5。该家系中Ⅱ₁已40岁但尚未发病。HD杂合子（Aa）在40岁时的外显率为70%，因此，Ⅱ₁是杂合子且40岁未发病的条件概率为1−70%，即30%；Ⅱ₁不是杂合子，40岁未发病的条件概率为100/100，即1。依次求出的联合概率分别为3/20和10/20；后概率分别为3/13和10/13。

表1-2 Ⅱ₁是（Aa）或是（aa）杂合子的概率

	Aa	aa
前概率	0.5	0.5
条件概率	1−70%＝30%	1
联合概率	1/2×3/10＝3/20	10/20
后概率	3/13	10/13

然后，再计算Ⅲ₁是杂合子而未发病的概率（表1-3）。Ⅲ₁是杂合子的前概率是1/2×3/13＝3/26，Ⅲ₁不是杂合子的前概率是23/26。由于本病在20岁时外显率为10%，若Ⅲ₁是杂合子，20岁未发病的概率是1−10%，即90%；若Ⅲ₁不是杂合子，20岁未发病的概率为100%。依次求出的联合概率分别为270/2600和2300/2600，后概率分别为270/2570＝0.105和2300/2570＝0.895。

表 1-3 图中Ⅲ₁是或不是杂合子的概率

	Aa	aa
前概率	3/26	23/26
条件概率	90/100	100/100
联合概率	270/2600	2300/2600
后概率	270/2570 = 0.105	2300/2570 = 0.895

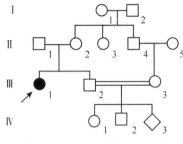

图 1-6 一个先天性聋哑家系

因此，在此家系中，Ⅲ₁ 将来的发病风险，如按遗传规律计算为 1/4，即 0.25；若按 Bayes 法计算则仅为 0.105，两者相差悬殊，即 Bayes 定理推算的发病风险为准确可靠。

（2）常染色体隐性遗传病发病风险估计：现以先天性聋哑为例，说明 Bayes 定理在常染色体隐性遗传病中的应用。先天性聋哑是一种常染色体隐性遗传病。在一个先天性聋哑的家系中，如图 1-6 所示。Ⅲ₁ 是一个先天性聋哑患者。她的同胞弟弟与他的表妹婚后生有一男一女，均不聋哑，现前来咨询，问再生第三个孩子（Ⅳ₃），患有先天聋哑的风险如何？

根据家系资料分析可知，只有当Ⅲ₂ 和Ⅲ₃ 均为杂合子时，子代才可能得病。故应先计算出Ⅲ₂ 和Ⅲ₃ 均为杂合子的概率。Ⅲ₂ 的姐姐（Ⅲ₁）患有本病，故可推测Ⅲ₂ 和Ⅲ₁ 的父母都是杂合子为携带者，Ⅲ₂ 为表型正常的杂合子的概率是 2/3。由于Ⅲ₂ 和Ⅲ₃ 是近亲婚配，Ⅱ₂ 和Ⅱ₄ 为一级亲属，Ⅱ₄ 是杂合子的概率为 1/2，Ⅲ₃ 为杂合子的概率为 1/2×1/2 = 1/4。Ⅲ₂ 和Ⅲ₃ 可能有三种婚配类型：即Ⅲ₂ 和Ⅲ₃ 都为杂合子（Aa）；Ⅲ₂ 和Ⅲ₃ 都为纯合子（AA）；Ⅲ₂ 为纯合子，Ⅲ₃ 为杂合子或者Ⅲ₂ 为杂合子，Ⅲ₃ 纯合子。后两种婚配类型不可能出生的患儿，可把它们合并在一起。只有第一种婚配类型才可能生出患儿。因此，只要计算出Ⅲ₂ 和Ⅲ₃ 在已生出两个正常孩子的条件下，均为杂合子的概率，就能得出第三胎的再发危险率。

Ⅲ₂ 和Ⅲ₃ 均为杂合子的前概率等于这两个独立事件的乘积，即 2/3×1/4 = 1/6（表 1-4）。Ⅲ₂ 和Ⅲ₃ 均为纯合子或其中一个是纯合子，另一个是杂合子的前概率应为 1–1/6 = 5/6。如Ⅲ₂ 和Ⅲ₃ 均为杂合子，出生一个表型正常子代的概率是 3/4，出生两个表型正常子代的概率应为 3/4×3/4 = 9/16，此即为条件概率。而另外两种婚配类型出生正常孩子的条件概率 1×1 = 1 然后分别算出他们的联合概率和后概率，最后得到Ⅲ₂ 和Ⅲ₃ 均为杂合子的后概率分别为 3/11，因此他们第三胎的再发风险是 3/11×1/4 = 3/44。

表 1-4 Ⅲ₂ 和Ⅲ₃ 均为杂合子的概率

	Ⅲ₂和Ⅲ₃均为 Aa	Ⅲ₂和Ⅲ₃均为AA；或一个为AA另一个为Aa
前概率	2/3×1/4 = 1/6	1 – 1/6 = 5/6
条件概率	3/4×3/4 = 9/16	1
联合概率	1/6×9/16 = 3/32 = 3/96	5/6×1 = 5/6 = 30/96
后概率	3/11	10/11

（3）X 连锁隐性遗传病发病风险的估计：甲型血友病为一种 X 连锁隐性遗传病，以男性发病为主，患儿的母亲为携带者。现以图 1-7 的一个甲型血友病家系为例，利用 Bayes 定理计算Ⅳ₁ 将来发病风险如何。

如按遗传基本规律计算，Ⅱ₄、Ⅲ₈ 都已发病，表明这一家系中，致病基因不是新突变产生，而是从致病基因携带者 Ⅰ₁ 传来，即 Ⅰ₁ 为肯定携带者，因此，Ⅱ₂ 是携带者的概率为 1/2，Ⅲ₅ 是携带者的概率为 1/4，Ⅳ₁ 发病的风险则是 1/8。

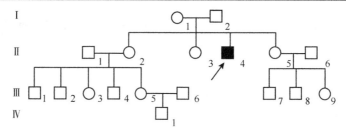

图1-7　一个甲型血友病家系

如按 Bayes 定理计算，则结果有所不同。首先计算 II_2 是携带者的概率（表1-5）。从系谱中寻找参考信息时可见，II_2 已生出 III_1、III_2、III_4 三个无病的儿子，这就是一个重要信息，在考虑其生育的情况下，因此，如果 II_2 是携带者，她连生三个儿子都无病的概率是 $1/2 \times 1/2 \times 1/2 = 1/8$，如果 II_2 不是携带者，她连生三个儿子都无病的概率是 1（8/8），将它们的前概率与条件概率相乘，即得出各自的联合概率，分别为 1/16 和 8/16。将两项的联合概率之和作为分母，将每项联合概率作为分子，即可得出各自的后概率，分别为 1/9 和 8/9。由此表明，II_2 是携带者的概率不是 1/2，而是降低为 1/9；相反，II_2 不是携带者的概率也不是 1/2，而增高到 8/19。II_2 正常的儿子越多，她是杂合子的可能性就越小。

表1-5　图1-7中 II_2 是（$X^A X^a$）或不是（$X^A X^A$）携带者的概率

	$X^A X^a$	$X^A X^A$
前概率	1/2	1/2
条件概率	1/8	8/8
联合概率	1/16	8/16
后概率	（1/16）÷（9/16）= 1/9	（8/16）÷（9/16）= 8/9

然后，再计算 III_5 是携带者概率。由于 II_2 是携带者的后概率为 1/9，因此 III_5 的概率将为 $1/9 \times 1/2 = 1/18$，从而可以估计 IV_1 的将来发病风险为 $1/18 \times 1/2 = 1/36$。

这表明按遗传规律计算和按 Bayes 法计算的 IV_1 的发病风险，相互有较大的差异，由于 Bayes 定理考虑到了全面信息，所以其计算的结果更能反映家系子女发病的真实情况，预测的发病风险更为准确、可靠。

【注意事项与常见问题】

1. 应用 Bayes 法进行遗传咨询时，应熟练地运用孟德尔定律，熟悉各种遗传方式在不同组合下亲代与子代的关系，并具有分析推理能力，善于思考各种情况下的因果关系。

2. Bayes 逆概率定理常可用于：①根据正常子女数估计亲代是隐性致病基因携带者的概率。②根据个体的年龄估计延迟显性病的发病可能。③根据外显率估计后代患 AD 病的风险。

【作业与思考题】

1. 一种常染色体显性遗传病的外显率为 60%，一个人的祖母患此病，他的父亲未患此病，他本人将来患此病的风险如何？试按 Bayes 法计算。

2. 一位妇女是白化病的患者，她与一表兄结婚，婚后有两个正常子女，问他们再生子女患病的可能性有多大？

3. 什么情况下适用逆概率定律计算后代发病风险？应用的前提是什么？

（刘　铭）

实验 1-3　遗传度、杂合度、多态信息量和吻合度测验

【实验目的】

掌握遗传度、杂合度、多态信息量和吻合度测验的计算方法和实际应用。

【实验内容与方法】

1. 遗传度的计算　在多基因遗传病中，易患性的高低受遗传基础和环境因素的双重影响，其中遗传因素所起作用的大小称为遗传度，亦称为遗传率（heritability），一般用百分率（%）来表示。在遗传率高的疾病中，遗传率可高达 70%～80%，表明遗传基础在决定易患性变异和发病上有重要作用，环境因素的作用较小；在遗传率低的疾病中，遗传率可仅为 30%～40%，表明在决定易患性变异和发病上，环境因素有重要作用，遗传因素的作用不显著。遗传度的计算是从一般群体和患者亲属易患性分布的对比中求得的。常用的遗传度的计算是应用 Falconer 公式，该公式是根据先证者亲属的发病率与遗传度有关而建立的。

$$h^2 = \frac{b}{r}, \quad b = \frac{X_g - X_r}{a_g}, \quad V_b = \left(\frac{1}{a_g}\right)^2 W_r = \left(\frac{1}{a_g}\right)^2 \left(\frac{1 - q_r}{a_r^2 A_r}\right)$$

$$S_{h^2} = \frac{\sqrt{V_b}}{r}, \quad t = \frac{h^2}{S_{h^2}}$$

$$h^2 \text{的加权平均值} = \frac{\dfrac{h_1^2}{S_1^2} + \dfrac{h_2^2}{S_2^2} + \dfrac{h_3^2}{S_3^2} + \cdots + \dfrac{h_n^2}{S_n^2}}{\dfrac{1}{S_1^2} + \dfrac{1}{S_2^2} + \dfrac{1}{S_3^2} + \cdots + \dfrac{1}{S_n^2}}$$

$$S_{h^2} \text{的加权平均值} = \frac{1}{\sqrt{\dfrac{1}{S_1^2} + \dfrac{1}{S_2^2} + \dfrac{1}{S_3^2} + \cdots + \dfrac{1}{S_n^2}}}$$

式中各种符号的含义为：

b	亲属易患性对先证者易患性的回归系数
R	亲属系数
X_g	一般群体易患性平均值与阈值之间的标准差数
X_r	先证者亲属易患性平均值与阈值之间的标准差数
a_g	一般群体易患性平均值与一般群体中患者易患性平均值之间的标准差数
a_r	先证者亲属易患性平均值与先证者亲属中患者易患性平均值之间的标准差数
q_g	一般群体发病率
q_r	先证者亲属发病率
A_r	先证者亲属中的病例数
V_b	b 的方差
S_{h^2}	h^2 的标准误
h_1^2、h_2^2、h_3^2、$\cdots$、h_n^2	分别为各级亲属的遗传度
S_1、S_2、S_3、$\cdots$、S_n	分别为各级亲属遗传度的标准误
X_g、X_r 和 a_g、a_r	均可由一般群体发病率和先证者亲属发病率查 Falconer 表得到

实例分析：对先天性房间隔缺损的调查发现，该病的群体发病率为 0.1%，在先证者的一级亲属 1777 人中，有 35 人患该病，二级亲属 4746 人中，有 16 人患该病，三级亲属 4220 人中，有 8

人患该病，请根据上述数据，按所给公式估算先天性房间隔缺损的遗传度，并将结果填入表1-6内。

表1-6　先天性髋关节脱位的遗传度估算

	A_r	N	$q（\%）$	X	A	B	V_b	$S_{h^2}（\%）$	$h^2（\%）$	T	P
一般群体											
一级亲属											
二级亲属											
三级亲属											
加权均值											

2. 杂合度和多态信息量的计算　杂合度（heterozygosity）是群体在某一基因座位上遗传变异程度的一个测度，即在种群中指特定基因座上杂合个体的比率。由该座位所有杂合子在群体中所占的频率来表示。如果某个等位基因具有很高的的频率而其他等位基因的频率都接近于零，则群体的杂合度将很低，因为绝大多数的个体将是同一等位基因的纯合体。如果同一座位的所有等位基因都具有相同的基因频率，则该座位上群体的杂合度达到最大。群体遗传学上某基因座位上的杂合度常用以下公式来表示：

$$h = 1 - \sum p_i^2$$

式中，h代表杂合度；p_i代表第i个等位基因的频率。

多态信息量（polymorphism information content，PIC）是指在连锁分析中一个遗传标记多态性可提供的信息量的度量。它是一个亲本为杂合子，另一亲本为不同基因型的概率。位于常染色体上的标志基因，其PIC值的估计公式已由Botstcin推导出，为：

$$PIC = 1 - \sum_{i=1}^{n} p_i^2 - \sum_{i=1}^{n-1} \sum_{j=i+1}^{n} 2 p_i^2 p_j^2$$

式中，p_i代表第i个等位基因的频率；p_i代表第j个等位基因的频率；n代表该位点的等位基因数。位点的PIC取决于该位点的各等位片断的数目和各自的频率。PIC小于或等于该位点的杂合度。在X连锁的多态性标记的PIC等于杂合度。

多态信息量（PIC）与杂合度是两个不同的概念，前者指拟用作连锁分析的双亲（至少而且通常是一个亲代为目的基因与标志基因都处于杂合状态的双杂合子）组合的婚配导致子代中标志基因（现更多应用标志序列）多态性的信息量，而后者指处于Hardy-Weinberg平衡的整个群体或整个亚群体某座位等位基因（或复等位基因）的杂合形成的多态性。两者应用也不同，PIC用于家系连锁分析，作基因定位或产前诊断的辅助工具；而杂合度则用于群体遗传学上隔离效应、近亲婚配效应、突变和迁移诸方面的研究。

实例计算：从某汉族人群随机抽取171人组成样本，对位于第8号染色体的N-乙酰化转移酶2（N-acetyltransferase 2，NAT2）位点进行基因分型，结果见表1-7。请按所给公式计算该人群NAT2位点的杂合度（heterozygosity，h）和多态信息容量（polymorphic information content，PIC）。

表1-7　某人群NAT2位点的等位基因频率

等位基因	等位基因数	基因频率	等位基因	等位基因数	基因频率	等位基因	等位基因数	基因频率
F_1	138		S_3	15		S_8	14	
S_1a	1		S_4	23		S_9	11	
S_1b	14		S_5	1		S_{10}	3	
S_1c	2		S_6	2		S_{11}	19	
S_2	43		S_7	41		S_{12}	15	

3. 基因的吻合度测验 医学遗传学研究中，常常将一组观察获得的数据与一组基于原假设下获得的预期值相比较，根据这两组数据间的差异是否显著，来判断原假设是否正确。当预期值与观察值间的差异既不是非常相似，也不是明显不同时，我们用 χ^2 检验来检测一个原假设的真伪，通常把出现观察值与预期值之间的误差限的概率小于 5% 来拒绝原假设。其中的 P 值根据求得的 χ^2 值经查 χ^2 分布表得出。通常 P>0.05 就认为可以接受原假设，即认为观察值与预期值之间无显著差异。

检测 106 例健康汉族人的 *NAT2* 基因型，发现基因型 F_1/F_1 为 24 例，F_1/S 为 52 例，S/S 为 30 例，根据该检测结果，就 *NAT2* 基因而言，基因频率估计的可靠性和样本的代表性如何（表 1-8）？

等位基因 F_1 的频率 p =_____；等位基因 S 的频率 q =_____。

表 1-8 *NAT2* 基因的吻合度测验

基因型	期望频率	期望数	观察数	χ^2
F_1/F_1				
F_1/S				
S/S				
合计				

$$\chi^2 = \sum \frac{(\text{期望数} - \text{观察数})^2}{\text{期望数}}$$

自由度 df = 基因型类型的自由度 – 等位基因数的自由度

= （基因型数–1）–（等位基因数–1）

【作业与思考题】

1. 将上述各计算结果写成实验报告交老师。

2. 有人在某地区进行克汀病调查，发现患者的 1217 名一级亲属中，49 人发病，发病率为 0.04，而对照者的 45076 名一级亲属中，有 263 人发病，发病率为 0.0058。试计算克汀病的遗传率。

（刘　铭）

实验 1-4　遗传性疾病遗传方式的估计

【实验目的】

掌握疾病遗传方式的估计方法：分离分析法及其应用。

【实验内容与方法】

分离分析（segregation analysis）是指通过系谱图分析，疑为单基因遗传病时，可以分离分析检验实际观察的子代同胞分离比与某特定遗传方式所决定的理论分离比是否存在显著性差异，来判断所研究疾病是否符合假定的遗传方式。如观察值同理论值相一致，即对该病遗传方式的假设成立。分离比是指患者在同胞总数中的比值。

1. 常染色体显性遗传方式的检验：Roberts-Pembry 法 采用完全确认方法，根据单一发病父亲或母亲确认家系资料，确认不依赖于家中子女是否发病。当假设某致病基因的频率很低时，可认为患病亲代的基因型为杂合子。所以，该确认方法是将具有某种婚配类型、其中一方发病的夫妻作为随机确认对象，再通过其子女的表现型推断他们的基因型分布。同时假设该致病基因的表达不依赖于年龄和环境等因素而呈完全外显。然后根据χ^2检验的结果判断所研究疾病是否按常染色体显性方式遗传。

$$\chi^2 = \frac{(|A-N|-1)^2}{A+N}, \quad df = 1$$

式中，A代表患病子女总数；N代表正常子女总数。

例如，在某群体中调查软骨发育不全症的家庭共80户，父或母之一为患者，另一方正常。调查后发现在112名子女中有52人患有该症，分离比为0.46（52/112），与常染色体显性遗传的分离比（0.5）极为接近。试按Roberts-Pembry法检验该症在家系中的传递是否符合常染色体显性遗传方式。

2. 常染色体隐性遗传方式的检验：Li-Mantel-Gart 法 调查常染色体显性遗传病时，指示病例不易遗漏。若调查的是一隐性遗传病，势必漏掉一大批其双亲是该病的携带者而子代同胞中无病例的各小家系。因此对于常染色体隐性遗传病则采用不完全截断确认方式，并且需要只有1个同胞发病的家系数据，由于诊断和收集病例的效果低，故它的偏倚更大。因此在作为分离比调查时，尤其是隐性遗传病需要纠正。Li-Mantel-Gart法又称单病例法，精确度较高，而且计算方法比较简单，但要确定单病例的同胞组并计算其数，用于完全确认。其计算公式为：

$$P = \frac{R-J}{T-J}, \quad SE_P = \sqrt{\frac{(R-J)(T-R)}{(T-J)^3}}$$

式中，P代表分离比，即同胞中患者所占的比例；SE_P代表分离比的标准误；T代表同胞总数；R代表同胞中患者总数；J代表同胞中只有1例患者的家系数。

白化病为常染色体隐性遗传病，对于该病我们假定它在同胞组中的分离比约为3∶1，在对某地区白化病Ⅰ型的调查结果如表1-9，试按Li-Mantel-Gart法检验肝癌在家系中的传递是否符合常染色体隐性遗传方式。

表1-9　白化病患者按同胞组（包括先证者）的分布

每个家系的同胞数	家系数	同胞总数	同胞中患者总数	同胞中只有1例患者的家系数
1	24	24	24	24
2	60	120	66	54
3	107	321	132	83
4	148	592	181	121
5	142	710	219	93
6	111	666	147	86
7	53	371	77	37
8	36	288	60	24
9	13	117	19	8
10	7	70	8	6
11	2	22	5	1
合计	703	3301（T）	938（R）	537（J）

3. 应用Penrose法判断疾病的遗传方式 不同性别先证者的同胞发病率（s）与群体发病率（q）之比称为相对频率，将观察相对频率与不同遗传方式的期望相对频率进行比较，判断所研究疾病的遗传方式是常染色体显性遗传、常染色体隐性遗传，还是多基因遗传。

对于常染色体显性遗传的性状，期望相对频率是：$\dfrac{1}{2q}$

对于常染色体隐性遗传的性状，期望相对频率是：$\dfrac{1}{4q}$

对于多基因遗传的性状，期望相对频率是：$\dfrac{1}{\sqrt{q}}$

骶髂关节炎的性别发病率和不同性别先证者的同胞发病率如表 1-10，试按 Penrose 法对骶髂关节炎的遗传方式作出判断。

表 1-10　骶髂关节炎遗传方式的判断

性别	发病率		相对频率			
	群体（q）	同胞（s）	观察值（s/q）	期望值		
				显性（$1/2q$）	隐性（$1/4q$）	多基因（$1/\sqrt{q}$）
男	0.04918	0.1585				
女	0.01515	0.1666				

4. 应用 Slater 法判断疾病的遗传方式　有些不完全外显的单基因显性遗传病可用多基因遗传规律来解释，表明这两类遗传方式的疾病在效应上十分相似，难以区分。为了区分这两类遗传方式，Slater 设计了一种简单的计算模式。这种模式基于分析家系中除先证者外的其他病例在父系或母系中分布的差异，认为若是单基因显性遗传病，则先证者的父母、二级和三级亲属中其他病例应该集中分布在父系一方或母系一方，而在多基因遗传病患者的亲属中病例往往更多地同时分布在父系和母系。

多基因遗传病是许多微效基因的累加效应，当易患性超过阈值时个体可能发病，他们的分布符合正态分布。Slater 根据这个阈值模式的理论，并假设群体中婚配是随机的，从而估计了各类婚配的预期频率和子女发病率以及亲属中患者在父系、母系或父母两系中的分布频率。经计算表明，若把各种可能婚配频率全部计算在内，则先证者亲属中病例分布比率为父系：母系：父母两系 = 11：11：10；若将病例仅分布于父系或母系视为单侧分布，将病例分布于父母两系视为双侧分布，那么多基因遗传病的特点是单侧分布：双侧分布 = 22：10，近似于 2：1，而单基因显性遗传病就无此特点。因此这两类遗传病可以用单侧和双侧分布的比值差异加以区别。

采用先证者法收集某种遗传病的家系，尤其要注意多收集家系中二级、三级或更远亲属中的患病情况，然后按表 1-11 要求分类记录。表格中 1 项为先证者父母中的患者数，2a 项为祖父母或外祖父母中的患者数，2b 项为叔伯姑舅姨中的患者数，3 项为堂表兄弟姐妹等三级以上亲属中的患者数。

计算时，先将父系和母系中患者数相加，按公式 $n(n-1)/2$ 计算每个家系中父-父、母-母的组合数，再将父系和母系中的患者数相乘得父-母的组合数。例如某一个家系，除先证者外，父系有患者 3 人，母系有患者 2 人，那么父-父的组合数为 $n(n-1)/2 = 3 \times (3-1)/2 = 3$，母-母的组合数为 $n(n-1)/2 = 2 \times (2-1)/2 = 1$，父-母的组合数为 $2 \times 3 = 6$，计算得到的组合数记录于表格中（表 1-11）。应当注意，当家系中总患者数是 2 或超过 4 时，上述组合数均要乘上一个校正系数 $2/(n-1)$ 以作校正，其中 n 为家系中总的患者数（不包括先证者）。例如上述例子中，由于父系加上母系的患者数超过 4 人，所以每个组合数均要乘上一个系数作校正，所以该家系母-母的组合数不是 1，而应是 $1 \times 2/(n-1) = 1 \times 2/(5-1) = 0.5$；父-父的组合数不是 3，而是 $3 \times 2/(n-1) = 3 \times 2/(5-1) = 1.5$；父-母的组合数不是 6，而是 $6 \times 2/(5-1) = 3$。经这样校正后，这个家系中父-父、母-母、父-母的组合数的总和，不是未校正前的 $1+6+3=10$，而是 $0.5+3+1.5=5$，而 5 是该家系中患者数的实际总和。

所有被调查的家系分别为父-父、父-母、母-母 3 个类别经校正后将组合数相加，再把合计的父-父与母-母两类的组合数相加，所得值为单侧分布的数值，父-母的组合数之和为双侧分布的数值，将得到的单侧和双侧分布数值与 22：10（或 2：1）作 χ^2 吻合度测验，如测验结果 $P>0.05$，表明观察值与理论值的差别无统计学意义，就可以认为此种遗传病为多基因遗传；若 $P<0.05$，表明观察值与理论值的差别有统计学意义，就认为此种遗传病的遗传方式属单基因显性遗传。

$$\chi^2 = \sum \frac{(O-E)^2}{E}$$

式中，O 代表观察数；E 代表理论数，$df=1$。

在某肺高发区的调查结果如表 1-11，试按 Slater 法对肝癌的遗传方式作出判断。

表 1-11　应用 Slater 法判别肺癌的遗传模式

家系	先证者的亲属								总和		组合		
	父系				母系				父系	母系	父-父	父-母	母-母
	1	2a	2b	3	1	2a	2b	3					
1			2						2	0			
2					1		1		0	2			
3							2		0	2			
4	1		1						2	0			
5							2		0	2			
6							2		0	2			
7	1		1				1		2	1			
8					1	1	2		0	4			
9	1				1				1	1			
合计	3	0	4	0	3	1	10	0	7	14			

【作业与思考题】

1. 将上述各计算结果写成实验报告交老师。

2. 单基因、多基因疾病遗传方式的判定方法有哪些？其适用范围和条件是什么？

（马景昕）

实验 1-5　多基因遗传的人类皮肤纹理分析

【实验目的】

1. 掌握指纹的主要类型、嵴线计数和掌纹的测定方法。

2. 掌握典型的皮纹改变在某些遗传病的辅助诊断中的应用。

【实验原理】

早在 1890 年，Francis Galton 就根据对指纹特征的研究发现指纹可以用来鉴定个体的身份。多年来，各学科专家对手指上表皮嵴及弯曲皱褶的模式、脚趾、手掌、足底等的皮纹变化产生了极大的兴趣，并进行了深入的研究。1926 年 Harold Cummins 将研究对象为表皮嵴的科学称为皮纹学（dermatoglyphics），其他诸如手印、指模和脚印等方面的研究也属于这一范畴。

在人类的手指、掌面、足趾和脚掌等器官的皮肤表面，都分布着许多纤细的纹线。这些纹线由凸起的嵴纹和两条嵴纹间的凹陷的沟纹所组成。嵴纹是由真皮乳头向表皮突起，形成的一条条凸起的乳头线；嵴线与嵴线之间的凹陷部分称为沟纹。嵴纹和沟纹就构成了人体的各种皮肤纹理，简称皮纹。皮纹包括指纹、掌纹和褶纹。人体的皮纹属于多基因遗传，具有个体的特异性和高度稳定性。皮纹在胚胎发育的第 14 周开始出现，在第 20 周左右已经形成，并保持终身不变。全世界几十亿人口中，几乎无法找皮纹完全相同的两个个体。临床上，Cummisn 首先注意到异常的皮纹变化可作为唐氏综合征的诊断指标，随后有关某些染色体病和其他遗传病患者皮纹存在的特异性变异资料日益增多。因此，皮纹学的知识和技术已广泛应用于人类学、遗传学、法医学以及临床某些疾病的辅助诊断。

【实验准备】

1. 实验对象 学生自己印取的指纹与掌纹。

2. 实验试剂 2.5%亚铁氰化钾[$K_4Fe(CN)_6$]、2%三氯化铁（$FeCl_3$）水溶液。

3. 实验器材 放大镜、量角器、铅笔、直尺、红色印油（或黑色油里）、人造海绵垫、瓷盘、白纸等。

【实验内容与方法】

1. 观察自己指纹、掌纹、指褶纹和掌褶纹的类型。

2. 计数指嵴纹总数（TFRC），测量双手的 atd 角并计算 t 距比。

（1）皮纹资料印取方法

1）印油或油墨印取法

准备：将适量的红色印油倒入瓷盘的海绵垫上，涂抹均匀，再把白纸平铺于桌面或玻璃板上，准备取印。注意要将双手洗净、晾干，必要时用肥皂水清洗双手，否则油污将影响皮纹的印取。

印取指纹：通常采用滚转法印取指纹。将准备好的白纸放至桌边或玻璃板边缘，然后将某个手指按在海绵垫上，使印油均匀涂于指上，将待取印的指头伸直，其余四指弯曲，由外向内方滚转，将指尖两侧皮纹印上。滚转时，用力轻而均匀，指纹才能清晰，如不清晰，需洗净手后再印。

印取掌纹：把全掌按在海绵垫上，使掌面获得均匀的印油。取印时先将掌腕线放在白纸上，从后向前依掌、指顺序放下，手指自然分开，以适当的压力尽量将全掌的各部均匀地印在白纸中央。提起手掌时，先将指头翘起，然后是掌面和腕面。

2）普鲁士蓝反应法：亚铁氰化钾可与三氯化铁进行化学反应生成普鲁士蓝，利用此特点可获得清晰的指纹或掌纹。

准备：将印纸用 2.5%亚铁氰化钾溶液浸湿并晾干。用 2%三氯化铁溶液将印棉（脱脂棉）浸湿备用。

取印：洗净双手油污。把上述印纸平铺于桌面上，再用上述印棉涂抹双手，注意涂药均匀，不能太湿，也不能太干，然后迅速印在准备好的印纸上，便能立刻显出蓝色掌指纹。

（2）皮肤纹理的分析

1）指纹类型：最常用的皮纹无疑是指纹。指纹就是手指末端腹面的皮肤纹理。根据其纹理的走向及三叉点的数目，可将指纹分为三类：弓形纹、箕形纹和斗形纹，如图 1-8 所示。三叉点是指三条不同走向的嵴纹的交汇点，三条纹线彼此呈 120°角。

A. 弓形纹（arch，A）：是指嵴线由手指的一侧走向另一侧，中部隆起呈弓形。纹理彼此平行无三叉点和中心点。根据弓形的弯曲度，弓形纹分为简单弓形纹和篷帐式弓形纹两种。弓形纹在我国人口中所占比例约为 2.5%，篷帐式弓形纹更为少见。弓型纹指位出现的频率是：拇＞食＞中＞小、环。

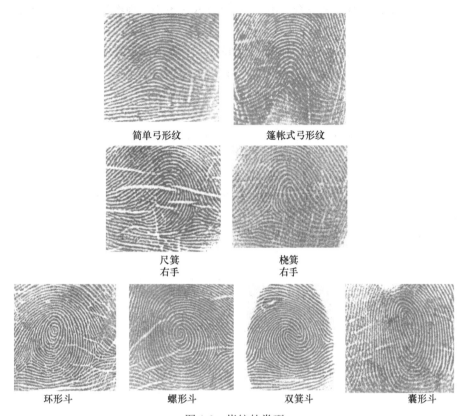

图 1-8　指纹的类型

简单弓形纹（simple arch，A^s）：由若干平行的弧形嵴线构成，无三叉点。

篷帐式弓形纹（tented arch，A^t）：嵴线中部弯曲度较大，呈篷帐状。

B. 箕形纹（loop，L）：嵴线由指尖一侧起始，斜向上弯曲后再回到起始侧，形似簸箕而得名。在箕头的下面有一个三叉点。根据箕口的朝向方位不同分为尺箕和桡箕两个亚型。箕型纹指位出现率是：小＞中＞食＞拇＞环。箕型纹在我国人口中所占比例约为 47.5%，正箕出现率为 45%，反箕出现率为 2.5%。

尺箕：又称正箕，箕口朝向尺骨一侧，即本手的小指一侧。

桡箕：又称反箕，箕口朝向桡骨一侧，即本手的拇指一侧。

C. 斗形纹（whorl，W）：是一种复杂、多形态的指纹。其特征是有两个或两个以上的三叉点，分别位于尺侧和桡侧。根据嵴线的走向可分为环形斗、双箕斗、螺状斗、囊形斗。

环形斗：由数圈不相连的环状嵴线由内向外所组成的同心圆。

螺形斗：嵴线以指端腹部中心起呈螺旋状向外层延伸。分为左螺和右螺两类。

左螺：指印上看，顺时针旋转。（手上看，逆时针转）—— 多见于左手。

右螺：指印上看，逆时针旋转。（手上看，顺时针转）—— 多见于右手。

双箕斗：由两个互相颠倒的箕形纹组成，两个箕口朝向同一侧称为同侧双斗，两箕口朝向不同侧则称反向双斗。

囊形斗：内部花纹中心有一条以上的闭口箕形线，箕形线内至少有一条的弧形线，其凸面朝向外角构成闭口夹角，组成三角，且不与来自三角的纹线相接触，形似囊袋子或棒锤状的斗型纹。

斗型纹指位出现率是：环＞拇＞食＞中＞小。斗型纹各类型出现率是：螺形斗＞环形斗＞双箕斗＞囊形斗。

指纹的分布频率因人种而异，存在种族、性别的差异。东方人尺箕和斗形纹出现的频率高，而弓形纹和桡箕较少；女性弓形纹多于男性，而斗形纹较男性略少。

2）嵴纹计数

A. 嵴线计数：每个指纹嵴线数的计算方法是从箕形纹或斗形纹的纹心到三叉点的中心绘一直线，如图 1-9 所示，计算直线通过的嵴线数。弓形纹由于没有圆心和三叉点，计数为零。箕形纹按上述方法计数，注意连接线起止点处的嵴纹数不计在内。斗形纹因有两个三叉点，可得到两个嵴线数，只将较大的数值计入，较小的数值不计。双箕斗嵴线计数时，分别先计算两纹心与各自的三叉点连线所通过的嵴纹数，再计算两纹心连线所通过的嵴纹数，然后把三个数相加后再除以 2，所得平均数为该指纹的嵴线数。

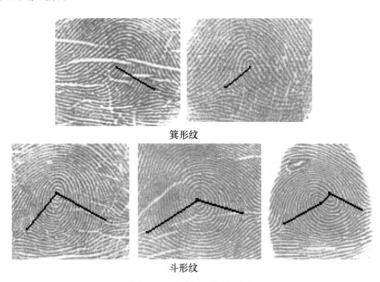

箕形纹

斗形纹

图 1-9　指纹的嵴纹计数

B. 指纹嵴线总数（TFRC）：将十个手指的嵴线数相加所得之和即为总指嵴数。种族不同、性别不同的个体间，TFRC 存在着差异。我国正常人斗形纹较多，故 TFRC 较高。欧美人斗形纹较少，TFRC 较低。我国汉族男性 TFRC 值平均为 148 条，女性平均为 138 条。

对于性染色体数目异常的患者而言，TFRC 有随 X 染色体增多而递减的倾向。例如，据统计 XY 个体 TFRC 为 145，XX 个体的为 127；XXX 个体的为 109，XXXXY 个体的为 49.4 等，故统计 TFRC 可以作为诊断某些染色体异常疾病的辅助指标。

统计全体参加实验人员的数据填入表中形成的统计结果，计算出平均 TFRC，并统计各种类型指纹在群体中所出现的频率。

3）掌纹（palmar print）：通常把手掌分为三大区：大鱼际区；小鱼际区；指间区，如图 1-10 所示。

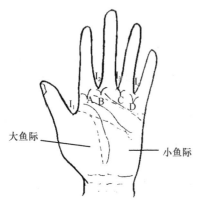

大鱼际

小鱼际

图 1-10　手掌分区示意图

A. 大鱼际区（thenar area，TH）：位于拇指下方，通常把鱼际区与第 1 指间区合为 1 个区，此区一般没有真实的花纹嵴线，只是沿着拇指基部微弯曲。

B. 小鱼际区（hyperthenar area，HY）：位于小指下方，真实花纹出现率约为 13%，以箕形、斗形、篷帐式弓形纹居多。

C. 指间区（interdigital area，IA）：从拇指到小指的指根部间的区域。拇指与食指之间为第 1 指间区，用"I_1"表示，以此类推。

D. 指三叉（digital triradius）：在 2、3、4、5 指基部掌纹各有 1 个三叉点，分别称为 a、b、c、d。由各三叉点分别引出 A、B、C、D 四条主线，如图 1-11 所示。

三叉点 a：A 线发自第二指基部，相当于掌骨头的位置，通向小鱼际区。

三叉点 b：B 线发自第三指基部，进入 I_4 区，即包围了第四指基部，I_3 区的区域或进入第五指下方。

三叉点 c：C 线发自第四指的基部，进入 I_4 或 I_3 区。

三叉点 d：D 线发自第五指的基部，进入 I_2 区。

E. 轴三叉（axial triradius）：在手掌基部，距腕横褶线 1～2cm 处有 1 个三叉点，称轴三叉，用 T 表示。正常人的三叉点 T 在大小鱼际的底部，手掌基部正中部位附近。

F. atd 角：由 t 向 a、d 作连线，所形成的夹角构成 atd 角，可用量角器测量其角度，并确定 t 的位置。三叉点 t 的位置离掌心越近，离掌腕线也就越远；atd 角度越大。我国正常人的 atd 角一般在 40°～45°，称低位，用"t"表示；45°～56°称中位，用"t'"表示；大于 56°称高位，用"t''"表示。智力低下或某些染色体疾病患者 T 的位置移向掌心，atd 角增大，最高者可达 70°以上，见图 1-11。

G. t 距比（T distance ratio）：因年龄的增长可使皮肤萎缩，导致 atd 角测量产生差异，故用 t 距比来代替。即 T 三叉至远侧腕关节褶线的垂直距离为 t 距，与掌距（掌的长度）的比率来表示三叉点 T 的位置。中指掌面基部褶纹线和远侧腕关节褶线之间的垂直距离为掌距。t 距比 ＝t 距/掌距×100%（图 1-12）。

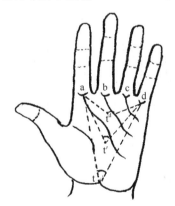

图 1-11　atd 角、t 位置变化示意图

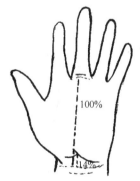

图 1-12　t 距百分比示意图

根据以上的描述观察你的掌纹。

a～b 间嵴纹数：从三叉点 a 到三叉点 b 之间画一直线通过 a～b 间的嵴纹数。

主线 A 和主线 C 的走向：唐氏综合征 A 线特异的走向，不是按正常的走向通向小鱼际，而是通向小指基部下方。C 线常进入 I_3 区。

4）指褶纹和掌褶纹：褶纹是手指屈面和手掌关节弯曲活动处明显可见的褶纹，并非是皮肤纹理；但由于染色体病患者的指、掌褶纹都有所改变，在临床诊断中有一定的参考价值，故在此进行

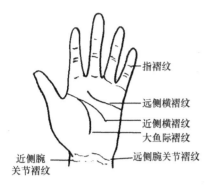

图 1-13　正常人的指褶纹和掌褶纹

观察讨论。

A. 指褶纹（finger creases）：正常人除拇指仅有一条褶线外，其余四指关节处均有两条褶线与各指关节对应（图 1-13）。除拇指外的单一褶线常见于第 4、5 指，反映发育不良或畸形，如先天愚型、13-三体综合征、18-三体综合征等。额外（多余）的指褶线常见于拇指、中指、小指。有资料报道，中指额外的指褶线对于诊断筛查新生儿有无镰形细胞贫血病有重要的参考价值。

B. 掌褶纹（palmar flexino creases）：正常人的手掌褶纹有 3 条（图 1-13）。分别为：

远侧横褶纹：起始于小鱼际尺侧，向桡侧延伸过掌，终止于 a 与 b 之间近侧。

近侧横褶纹：起始于大鱼际向手心延伸，终止于小鱼际桡侧。

大鱼际横褶纹：起始于第 1 指间区桡侧，向尺侧延伸，再沿大鱼际向腕部延伸，终止于手掌基部。

正常掌褶纹（正常型）：远侧横褶纹与近侧横褶纹不交叉，近侧横褶纹与大鱼际纵褶在"虎口"处联汇或不联汇。

除此之外的特殊掌纹类型还包括，通贯掌，如图 1-14 所示：

通贯掌：或称猿线（simian crease）由远侧横褶纹和近侧横褶纹融会成一条直线，从桡侧至尺侧横贯整个手掌。道贯掌在正常人出现频率约 4% 左右，先天愚型、13-三体综合征、18-三体综合征出现频率 25%～40%。

变异 I 型：也称桥贯掌。在远、近侧横褶线之间有一条短的褶线相连，似搭桥状，因而得名。

变异 II 型：又称叉贯掌。在横贯掌心的一条褶线的两侧各伸出 1～2 条短的分叉褶线。

悉尼掌：这种掌褶纹常见于澳大利亚悉尼的正常人，故此得名。其特点是近侧横褶线通贯全掌，远侧横褶纹仍正常走向。此类型在先天愚型、白血病等患者中出现频率较高。

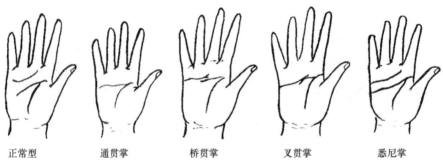

|正常型|通贯掌|桥贯掌|叉贯掌|悉尼掌|

图 1-14　掌褶纹的类型

5）足纹（sole pattern）：人的脚掌、脚趾上也有一定的皮纹图形称为足纹。足纹可分为趾、趾间区、拇趾球区（大鱼际）、小鱼际区和足跟区。目前，只有拇趾球区皮纹研究得较充分且具有临床价值。

拇趾球区的皮纹可分为远侧箕形纹（远箕）、斗形纹（斗）、腓侧箕形纹（腓箕）、胫侧箕形纹（胫箕）、近侧弓形纹（近弓）、腓侧弓形纹（腓弓）、胫侧弓形纹（胫弓）共 7 种类型。

远侧箕形纹：箕口朝向第 1、2 趾的趾间沟，有 1 个三叉点。

斗形纹：与指纹斗形纹相同，也具有 2 个三叉点。

腓侧箕形纹：箕口朝向腓侧，称正箕（腓箕），有一个三叉点。

胫侧箕形纹：箕口朝向胫侧，称反箕（胫箕），有一个三叉点。

近侧弓形纹：弓凹朝向脚掌心，有 1 个三叉点。

腓侧弓形纹：弓凹朝向腓侧，有 1 个三叉点。

胫侧弓形纹：弓形的弯度小，近似平行，弓凹朝向胫侧，没有三叉点。

遗传病尤其是染色体病患者的皮肤纹理往往出现某些特定的组合。如 21-三体综合征患者指纹中尺箕最多，TFRC 较少，1/3～1/2 的患者有通贯手，小指常有单一褶线，atd 角一般在 60°以上，拇趾球部多为胫侧弓形纹等。

【作业与思考题】

1. 指纹、掌纹和掌褶纹各有那些类型？

2. 正常人的皮肤纹理特点及其临床意义，皮纹分析有何临床意义？

3. 观察自己的指纹、掌纹和掌褶纹的类型，计数 TFRC、测量 atd 角并计算 t 距比。

4. 以小组为单位分别统计：①全班男生和女生指纹 TFRC。②分别求出 TFRC 平均值，对照全国汉族男、女性 TFRC 平均值，分析本班结果是否与其一致。如有不同，请分析原因。③将男、女性组 TFRC 从最小值到最高值，以每 5 条峰线为差别将统计数值分段，并做出直方图。

附：皮肤纹理分析表

编号   年   月   日

姓名		性别		年龄		民族		弓形 左 右 总			
籍贯		省（市）		（县）				箕形 左 右 总 斗形 左 右 总	左	右	总

检查指标	左手			右手		
指纹类型						
指纹纹线数						
指纹纹线总数						
峰纹线数						
第五指屈褶数						
a-b 间纹线数						
A 主线走向						
B 主线走向						
t/掌比值						
手掌屈褶纹型						
atd 角						
atd 角平均角度						

（马景昕）

实验 1-6 人类 ABO 血型的检测和遗传分析

【实验目的】

1. 了解人类 ABO 血型遗传性状形成的原理。

2. 掌握 ABO 血型鉴定的原理及方法。

3. 掌握计算复等位基因（I^A、I^B、i）频率的方法。

【实验原理】

血型是人体的一种遗传性状，是产生抗原抗体的遗传特征。人类血型的发现早在 1900 年就由 Karl Landsteiner 博士报道。这个重要的发现建立了人类 ABO 血型系统。ABO 血型的划分基础即红细胞细胞膜上抗原存在的性质。这种抗原刺激淋巴细胞产生相应的抗体，抗体与红细胞表面抗原结合发生凝聚，随之由巨噬细胞清除。

人类 ABO 血型是常用的红细胞血型系统中的一种，也是人体的一种遗传性状，由九号染色体上的一组复等位基因（I^A、I^B、i）控制。基因 I^A、I^B 均对于 i 为显性，而 i 决定隐性性状。I^A 和 I^B 彼此不分显隐性的关系为共显性，分别决定人类红细胞膜表面上的 A 和 B 两种抗原（又称凝集原 A 和凝集原 B），i 基因不产生抗原。血清中存在抗 A 和抗 B 两种天然抗体（又称为凝集素 α 和凝集素 β）。凝集素 α（抗 A）、凝集素 β（抗 B）可使膜表面含有凝集原 A 和凝集原 B 的红细胞凝集。因此每个人的血清中只含有不会使自身红细胞凝集的抗体。根据红细胞膜表面所含凝集原的不同。人类的血型可分为 A、B、AB 和 O 四种类型（表 1-12）。

表 1-12 人类 ABO 血型的遗传特征

表型	基因型	红细胞膜上的抗原	血清中的天然抗体
A	I^AI^A、I^Ai	A	抗 B
B	I^BI^B、I^Bi	B	抗 A
AB	I^AI^B	AB	—
O	ii	O	抗 A、抗 B

根据抗 A 和抗 B 可分别与 A 抗原和 B 抗原发生反应使红细胞凝集的原理，可以利用已知的 A 型标准血清和 B 型标准血清对未知血型进行鉴定。因此一种血液其红细胞在 A 型标准血清中发生凝集者为 B 型，在 B 型血清中凝集者为 A 型，在两种标准血清中都凝集者为 AB 型，在两种标准血清中都不凝集者为 O 型。

群体遗传学已经证实，在随机婚配的理想群体中，人类 ABO 血型遗传的 I^A、I^B 及 i 基因频率及其可能的 6 种基因型频率的 Hardy-Weinberg 平衡由下列三项式所决定：

$$[p(I^A)+q(I^B)+r(i)]^2=p^2(I^AI^A)+q^2(I^BI^B)+r^2(ii)+2pq(I^AI^B)+2pr(I^Ai)+2qr(I^Bi)=1$$

而 4 种血型表型的观察频率 A、B、O、AB 可以从随机抽样群体的血清学检查中获得。根据遗传平衡公式和各种表型频率与基因型频率之间的关系，可推导出计算基因频率的公式。

基因 i 的频率 $r=O^{1/2}$

基因 I^A 的频率 $p=1-(q+r)=1-(B+O)^{1/2}$

基因 I^B 的频率 $q=1-(A+O)^{1/2}$

【实验准备】

1. 实验对象 以学生本人为观察对象。

2. 实验试剂 A 型和 B 型标准血清、0.9% 生理盐水、70% 乙醇溶液等。

3. 实验器材 显微镜、双凹玻片、一次性采血针、吸管、消毒牙签、棉球、记号笔等。

【实验内容与方法】

1. 标记玻片 在一张干净的载玻片上用蜡笔划出两个方格（或取一张洁净的双凹玻片），于两端上角分别用记号笔标注受试者的姓名和抗 A 和抗 B，然后用吸管分别吸取抗 A 和抗 B 标准血清各一滴滴入对应的方格或凹槽内。

2. 采集血样 用 70% 的乙醇棉球对受试者的耳垂或中指末端消毒，挤压耳垂或手指末端使其红润、血液充盈，用消过毒的一次性采血针刺破耳垂或手指皮肤，一边轻轻挤压，一边用吸管吸取 1~2 滴血加入盛有 0.3~0.5ml 生理盐水的青霉素小瓶中，用吸管吹打成 5% 的血液-生理盐水悬液。

3. 凝集反应 用干净的吸管在玻片的每一格内分别加入一滴混匀后的待测血液（注意吸管不要触及标准血清）。分别用牙签或小玻璃棒立即将待测血液与标准血清充分搅拌均匀（搅拌棒不可交叉使用）。

4. 观察结果 室温下等待 10~15min 左右，每隔两分钟轻轻晃动凝集反应玻片，加速凝集，观察有无凝集反应。若反应液体由混浊状态变成透明状，并同时出现大小不等的颗粒，就表明有凝集现象，红细胞已与相应的抗体凝集在一起。若混合物一直保持谈红色混浊状态，且无颗粒出现则表明无凝集现象。则表明没有凝集发生（图 1-15）。当凝集颗粒较小，观察不清时可借助于显微镜帮助判断。

5. 结果判断 受检者血液的红细胞在抗 A 血清中凝集者为 A 型，在抗 B 血清中凝集者为 B 型，在两种血清中都凝集者为 AB 型，都不凝集者为 O 型。

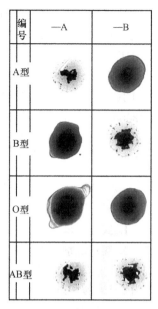

图 1-15 红细胞凝集反应

【注意事项与常见问题】

1. 采血前要对采血部位和用具进行消毒，采血后应注意局部卫生，避免感染。

2. 标准血清必须有效。

3. 滴加细胞悬液的时候不要将滴管触及标准血清。

4. 掌握合适的细胞悬液浓度、反应时间，注意区分假阳性与假阴性结果。

【作业与思考题】

1. 通过 ABO 血型检查，你是什么血型？并推断你父母和兄弟姐妹的血型。

2. 统计全班各种 ABO 血型的个体数，及各种血型所占的百分比；试计算每一种基因型频率、基因频率。

3. 通过本实验，说明什么是共显性遗传？

4. 父亲 A 型血，母亲 B 型血，试问其子女可能是什么血型，不可能是什么血型？并用基因型表示出来。

（马景昕）

实验 1-7 人类苯硫脲（PTC）尝味能力的遗传分析

【实验目的】

1. 了解群体中人类苯硫脲（PTC）尝味能力的遗传性状的表现形式及遗传方式。

2. 通过调查分析了解苯硫脲尝味能力在群体中的基因与基因型频率。

3. 了解 PTC 尝味能力的实验原理及不完全显性遗传。

4. 加深理解遗传平衡定律，了解改变群体平衡的因素。

【实验原理】

苯硫脲（phenylthiocarbamide，PTC）是一种白色结晶状有机化合物。由于其分子结构中含有硫酰胺基（N－C＝S），故有苦涩味，但对人体无毒副作用。不同的人对苯硫脲的味觉敏感度不同，有的人能尝出其苦味，称为 PTC 尝味者，有的人几乎不能尝出其苦味的，称为 PTC 味盲者。人类对 PTC 的味觉反应受七号染色体上的一对等位基因（T、t）控制，但属于不完全显性遗传。其中 T 对 t 为不完全显性。正常尝味者的基因型为 TT，为显性纯合个体，能尝出 1/750000～1/6000000mol/L 的 PTC 溶液的苦味。具有 Tt 基因型者尝味能力较低，为显性杂合个体，只能尝出 1/48000～1/380000mol/L 的 PTC 溶液的苦味。而基因型为 tt 者则为隐性纯合个体，只能尝出 1/24000mol/L 以上浓度 PTC 溶液的苦味，甚至对 PTC 结晶物也尝不出苦味，称为 PTC 味盲。尝味者中杂合子（Tt）对 PTC 的敏感度介于显性纯合子（TT）与 PTC 味盲（tt）之间。PTC 味盲在人群中出现的频率有民族和种族的差异，如在我国汉族人群中，味盲占 9%，而欧洲白种人 PTC 味盲频率高达 36%。

【实验准备】

1. 实验对象 以学生本人为观察对象。

2. 实验试剂 称取 PTC 结晶 1.3g，置入已消毒的容量瓶中，加 1000ml 消毒蒸馏水，不断摇匀，置于室温，待完全溶解后备用。由此配成的溶液浓度为 1/750mol/L，称为原液，也就是 1 号液。2～14 号溶液均由 1 号液倍比稀释而成。具体配制方法见表 1-13。

3. 实验器材 容量瓶、广口瓶、烧杯、吸管、天平、小试管、漱口杯、棉球、眼罩等。

表 1-13 PTC 溶液的配制法、终浓度和基因型

编号	配制方法	稀释倍数	终浓度	基因型
1	1.3g PTC+蒸馏水 100ml	1	1/750	tt
2	1 号液 100ml+蒸馏水 100ml	2	1/1500	tt
3	2 号液 100ml+蒸馏水 100ml	4	1/3000	tt
4	3 号液 100ml+蒸馏水 100ml	8	1/6000	tt
5	4 号液 100ml+蒸馏水 100ml	16	1/12000	tt
6	5 号液 100ml+蒸馏水 100ml	32	1/24000	tt
7	6 号液 100ml+蒸馏水 100ml	64	1/48000	Tt
8	7 号液 100ml+蒸馏水 100ml	128	1/96000	Tt
9	8 号液 100ml+蒸馏水 100ml	256	1/192000	Tt
10	9 号液 100ml+蒸馏水 100ml	512	1/384000	Tt
11	10 号液 100ml+蒸馏水 100ml	1024	1/768000	TT
12	11 号液 100ml+蒸馏水 100ml	2048	1/1536000	TT
13	12 号液 100ml+蒸馏水 100ml	4096	1/3072000	TT
14	13 号液 100ml+蒸馏水 100ml	8192	1/6144000	TT
15	蒸馏水			

【实验内容与方法】

1. 用洁净的清水漱口。

2. 让受试者坐于椅子上，仰头张口。从最低浓度开始，用消毒过的滴管吸取 PTC 溶液，滴于受试者的舌根部 4～5 滴，让受试者徐徐咽下，认真品味，然后用蒸馏水重复同样的试验。

询问受试者能否鉴别此两种溶液的味道。若不能鉴别或鉴别不准，逐渐增加滴入的 PTC 浓度，重复试验。直至能明确鉴别出 PTC 的苦味为止。

当受试者鉴别出来某号溶液时，应该用此号溶液重复尝味 3 次，3 次结果均相同时才可靠。

测定时，应将 PTC 溶液与蒸馏水反复交替给受试者，以免由于受试者的猜想及其他心理作用

而影响结果的准确性。

3. 记录受试者对苦涩味的第一反应浓度，查出受试者的相应基因型。

【注意事项与常见问题】

1. 尝味时，须从低浓度到高浓度顺序依次进行，不要隔开；该试剂均使用无菌蒸馏水配制，请同学们放心品尝。

2. 品味时，要认真仔细，注意不要将不同标号的溶液混淆，不要倒置顺序。

3. 若先品尝了高浓度的溶液，须经反复漱口后再进行测定。

4. 测定基因频率时，可以面向全系或本专业收集大样本资料，并保证资料的可信度。

【作业与思考题】

1. 汇总全班同学对 PTC 尝味能力的测定结果，统计每一种基因型个体数。

PTC 浓度	1/750000～1/6000000mol/L	1/48000～1/380000mol/L	＞1/24000mol/L
基因型	TT	Tt	tt
总人数			
百分比			

2. 根据本班同学的实验测定结果，计算显性基因（T）和隐性基因（t）的频率。

3. 应用群体遗传平衡公式推算显性基因（T）和隐性基因（t）在本班级中是否处于平衡状态。如果实际指与平衡状态的理论值不一致，通过 X^2 显著性检验做出判定。

4. 通过本实验，判断你的尝味能力怎样？属于哪种基因型？说明什么是不完全显性遗传，有何特点？

（刘 铭 马景昕）

实验 1-8 人类常见单基因性状的鉴定与群体遗传学分析

【实验目的】

1. 掌握人类一些正常单基因性状的鉴定方法，通过家系调查分析部分性状的遗传方式。

2. 掌握单基因性状的遗传分析方法与统计。

3. 通过调查分析了解各性状在群体中的基因与基因型频率。

【实验原理】

人类的各种遗传性状都是由特定的基因控制形成的。不同的遗传基础使性状的表现有所不同。通过一个特定人群的某一性状的调查结果进行整理分析，可以初步了解某性状的遗传方式、控制某种性状基因的性质，并能计算出该基因的频率，并能判断这个群体是否是一个遗传平衡群体。

人类遗传性状大致可归为单基因控制的性状和多基因控制的性状，前者称为质量性状，是指受一对等位基因控制的性状；后者称为数量性状。因其控制基因的显性、隐性不同，质量性状分为显性性状和隐性性状。单基因性状的遗传方式可分为：常染色体显形遗传（AD）、常染色体隐性遗传（AR）、X 连锁显性遗传（XD）、X 连锁隐性遗传（XR）和 Y 连锁遗传共 5 大类。而控制数量性状形成的基因为多基因，多基因之间没有显、隐性差别，每 1 个基因在性状的形成中都起了一定的作用，因此没有显性性状和隐性性状的差别，但环境因素对数量性状的形成有明显影响。

【实验内容与方法】

1. 观看教学录像片。

2. 以实验班中所有同学为观察对象，对以下性状调查分析后，确定基因型的数据，了解家庭成员的相关表现，分析该性状的遗传方式。

（1）拇指远端关节的超伸展：人类群体中的某些个体拇指的最后一节能向桡侧弯曲与拇指垂直轴线呈 60°角（图 1-16），属于隐性遗传性状，即此性状的个体为隐性纯合子。另一些个体的拇指为直立型，即最后一节不能弯曲呈 60°角，属于显性遗传性状。这一相对性状受一对等位基因控制。

（2）双手扣握方式：人双手扣握或双手十指交叉扣握时有 2 种方式，如图 1-17 所示。有的人习惯右手拇指抱握在左手上称为右握；有的人恰相反，习惯左手拇指抱握在右手上称为左握。右握为显性性状，左握为隐性性状，受一对单基因控制。

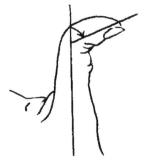
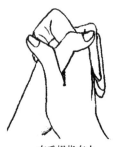
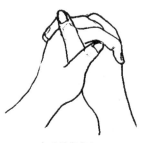

右手拇指在上　　　　左手拇指在上

图 1-16　拇指端关节外展　　　　　　图 1-17　双手扣握方式

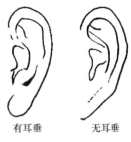

有耳垂　　　无耳垂

图 1-18　有耳垂与无耳垂

（3）达尔文结节：某些人耳轮边缘后上部有 1 个小突起称达尔文氏结节，又称耳轮结节。一般认为这个突起和猴类耳壳的耳尖相当，为显性遗传。达尔文结节在人群中的表现差异较大，有些个体仅有一耳有此遗传特征。由于外显率不高，有的个体虽有显性基因，却未能外显，类似隐性表现型。也有人认为达尔文氏结节与鼻尖厚度是连锁遗传。

（4）耳垂：人群中不同个体的耳朵可明显分为有耳垂与无耳垂两种，如图 1-18 所示。该性状受一对等位基因控制，有耳垂者，即耳垂下悬，与头连接处向上凹陷，为显性性状；无耳垂者即耳轮一直向下延续到头部，为隐性性状。调查同学自己的家庭成员的耳垂性状，是否符合孟德尔式遗传方式，统计全班同学的耳垂出现频率。

（5）额前发际的 V 形尖：在人群中，有些个体的前额发际处基本呈平线，而有些人在前额正中发际向下延伸呈 V 字形，如图 1-19 所示。这种如峰形的发尖特征为显性遗传性状。前额发际平齐的是隐性遗传性状。调查本班同学的额前发际情况，并做进一步分析。先天性卵巢发育不全症患者后发际低，是临床诊断标志之一。

（6）头旋与发式：人类的发式可分为直发和卷发。我国人群多为直发，为隐性性状。发旋是指在人头顶略靠后方的中线处有 1 个或 1 个以上的螺旋，其螺旋有两种方向，顺时针方向为显性性状，逆时针方向为隐性性状。调查班级中同学的发式与发旋情况。

（7）卷舌与翻舌：人群中的某些个体能按自己的意志，把舌的两侧边在口腔中向上卷成筒状如同英文字母 U 形，即为卷舌，受显性基因控制，多数人具有此特征。而另一部分人舌的两侧不能上卷，不能卷舌为隐性性状（图 1-20）。研究国人的发音发现，有的人舌尖部分不用上颌牙齿的帮助能向后翻

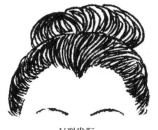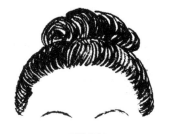

V型发际　　　　　　　　　　　　平线发际

图1-19　V型发际与平线发际

转即为翻舌（舌内翻），这种性状在人群中出现频率不高，根据国外的统计只有1/1000。不能翻舌的人为AD。舌的活动在人群中可见3种类型：①舌能卷而不能翻；②舌能卷又能翻；③舌不能卷又不能翻。舌不能卷而能翻则从未见过。同学对自己的家族进行调查，绘制系谱，确定该性状的遗传特性。

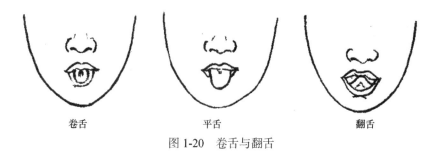

卷舌　　　　　　　　平舌　　　　　　　　翻舌

图1-20　卷舌与翻舌

（8）蒙古褶：亦称"内眦皱襞"。即上眼皮在眼内角向下延伸形成的皮肤皱褶，此皱褶不同程度地遮盖着泪阜。有蒙古褶为显性性状，无蒙古褶为隐性。蒙古褶是大部分蒙古人种（亦称黄色人种）的特征。非洲南部的科萨人这种特征也颇明显。

（9）眼睑性状的调查：人类的眼睑可分为单重睑（俗称单眼皮）和双重睑（俗称双眼皮）两种表型（图1-21）。有人认为单重睑为隐性性状，受隐性基因控制；双重睑为显性性状，受显性基因控制。但对该性状的性质和遗传方式，仍有争议，有待继续研究。

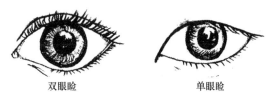

双眼睑　　　　　　　单眼睑

图1-21　双眼睑与单眼睑

（10）手指中段毛发：人手指有3个节段包括上、中、下段，如果手指的中段长有毛发即为中段毛发，此性状为显性性状，无此性状的为隐性。

【注意事项与常见问题】

1. 实验中调查他人各种性状时应充分尊重被调查者，在得到对方允许后再进行调查。

2. 调查分析他人各种性状时应注意安全、卫生。

【作业与思考题】

1. 根据第三部分常见相对性状的特征，进行自我分析，确定自己的基因型。

2. 了解家庭成员的相关表现，分析该性状的遗传方式。

3. 计算班级中各种遗传性状的频率，据此计算本班同学中基因型频率和基因频率。分析本实验人群的遗传平衡状态。推算出显性表型中纯合体与杂合体的比例。

附：

1. 列举有更多人类体表性状、行为习惯、常见遗传病及其遗传机制

显性性状	隐性性状
皮肤毛发眼睛正常颜色	白化现象
黑色皮肤（不完全显性）	白色皮肤
黑色头发	金色头发
卷缩发	直发
身体有相当大的部分多毛	身体只有一部分多毛
男人秃顶	头发正常
褐色虹膜或棕色眼	蓝色眼或黑色眼
扁头（头横幅/前后）（比例＞0.80）	长头（比例＜0.80）
大眼睛	小眼睛
长睫毛	短睫毛
正常视力	近视
辨色能力正常	色盲
下悬的耳垂	长合的耳垂
正常听觉	先天性耳聋
厚嘴唇	薄嘴唇
舌头有卷成槽型的能力	舌头无卷成槽型的能力
宽阔鼻孔	狭窄鼻孔
高而窄的鼻梁	矮而宽的鼻梁
钩鼻尖	直鼻尖
多指、趾	指趾数正常
手的癖性（右癖）	左癖
食指长于无名指	食指短于无名指
小指最末节向无指方向弯曲	小指最末节不能弯曲的
血型 A、B、AB	血型 O
血液凝集正常	血友病
味觉有感觉苯硫脲的能力	味觉无感觉苯硫脲的能力
正常状态	苯酮尿
偏头痛	正常状态
湿性耳垢	干性耳垢

2. 本班同学若干遗传性状调查表

姓名	卷舌	眼睑	耳垂	发式/发旋	翻舌/卷舌	手扣握方式	额前发际
总计							

（刘　铭）

第二章　细胞遗传学相关的实验

实验 2-1　人类性染色质标本的制备与观察

一、X 染 色 质

【实验目的】

1. 通过 X 染色质的制备与观察，掌握核性别鉴定的基本方法和原理。

2. 掌握人类间期细胞核中 X 染色质的形成机制。

3. 熟悉 X 染色质标本的制作分析方法和形态特征。

【实验原理】

X 染色质也叫巴氏小体（Barr body），是雌性哺乳类动物细胞和正常女性细胞间期细胞核中存在的一个浓缩深染小体。研究表明，它是两条 X 染色体中的一条在间期发生异固缩而形成的，并且处于失活状态，高度凝集，复制比较晚，无转录活性，属于一种异染色质。油镜下观察处于细胞周期间期的雌性细胞，通常可以在其细胞核核膜内侧缘，发现一个半圆形或者三角形的深染小体，此即 X 染色质。在雄性细胞中一般检测不到，正常的女性细胞中可见到一个 X 染色质，而正常男性细胞中仅含有一条 X 染色体而且不处于失活状态，所以见不到 X 染色质。

【实验准备】

1. 实验对象　人类女性口腔黏膜细胞。

2. 实验试剂　甲醇、冰醋酸、1mol/LHCL、染色液：硫堇染液；Giemsa 染液。

3. 实验仪器　显微镜、消毒牙签、压舌板、载玻片、盖玻片、离心管、离心机。

【实验内容与方法】

口腔黏膜细胞 Barrbody 的制备

1. 口腔清洁　受检者严格地用水漱口数次后，用清洁灭菌的牙签或刮片将表面杂物除去，以便去掉松动的上皮细胞和细菌。刮掉上皮细胞和口腔内细菌可防止因细菌被染色而和性染色质混淆。

2. 取材　用清洁灭菌的牙签或木质压舌板刮取女性口腔两颊的黏膜，弃去第一次刮取的细胞，并在原位连续刮取数次，将刮取的细胞涮入装有生理盐水的刻度离心管中。

3. 标本制作

（1）将上述装有细胞悬液的离心管在 1000r/min 离心 10min 后，弃上清。

（2）加入新配置的固定液（甲醇：冰醋酸 ＝3：1）10ml，用吸管将细胞团打散混匀制成悬液后，固定 30min。

（3）1000r/min 离心 10min 后，弃上清，根据细胞多少酌情加入 2～4 滴新配置的固定液（甲醇：冰醋酸 ＝3：1），并将细胞团打散并充分混匀制成细胞悬液。

（4）用吸管吸取少量细胞悬液，滴一滴于预冷（冰水浸过）的载玻片上，用吹风机吹干或晾干标本。

4. 标本染色

（1）硫堇染色法染色：将标本放入 1mol/L HCl 中，37℃条件下水解 20min，用蒸馏水冲洗以充分去除 HCl。标本晾干后，放入硫堇染液中染色约 15～20min，蒸馏水冲洗、晾干后进行镜下观察。

（2）Giemsa 染色法染色：标本放入新配置的固定液（甲醇：冰醋酸 ＝3：1）中固定 10min，蒸馏水冲洗后晾干。将标本放入 1mol/L HCl 中，37℃条件下水解 20min，用蒸馏水冲洗后晾干标本，室温下将 Giemsa 染液滴到标本上染色 5min，自来水冲洗后晾干观察。

5. 结果及分析　先在低倍镜下找出细胞较集中又均匀分散的细胞群，可计数细胞标准为：①核质为细丝状或细颗粒状均匀分布；②核轮廓清楚，无缺损；③染色清晰；④周围无细菌污染。转换高倍镜或油镜下进一步观察。巴氏小体（直径大约为 1μm）一般呈平凸形、三角形、球形、短棒状、卵形或微凸形等，为一结构致密的浓染小体，轮廓清楚，附着于核膜边缘或靠近内侧。

【注意事项与常见问题】

1. 刮取口腔黏膜细胞注意清洁并避开大量细菌的区域，防止细菌干扰 X 染色质的观察。

2. 刮取口腔黏膜细胞时，将首先刮取的口腔表层细胞丢弃，因为表层细胞的严重角质化会导致了 X 染色质的出现率较低，影响实验的结果。刮取的进行涂片的口腔黏膜细胞要等其干燥后再染色，否则在冲洗玻片去除染色液时，细胞会容易随染色液一起流走。

3. 在冲洗玻片时，注意将玻片倾斜成 45° 左右，并用小水流从玻片的一端将染色液冲洗干净，待完全干燥之后进行镜检，以防止未干燥的玻片使显微镜的物镜受污染。

4. 实验中使用的染色时间可视温度高低而做相应的调整，各个实验者所处的温度、环境各不相同。如果染色时间过短，X 染色质的着色不明显；染色时间过长，其他染色质的着色较深，均利于分辨出 X 染色质，建议实验者在预实验中采用时间梯度法进行染色，以确定在其实验条件下的最佳染色时间。

5. 为避免与核内其他凝集物混淆，位于核中间的浓染小体不在计数范围内。

【作业与思考题】

1. 说明 X 染色质的制备原理和意义。

2. 在显微镜下观察人体 X 染色质并绘制 X 染色质图。

附：

1. 硫堇染色液配方　将 1g 硫堇溶于 100ml 的 50%乙醇溶液中，溶解备用。取 9.714g 乙酸钠（3H$_2$O），14.714g 巴比妥钠，500ml 去 CO$_2$ 蒸馏水配制缓冲液，再配制 0.1mol/L HCl 溶液。将硫堇溶液、缓冲液和 0.1mol/L HCl 液按 40ml：28ml：32ml 比例配成工作液，调节 pH 至 5.7。用 0.2μm 滤纸过滤后分装保存。

2. Giemsa 染液配方　1g Giemsa 粉，66ml 甘油，66ml 甲醇。将 1g Giemsa 粉溶于少量甘油中，用研钵研磨成匀浆，并将甘油加至 66ml。放入 56℃温箱中 2h，取出后与 66ml 甲醇加入混匀，配成原液，于避光瓶中密封保存备用。使用前加入 pH 为 6.8 的磷酸缓冲液（V：V ＝9：1）配成 10%Giemsa 染液。

二、Y 染 色 质

【实验目的】

1. 掌握人类间期细胞核中 Y 染色质的形成机制。

2. 熟悉 Y 染色质标本的制作分析方法和形态特征。

【实验原理】

人类男性间期细胞中，用荧光燃料进行染色后可观察到一个发亮的荧光小体，就是 Y 染色质。

它是由 Y 染色体长臂远端所形成，对荧光染料有强亲和性，所以染色后表现为发亮小体。正常男性细胞中含有一个 Y 小体，而正常的女性细胞中不含 Y 小体。

【实验准备】

1. 实验对象　人类头发毛囊细胞；口腔黏膜细胞。

2. 实验试剂　0.5%盐酸阿的平染液、MacIlvaine 缓冲液（pH6.0）、乙醇、乙醚。

3. 实验仪器　荧光显微镜、消毒牙签、镊子、载玻片、盖玻片、染色缸。

【实验内容与方法】

1. 取材　口腔黏膜上皮细胞涂片：细胞提供者先用清水漱口，再用清洁灭菌的牙签或适当的刮片用力刮取黏膜的深层细胞，涂抹在干净载玻片上。

头发毛囊细胞涂片：拔取 2～3 根带有毛囊的头发，自基部截取 2cm 左右置于载玻片上，滴一滴 50%的醋酸停留 10min，以软化毛囊，然后用刀片将毛囊细胞剔下，将毛囊细胞团块轻轻分散开，均匀的制成涂片。

2. 固定　将制备的涂片放入固定液（95%乙醇：乙醚 ＝ 1：1）中固定 15～20min，放入到 95% 乙醇溶液中处理 30min，取出干后空气中干燥。

3. 染色　标本浸入 MacIlvaine 缓冲液（pH6.0）中 5min 后，用 0.5%盐酸阿的平染液染色 15～ 20min，水洗干燥后，用 MacIlvaine 缓冲液封片并加盖玻片。

4. 镜下观察。

5. 结果及分析　置于荧光显微镜下观察，先在低倍镜找到散在的口腔黏膜细胞，核被染成黄色，选定细胞后再换高倍镜或油镜进一步观察，可见靠近核膜边缘或核中央有一光亮的荧光性小体，直径 0.25～0.3μm 即为 Y 染色质。

【注意事项与常见问题】

1. 避免其他污染物质干扰实验结果。

2. 注意区分 Y 染色质与整个细胞发出荧光或细胞中有发亮小点的部分，这些部分的大小和亮度表现很不一致。

【作业与思考题】

1. 说明 Y 染色质的制备原理和意义。

2. 在显微镜下观察人体 Y 染色质并绘制 Y 染色质图。

（张　朋）

实验 2-2　外周血淋巴细胞培养与染色体制备

【实验目的】

1. 初步掌握人体外周血淋巴细胞染色体标本常规制作的基本技术。

2. 了解人体外周血淋巴细胞培养的方法和基本过程。

3. 掌握三种人染色体特点。

【实验原理】

染色体研究是联系细胞与分子的桥梁，在医学研究特别是遗传学研究中被广泛重视和重点研究。为了研究人的染色体组成，所选用的组织细胞必须处于增殖状态，才能获得适于观察和分析的染色体标本。人类除少数组织（骨髓和睾丸组织）始终处于不断分裂之中外（但取材较困难，且不易为人们所接受），其余各种组织都需经过体外培养才能使细胞大量增殖。因而外周血体外培养法运用最广泛，细胞遗传学领域中 90%以上的研究取材于它。正常情况下外周血中的淋巴细胞通常处于 G_1 或 G_0 期，很难见到分裂象。但外周血中的淋巴细胞在体外培养时经一定剂量的植物血凝素（phytohemagglutinin，PHA）刺激可转化成淋巴母细胞，重新进入增殖周期进行有丝分裂，随后以纺锤体抑制剂秋水仙素作用于细胞，使其停滞于中期分裂象，再经低渗、固定、染色等处理就可以得到处于有丝分裂中期的染色体标本了。

【实验准备】

1. 实验对象　人体外周静脉血。

2. 实验试剂　RPMI-1640 培养液、小牛血清、植物血凝素（PHA）、秋水仙素（100μg/ml）、青链霉素、0.2%肝素、0.075mol/L KCl 低渗液、固定液（甲醇∶冰醋酸 3∶1，用时新配）、10% Giemsa 染液、2.5%碘液、75%乙醇溶液。

3. 实验仪器　超净工作台、恒温培养箱、离心机、架盘天平、圆形细胞培养瓶、5ml 注射器、采血针头、10ml 刻度离心管、止血带、消毒棉签、试管架、预冷载玻片、吸管、量筒。

【实验内容与方法】

1. 淋巴细胞的培养

（1）培养前的准备：对培养过程中的必需用品应灭菌、配制培养液及药品（方法详见附录）。

（2）采血：用注射器吸入少许肝素润湿针筒后推弃，再以无菌法抽取静脉血；细胞培养的必须用品安放在超净工作台内，操作前用紫外线消毒 20～30min。为防止污染，在操作前必须用肥皂洗手，然后用 75%乙醇溶液擦拭。若在无菌室工作还需穿消毒隔离衣帽并戴口罩，献血者的手臂皮肤须用无菌棉签蘸 75%乙醇溶液消毒两次，缚止血带，静脉取血 1～2ml 至针筒内摇匀，即为抗凝血。

（3）培养：在无菌条件下将抗凝血 0.3～0.4ml 加入培养瓶内，摇匀，置于 37℃恒温培养箱中培养 72h。

2. 染色体玻片标本制备

（1）秋水仙素处理：在培养终止前 3～4h 内向每个培养瓶中加入秋水仙素，使终浓度为 0.2～0.4μg/ml。

（2）收集细胞：细胞继续培养至 72h，取出培养瓶，用吸管混匀其中的细胞悬液，分别吸入刻度离心管中，在天平上平衡（用生理盐水）后离心 8 分钟（1000r/min）。

（3）低渗处理：吸弃上清液，加入预温至 37℃的低渗液（0.075mol/L KCl）8ml。用吸管吹散、打匀，使沉淀细胞与低渗液充分混匀，置 37℃温箱中 15～30min。

（4）预固定：低渗后立即加入固定液 1ml，用吸管轻轻吹打混匀，离心（1000r/min）10min。小心吸弃上清液，留下沉淀物。此时由于上清液颜色较深，因此一定要小心分清液面。

（5）固定：用吸管吸取固定液，沿离心管壁缓缓加入，直至 8ml，反复吹打均匀，室温下静置固定 30min 后，离心（1000r/min）10min。

（6）制成细胞悬液：吸弃上清液，剩余 0.1～0.2ml，加入新鲜固定液 0.3～0.5ml（可视细胞沉淀的多少而定）。用吸管轻缓吹吸混匀即制成细胞悬液。

（7）滴片：取冰箱中预冷的湿载玻片，用吸管吸取细胞悬液，不重叠地滴上 2～3 滴（滴时吸管的高度应在载玻片正上方约 20cm 或更高，以利于染色体铺展），立即在酒精灯上远火烘干或室温自然晾干。

（8）染色：在滴有细胞的载玻片一面作标记（用记号笔），在染缸中（盛 10% Giemsa 染液）染色 10min。取出载片，流水冲洗玻片上的染液，晾干或烘干后镜检。

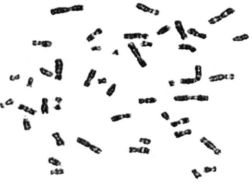

3. 镜检 在低倍镜下见视野中有较多的紫色或蓝紫色小点，换高倍镜观察，这些小点为圆形的间期细胞核。移动推进器进一步寻找散在分布的中期分裂象，确定一个染色体分散较好（不重叠或重叠较少）的中期分裂象（图 2-1）观察后，再换油镜分析观察。

图 2-1 染色体中期分裂相

【注意事项与常见问题】

1. 低渗时间可适当延长，以便使染色体分散、消除细胞背景使标本更加清晰。

2. 注意不要过猛吹打细胞，否则会造成染色体散落、丢失。

3. 滴片时，细胞悬液浓度不能太低，滴片时注意掌握"高、快、冷、准"的原则，滴在玻片上，不能重叠。

【作业与思考题】

1. 绘制三种类型的人染色体。

2. 试计数一中期分裂象 2n＝？并判断核性别。

附：

因培养的细胞需要在无菌、无毒的环境中才能生长，所以对实验用具的清洁和灭菌是保证实验成功的首要条件。

1. 用具的清洗

（1）玻璃器皿：在肥皂水中煮沸 30min，趁热洗刷内、外。流水冲洗 10min，烘干。浸入清洗液中 8～14h，取出后以流水充分冲洗 20min，再以蒸馏水冲洗 3 次。烘干后以消毒布包装，高压灭菌（10 磅 20min 或160℃干热灭菌 2h）。

（2）载玻片须用肥皂水煮沸约 20min，趁热洗刷后流水冲洗，烘干。逐片地放入清洗液中，24h 后取出，浸入盆中，充分流水冲洗，再用蒸馏水冲洗后放置蒸馏水中备用。

（3）橡胶类制品：先用清水洗刷，再用肥皂粉水煮沸 30min。经清水充分清洗净后用三蒸水洗 3 次，烘干待用。

2. 培养基和药品的配制

（1）1640 培养液：RPMI-1640 粉末 1.04g 溶于 100ml 的三蒸水中（充分溶解），加入 25ml 小牛血清（先于 56℃水浴箱 20min 灭活），再加入 10% 的 PHA 1.8ml。在配好的培养液中还应加入双抗（青、链霉素）100U/1ml 培养液。用 7.4%NaHCO$_3$ 溶液调节 pH 为 7.2～7.4。再以 G6 细菌漏斗抽滤除菌或以直径为 0.22μm 的微孔滤膜过滤，然后按每培养瓶 5ml 分装，冰冻保存备用。

（2）0.2%肝素：称量 0.2g 肝素粉末，溶于 100ml 0.85%的 NaCl 溶液中，高压灭菌（8 磅，15min）。

（3）100μg/ml 秋水仙素：称量秋水仙素粉末 0.01g，溶于 100ml NaCl 溶液。

（4）10% Giemsa 染液：称量 1g Giemsa 粉末，溶于 66ml 甘油（60℃），研磨溶解，再加入 66ml 甲醇液

混合即成 Giemsa 原液。Giemsa 原液与磷酸缓冲（pH6.8 或 7.4）按 1 : 9 配成，此即 10% Giemsa 染液。

（张　朋）

实验 2-3　小鼠骨髓细胞染色体标本的制备与观察

【实验目的】

1. 掌握用骨髓细胞制备动物染色体标本的基本原理和技术。

2. 观察小鼠染色体的形态结构和雌雄间的染色体差异。

【实验原理】

骨髓是造血器官，也是重要的免疫器官。红骨髓中含有大量造血干细胞，可生成各种血细胞和原始细胞。造血干细胞具有高度的分裂能力，有丝分裂旺盛，因此不需要体外培养就可以直接得到中期细胞。本实验采用这一材料，用一定剂量的秋水仙素破坏纺锤丝的形成，使细胞分裂停滞在中期。通过预处理，低渗，固定，制片，染色等步骤制得染色体标本，可观察到许多处于分裂中期的染色体，可以进行染色体组型分析。

【实验准备】

1. 实验对象　小白鼠。

2. 实验试剂　生理盐水、0.075mol/L KCl 低渗液、固定液（甲醇：冰醋酸 3 : 1，用时新配）、0.01%秋水仙素、Giemsa 染液。

3. 实验仪器　手术剪、无齿镊、小型弯止血钳、干净纱布、注射器及针头、天平、离心机、恒温培养箱、显微镜载玻片、玻璃染色缸、显微镜、乳头吸管等。

【实验内容与方法】

1. 预处理　实验前 2.5～3h，按每克体重注射 0.02ml，给小白鼠腹腔注射秋水仙素。

2. 取标本　颈椎脱位法处死小鼠后，取出完整的股骨，剔去肌肉组织并洗净。剪去两端的股骨头，吸取 7～8m 生理盐水，将注射器针头插入股骨一端，反复冲洗两根股骨，洗液收集到 10ml 的离心管中。

3. 离心 I　1000r/min 离心 10min，弃上清。

4. 低渗处理　加入 8ml 0.075mol/L KCl 溶液，滴管吹散，37℃水浴低渗 20～30min，中间（约 10～15min）再吹散一次，使细胞分散，悬浮于溶液中。

5. 离心 II　再次在 1000r/min 离心 10min，弃上清。

6. 固定　沉淀加 8ml 固定液，并用吸管轻轻吹匀，进行固定。

7. 制备细胞悬液　1000r/min 离心 10min 后，弃去上清，加 0.2ml 固定液并轻轻吹打成细胞悬液。

8. 滴片　用吸管吸取细胞悬液，从高度 20cm 或更高的正上方滴在预冷的载玻片上，在酒精灯火焰上微微加热烘干。

9. 染色　Giemsa 染液染色 10min，取出载片，流水冲洗玻片上的染液，晾干或烘干后镜检。

10. 镜检　先用低倍镜寻找细胞及中期分裂象，然后转入高倍镜下观察。

【注意事项与常见问题】

1. 实验所用小鼠最好是 65～90 天龄的幼鼠，取骨髓时，尽可能收集多的骨髓，保证有足够量的细胞。

2. 低渗时的温度和时间是实验成功的关键。

3. 第一次固定时，一定要充分打匀细胞，制成细胞悬液。

4. 自来水冲洗要掌握时间，避免标本褪色。

【作业与思考题】

绘出所观察到的有丝分裂图像。

（张　朋）

实验 2-4　染色体 G 显带技术

【实验目的】

1. 掌握人体染色体 G 显带标本的制备原理和技术。

2. 了解人类染色体 G 显带的带型特征。

【实验原理】

染色体是指细胞在有丝分裂或减数分裂过程中由染色质聚缩而成的棒状结构，是 DNA 螺旋化的最高级形式。显带技术（banding technique）是指经过各种物理、化学因素的特殊处理后，再用染料对染色体标本进行分化染色，使每条染色体上出现恒定的因染色深浅交替而呈现明暗相间的不同带纹的技术。其中条带的宽窄、数目、位置和着色深浅均具有相对稳定性，因而每一条染色体都有固定的分带模式，称为带型，它是鉴别染色体的重要依据。目前，显带技术得到很大发展，其中 G 显带是最常见、使用最广泛的一种显带技术，它将染色体标本经胰酶或碱、热、尿素等处理后，再经 Giemsa 染料染色，使染色体上出现明暗相间或深浅不同的带纹。其特性是带型稳定，保存时间长，显带方法简单。关于 G 显带的机理目前有很多说法，一般认为，易着色的阳性带为含有 AT 多的染色体节段，在间期核呈固缩状态，而且是 DNA 晚复制区之一，有相当一部分中度重复序列 DNA 可能在 G 带区；相反，含 GC 多的染色体段则不易着色。也有人认为，Giemsa 染料在 G 带区是与 DNA 结合，而且与结合 DNA 的染色质非组蛋白有关。总的来说，G 显带的机制还未搞清。通过显带核型分析，可以准确识别每一染色体，而且也可以发现染色体上微小的结构特征，为基因定位及临床染色体病诊断和病因研究创造条件。

【实验准备】

1. 实验对象　分裂象好、染色体分散良好的中期人类染色体标本。

2. 实验试剂　生理盐水、胰蛋白酶、0.02%EDTA 溶液、Giemsa 染液。

3. 实验仪器　显微镜、恒温水浴箱、烤箱、染色缸、吸管、镊子、吸水纸等。

【实验内容与方法】

1. 将制片标本置 37℃烤箱中烤片 2～3h 后备用，一般在 3～7 天显带。

2. 放入预温至 37℃的胰蛋白酶-EDTA 溶液（将 0.1%的胰蛋白酶液和 0.02%EDTA 溶液按 1∶1 比例混合，并调 pH 至 6.8～7.2）中处理 5～20s。

3. 在 Giemsa 染液中染色 10min，生理盐水漂洗两次，晾干后，镜检。

4. 镜检　在显微镜低倍目镜下找到分散良好的中期分裂象，换高倍目镜或油镜检查显带标本，选取染色体上清晰的深浅相间的带型，可供计数染色体数目或摄像分析。

【注意事项与常见问题】

1. G 显带的好坏与染色体本身质量密切相关，应选择中期像良好并且分散好的染色体进行显带。

2. 胰蛋白酶处理的时间需要掌握好，如果细胞呈紫蓝色，说明胰蛋白酶的作用时间不够，如果细胞呈桃红色，说明作用时间刚好。

3. 标本保存时间应该适宜，标本存放时间越长，细胞对胰酶处理的抵抗性越强，因而在胰蛋白酶当中处理时间也应当适当延长。新鲜的标本中染色体容易出现毛茸现象，而片龄长的标本会导致斑点状的染色体。

【作业与思考题】

1. 绘制 G 显带中期分裂象简图，并标记染色体的位置和序号。

2. 制备 G 显带标本的操作中应该注意的问题？

附：正常人各染色体的 G 带特征（图 2-2）

A 组 1～3 号染色体。长度最长，1 号和 3 号染色体为中央着丝粒染色体，2 号染色体为亚中央着丝粒染色体。

1 号染色体

短臂：近侧段有 2 条深带，第 2 深带稍宽，在处理较好的标本上，远侧段可显出 3～4 条淡染的深带。短臂分为 3 个区，近侧的第 1 深带为 2 区 1 带；第 2 深带为 3 区 1 带。

长臂：紧贴着丝粒的为染色浓的副缢痕。其远侧为一宽的浅带，近中段与远侧段各有两条深带，其中段第 2 深带染色较浓，中段两条深带稍靠近，长臂分为 4 个区，副缢痕远侧的浅带为 2 区 1 带、中段第 2 深带为 3 区 1 带，远侧段第 1 深带为 4 区 1 带。

2 号染色体

短臂：可见 4 条深带，中段的 2 条深带稍靠近，短臂分为 2 个区，中段两条深带之间的浅带为 2 区 1 带。

长臂：可见 7 条深带，第 3 和第 4 深带有时融合。长臂分为 3 个区，第 2 和第 3 深带之间的浅带为 2 区 1 带，第 4 和第 5 深带之间的浅带为 3 区 1 带。

3 号染色体 带型分布对称，该染色体的 G 带图有点像蝴蝶结。在长臂与短臂的近中段各具有 1 条明显的宽的浅带。

短臂：一般在近侧段可见 1 条较宽的深带，远侧段可见 2 条深带，其中远侧 1 条较窄，且着色淡，这是区别 3 号染色体短臂的显著特征。在处理较好的标本上，近侧段的深带可分为 2 条深带，短臂分 2 个区，中段浅带为 2 区 1 带。

长臂：一般在近侧段和远侧段各有 1 条较宽的深带，在处理好的标本上，近侧段的深带可分为 2 条深带，远侧段的深带可分为 3 条深带，长臂分为 2 个区，中段浅带为 2 区 1 带。该染色体的 G 带图有点像蝴蝶结。

B 组 4～5 号染色体。长度次于 A 组；亚中央着丝粒染色体，短臂较短。

4 号染色体

短臂：可见 2 条深带，近侧深带染色较浅，短臂只有 1 个区。

长臂：可见均匀分布的 4 条深带，在处理较好的标本上，远侧段的 2 条深带可各自分为 2 条较宽的深带。长臂分为 3 区，近侧段第 1 和第 2 之间的浅带为 2 区 1 带，远侧段两条深带之间的浅带为 3 区 1 带。

5 号染色体

短臂：可见 2 条深带，其远侧的深带宽且着色浓，短臂仅 1 个区。

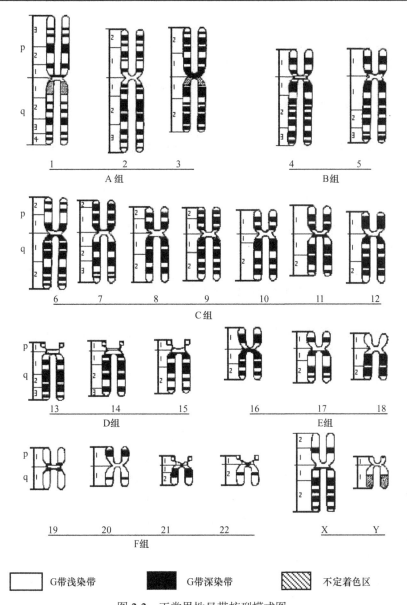

图 2-2　正常男性显带核型模式图

　　长臂：近侧段 2 条深带，染色较淡，有时不明显，中段可见 3 条深带，染色较浓，有时融合成 1 条宽的深带，远侧段可见 2 条深带，近末端的 1 条着色较浓，长臂分为 3 个区，中段第 2 深带为 2 区 1 带，中段深带与远侧深带之间的宽阔的浅带为 3 区 1 带。

　　C 组　6～12 号和 X 染色体。中等长度，亚中央着丝粒染色体。

　　6 号染色体

　　短臂：中段有 1 条明显宽阔的浅带，是此染色体的特征，近侧段和远侧段各有 1 条深带，近侧深带贴着丝粒。在处理较好的标本上，远侧段的深带可分为两条深带。短臂分为 2 个区，中段的明显而宽的浅带为 2 区 1 带。

　　长臂：可见 5 条深带，近侧 1 条紧贴着丝粒，远侧末端的 1 条深带着色较淡；长臂分为 2 个区，第 2 和第 3 深带之间的浅带为 2 区 1 带。

7 号染色体

短臂：有 3 条深带，中段深带着色较淡，有时不明显，远侧深带着色浓，形似"瓶塞"，这是 7 号染色体的显著特点。短臂分为 2 个区，远侧段的深带为 2 区 1 带。

长臂：有 3 条明显深带，远侧近末端的 1 条着色较淡；第 2 和第 3 带稍接近。长臂分为 3 个区，近侧第 1 深带为 2 区 1 带、中段的第 2 深带为 3 区 1 带。

8 号染色体

短臂：有 2 条深带，中段有 1 条较明显的浅带，这是与 10 号染色体相鉴别的主要特征。短臂分为 2 个区，中段的浅带为 2 区 1 带。

长臂：可见 3 条分界极不明显的深带，分 2 个区，中段的深带为 2 区 1 带。

9 号染色体

短臂：近侧段和中段各有 1 条深带，在处理较好的标本上，中段可见 2 条较窄的深带。短臂分为 2 个区，中段深带为 2 区 1 带。

长臂：可见明显的 2 条深带，次缢痕一般不着色，在有些标本上呈现出特有的颈部区。长臂分为 3 个区，近侧的 1 条深带为 2 区 1 带，远侧的 1 条深带为 3 区 1 带。

10 号染色体

短臂：近侧段和近中段各有 1 条深带，在有些标本上近中段可见 2 条深带，但与 8 号染色体短臂比较，其上深带的分界欠清晰。短臂只有 1 个区。

长臂：可见明显的 3 条深带，远侧段的 2 条深带稍靠近，这是与 8 号染色体相鉴别的一个主要特征，长臂分为 2 个区，近侧段的 1 条深带为 2 区 1 带。

11 号染色体

短臂：近中段可见 1 条深带，在处理较好的标本上，这条深带可分为 3 条较窄的深带。短臂只有 1 个区。

长臂：近侧有 1 条深带，紧贴着丝粒。远侧段可见 1 条明显的较宽的深带，这条深带与近侧的深带之间是 1 条宽阔的浅带，这是与 12 号染色体相鉴别的一个明显的特征，在处理较好的标本上，远侧段的这条较宽的深带可分为 2 条较窄的浅带，两深带之间有 1 条很窄的浅带，一般极难辨认，但它是分区的一个界标，在有些标本上近末端处可见 1 条窄的淡染的深带。长臂分 2 个区，上述远侧两条深带之间的那条很窄的淡带为 2 区 1 带。

12 号染色体

短臂：中段可见 1 条深带，短臂只有 1 个区。

长臂：近侧有 1 条深带，紧贴着丝粒，中段有 1 条宽的深带，这条深带与近侧深带之间有 1 条明显的浅带，但与 11 号染色体比较这条浅带较窄，这是鉴别 11 号与 12 号染色体的一个主要特征。在处理较好的标本上，中段这条较宽的深带可分为 3 条深带。其正中一条着色较浓，在有些标本上，远侧段还可以看到 1～2 条染色较淡的深带。长臂分为 2 个区，中段正中的深带为 2 区 1 带。

X 染色体　其长度介于 7 号和 8 号染色体之间，主要特点是长臂和短臂中段各有 1 条深带，有"一担挑"之名。

短臂：中段有一明显的深带，宛如竹节状。在有些标本上远侧段还可以看见 1 条窄的着色淡的深带，短臂分为 2 个区，中段的深带为 2 区 1 带。

长臂：看见 3～4 条深带，近中部 1 条最明显，长臂分为 2 个区，近中段的深带为 2 区 1 带。

D 组　13～15 号染色体，具有近端着丝粒和随体。

13 号染色体

长臂：可见 4 条深带，第 1 和第 4 深带较窄，染色较淡；第 2 和第 3 深带较宽，染色较浓。长臂分为 3 个区，第 2 深带为 2 区 1 带，第 3 深带为 3 区 1 带。

14号染色体

长臂：近侧和远侧各有1条较明显的深带。在处理较好的标本上，中段尚看见1条着色较浅的深带。长臂分为3个区，近侧深带为2区1带，远侧深带为3区1带。

15号染色体

长臂：中段有一条明显深带；染色较浓，有的标本上近侧段可见1~2条淡染的深带。长臂分为2个区，中段深带为2区1带。

E组　16~18号染色体，16号染色体着丝粒在3/8处，17号和18号染色体着丝粒约在1/4处。

16号染色体

短臂：中段有1条深带，在较好的标本上看见2条深带，短臂只有1个区。

长臂：近侧段和远侧段各有1条深带。有时远侧段1条不明显，次缢痕着色浓；长臂分为2个区，中段深带为2区1带。

17号染色体

短臂：有1条深带，紧贴着丝粒，短臂只有1个区。

长臂：远侧段看见1条深带，这条深带与着丝粒之间为一明显而宽的浅带，长臂分为2个区，这条明显而宽的浅带为2区1带。

18号染色体

短臂：一般为浅带，短臂只有1个区。

长臂：近侧和远侧各有1条明显的深带，长臂分为2个区，两深带之间的浅带为2区1带。

19号染色体

着丝粒及其周围为深带，其余为浅带。短臂和长臂均只有1个区。

20号染色体

短臂：有一条明显的深带，短臂只有1个区。

长臂：中段和远侧段看见1~2条染色较淡的深带，有时全为浅带。长臂只有1个区。此染色体有"头重脚轻"之名。

G组　21~22号染色体和Y染色体，是染色体组中最小的，具近端着丝粒的染色体。21、22号有随体。

21号染色体

着丝粒区着色淡。其长度比22号短，其长臂上有明显而宽的深带。长臂分2个区，其深带为2区1带。

22号染色体

着丝粒区染色浓。其长度比21号长，在长臂上可见2条深带，近侧的1条着色浓，而且紧贴着丝粒。近中段的1条着色淡，在有的标本上不显现。长臂只有1个区。

Y染色体　长度变化大，有时整个长臂被染成深带，在处理好的标本上可见2条深带。长臂只有1个区。

（张　朋）

实验2-5　核型分析

【实验目的】

1. 掌握G显带核型分析的基本方法和G带带型特征。

2. 熟悉G显带染色体的形态结构。

【实验原理】

染色体组在有丝分裂中期的表型，染色体数目、大小、形态特征的总和称为核型。20世纪70

年代初出现了染色体显带技术后，对染色体进行测量计算的基础上，进行分组、排队、配对，并进行形态分析的过程叫核型分析。为深入研究染色体异常及基因定位创造了条件。

人的体细胞中包含 46 条染色体，相互配成 23 对，其中 1~22 对是男女共有的称为常染色体。X 和 Y 染色体与性别有关，称为性染色体。男性核型为 46，XY；女性核型为 46，XX。依染色体大小和着丝粒位置（图 2-3），分成 A、B、C、D、E、F、G 七组（Denver 体制）。

A 组：1~3 对染色体。第一对最大，为中着丝粒染色体；第二对为最大的亚中着丝粒染色体；第三对略小，是第二个最大的中着丝粒染色体。

B 组：4~5 对染色体。均为亚中着丝粒染色体，短臂较短。

C 组：6~12 对和 X 染色体。均为中等大小的亚中着丝粒染色体。这组染色体较难区分，可根据一些特殊特征来鉴别。如 6、7、8、11 对染色体短臂较长；而 9、10、12 对染色体短臂较短。X 染色体的大小介于 7~8 对染色体之间。

D 组：13~15 对染色体。中等大小，均为最大的近端着丝粒染色体，短臂末端可见随体，彼此不易区分。

E 组：16~18 对染色体。体积较小，16 号为中着丝粒染色体；17、18 号为亚中着丝粒染色体，18 号短臂较短。

F 组：19~20 对染色体。体积较小，均为中着丝粒染色体。

G 组：21~22 对和 Y 染色体。是体积最小的近端着丝粒染色体。21、21 号染色体长臂常呈二分叉状；Y 染色体为该组较大者，两臂的两条单体常平行伸展。可根据该组最小近端着丝粒染色体的数目鉴定性别。女性具有 4 条最小的近端着丝粒染色体（21、22 对）；男性具有 5 条最小的近端着丝粒染色体（21、22 对、Y 染色体）。

分类	着丝粒位置	模式图
中着丝粒染色体	1/2 ~5/8	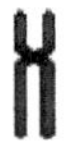
亚中着丝粒染色体	5/8 ~7/8	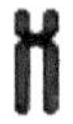
近端着丝粒染色体	7/8 ~末端	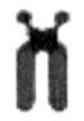
端着丝粒染色体	末端	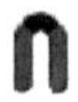

图 2-3　染色体分类（根据着丝粒位置）

【实验准备】

1. 实验对象　正常人外周血淋巴细胞 G 显带中期分裂象照片。

2. 实验仪器　剪刀、镊子、剪贴纸、直尺、胶水、铅笔和橡皮。

【实验内容与方法】

1. 在 G 带染色体显微摄影照片上，用剪刀将染色体沿边缘一条条剪下。

2. 根据 Denver 体制和人类染色体遗传学命名的国际体制（ISCN），依次分组、配对和排列组合，经反复调整，认为准确无误后用胶水贴上，粘贴时短臂向上，长臂向下。

3. 结合核型分析，标出各染色体编号、并写出核型式（图2-4）。

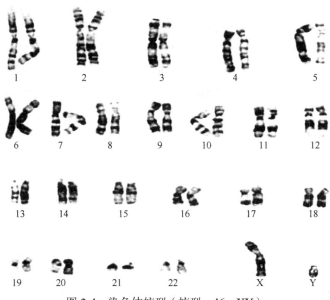

图 2-4 染色体核型（核型：46，XY）

【注意事项与常见问题】

1. 按染色体轮廓剪成长方形，以便排列、配对和粘贴。

2. 剪贴时应注意一对染色体要排列紧密，不要有间隔，而每对之间要有间隔。组间也要有间隔。着丝粒都要排列在横线上。上下线染色体要求对齐排列。

【作业与思考题】

1. 每人剪贴分析一张正常人体细胞 G 显带中期分裂象染色体图。

2. 写出核型并进行性别诊断。

（刘晓宇）

实验2-6 小鼠骨髓嗜多染红细胞微核测定

【实验目的】

1. 掌握小鼠骨髓嗜多染红细胞（PCE）微核测定方法。

2. 熟悉微核试验的基本原理和意义。

3. 了解细胞染色体损伤情况，掌握检测断裂剂和部分非整倍体致突变剂的测定方法。

【实验原理】

微核（micronucleus），与染色体损伤有关，当染色体受到损伤时，会产生丧失着丝点的染色单体或染色单体片段，到分裂末期因缺乏纺锤丝的牵引而无法进入子细胞的核内，而游离于细胞质中浓缩形成一至几个次级核，包含在子细胞的胞质中，比主核小，故称微核。

微核试验是反映染色体损伤的重要试验方法，它能检测化学毒物或物理因素诱导产生的染色体完整性改变和染色体分离改变。因其步骤简单、易于开展，且结果稳定、重复性好，被广泛应用于遗传、食品、药物、环境等多领域的遗传毒性评价，并作为暴露在职业或生活有害环境中的人群遗传损害的生物标志物。微核试验的结果通常以有微核的细胞与全部观察细胞的比率表示。环磷酰胺因具有显著地诱变作用，本实验采用环磷酰胺（cyclophosphamide，CP）为诱导来介绍小鼠骨髓嗜多染红细胞微核微制片技术，以及识别和计数的方法。

微核在骨髓和外周血液的有核细胞中均可见到。但是，在这类只有少量胞质的有核细胞中，微核常难以与正常核叶及核的突出物相鉴别。而在无核的骨髓嗜多染红细胞（polychromatic erythrocyte，PCE）的胞质中，微核经 Giemsa 染色后色泽鲜红，胞质内的核糖体被染成淡灰蓝色，与微核对比明显，十分易于辨认。

【实验准备】

1. 实验对象　2～3 个月龄，体重（20±2）g 的健康小鼠。

2. 实验试剂　甲醇、Giemsa 原液、磷酸盐缓冲液（pH6.8）、环磷酰胺、小牛血清。

3. 实验仪器　手术剪、无齿镊、小型弯止血钳、载玻片、玻璃染色缸、定时钟、晾片架、显微镜、注射器及针头、干净纱布、乳头吸管、玻璃铅笔、电吹风机。

【实验内容与方法】

1. 染毒处理　环磷酰胺用生理盐水配制，剂量为 40mg/kg，2 次腹腔注射，间隔 24h。

2. 骨髓细胞悬液　脱颈椎处死小鼠后取双侧股骨，剔去肌肉，用干净纱布擦拭，剪去骨骺端，用 1ml 注射器吸取小牛血清将骨髓冲出，反复吹打制成悬液。

3. 离心　1000r/min 离心 5min，弃上清留取少量液体，将细胞团块轻轻吹打均匀。取悬液滴于载玻片上制涂片，自然干燥。

4. 固定　将推好晾干的骨髓片置于甲醇溶液中，固定 15min，取出晾干。

5. 染色　Giemsa 原液与磷酸缓冲液（$V:V=1:9$）稀释后，染色 15min，轻轻冲去染色液，晾干，镜检。

6. 观察计数　先以低倍镜、高倍镜下选择细胞分布均匀、疏密适度、形态完整、染色良好的区域，再转至油镜下按一定顺序进行 PCE 和微核计数。PCE 细胞呈灰蓝色、成熟红细胞呈橘黄色。微核多数为圆形，边缘整齐，嗜色性与核质一致，呈紫红色或蓝紫色。PCE 细胞中微核多为一个，也可有两个或以上微核，此时仍按有微核的 PCE 计算（图 2-5）。

7. 计算微核率　即 1000 个细胞中含微核的 PCE 数。评价微核实验阳性的判断标准：

（1）微核率有明显的剂量反应关系。

（2）至少在某一剂量能显示出可重复的并与对照组比较具有统计学意义的阳性反应。

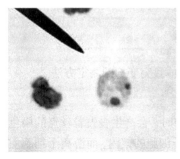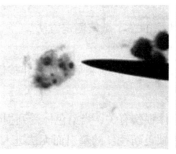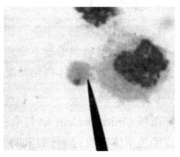

图 2-5　嗜多染红细胞（含一个、两个或多个微核）

【注意事项与常见问题】

1. 股骨须擦拭干净并尽量保持股骨中段的完整，以免影响结果。

2. 选择分布均匀、疏密适度、形态完整、染色好的区域镜检。由低倍镜到高倍镜，并按一定顺序镜检。

3. 正确掌握微核形态特征，注意微核与颗粒异物的区分，PCE 与其他骨髓细胞不同阶段血细胞区分。

【作业与思考题】

1. 观察并计数嗜多染性红细胞，计数微核细胞率。

2. 简述测定微核的意义？

（刘晓宇）

实验 2-7　人类姐妹染色单体交换（SCE）标本的制备观察（姐妹染色单体技术）

【实验目的】

1. 掌握姊妹染色单体交换（SCE）技术的原理和制作 SCE 标本的方法。

2. 通过 SCE 标本的观察，掌握 SCE 计数方法。

【实验原理】

1938 年，McClimock 首次提出了姐妹染色单体交换（SCE）的概念。姊妹染色单体交换（Sister chromatid exchange，SCE）是染色体同源座位上复制产物间的相互交换，是同一染色体的两条单体之间发生的一类特殊的同源重组，主要在 DNA 合成期形成，可能与 DNA 双链的断裂与复制有关，SCE 的发生的频率可反映细胞在 S 期的受损程度。如果一个个体的 SCE 率明显增高，可表明染色体受到环境中的一定因素的影响，或是受到遗传缺陷的内在制约因素所致。

1958 年，Taylor 首次证实了植物细胞染色体存在 SCE 的现象。但当时世界各国关于 SCE 的研究工作进展比较缓慢，直到 1973 年 Latt 首次建立检测技术才引起了研究热潮。该技术的核心环节是姐妹染色单体区分染色法（Sister chromatid differentiation，SCD）是 20 世纪 70 年代中期发展起来的染色体处理技术。Latt 在培养的细胞中加入 5-溴脱氧尿嘧啶核苷（BrdU），当用 Hoechst33258 荧光染料染色时，发现了姊妹染色单体的色差反映和它们之间互换的现象。1974 年 KO Renberg 和 Froeed-Lender 改进了这一技术，建立了较简易的 BrdU-Giemsa 技术。此后，BrdU-Feulgen 法因其简易的优点而被认同。总之，SCD 方法的不断改进推动了对 SCE 研究的深入，同时也促进了 SCE 检测技术的应用。

在细胞分裂时，每条染色体均有两条染色单体组成，每条染色单体有一条双链 DNA 组成。5-溴脱氧尿嘧啶核苷（5-bromodeoxy-uridine，BrdU）是脱氧胸腺嘧啶核苷的类似物，在 DNA 的复制过程中，掺入新合成的链并占有胸腺嘧啶（thymidine，T）的位置，替代胸腺嘧啶。当细胞生存环境中存在 BrdU 时，BrdU 取代脱氧胸苷掺入到复制的 DNA 中。）根据 DNA 的半保留复制规律，经两个复制周期后，两条姊妹染色单体中一条 DNA 的双链均有 BrdU 掺入，而另一条 DNA 双链中仅有一条链有 BrdU 掺入，因而它的两条姊妹染色单体的 DNA 双链在化学组成上有了差别。利用特殊的分化染色技术对染色体标本进行处理，可使双链均含有 BrdU 掺入的单体染色显示浅色，而只有一条链掺入 BrdU 的单体染色显示深色。当姊妹染色体间存在同源片段交换时，可根据每条单体夹杂着深浅不一的着色片段加以区分。由于姐妹染色单体的 DNA 序列相同，SCE 并不改变遗传物质组成，但 SCE 是由于染色体发生断裂和重接而产生的，因此，SCE 显示方法通常用来检测染色体断裂频率。这种技术用于研究细胞周期、染色体半保留复制、染色体的分子结构和畸变，以及 DNA 的复制、损伤与修复等一系列重要理论问题，还可以用于分析姊妹染色单体互换频率。由于 SCE 能灵敏地检测染色体的变化，表现出剂量-效应关系。因此，目前已把 SCE 列为检测致突变物、致癌物地常规指标之一，用来研究药物和环境因素的致畸效应。

【实验准备】

1. 实验对象 人体外周静脉血。

2. 实验试剂 RPMI-1640 培养液、小牛血清、秋水仙素（100μg/mL）、5-溴尿嘧啶（BrdU）、低渗液（0.075 mol/L KCl 溶液）、2×SSC、Giemsa 原液、甲醇、冰醋酸。

3. 实验仪器 超净工作台、恒温培养箱、恒温水浴箱、离心机、显微镜、采血器材、酒精灯、培养瓶、刻度离心管、胶塞、乳头吸管、试管架、载玻片、托盘天平、干燥烤箱、染色缸、紫外灯。

【实验内容与方法】

1. 外周血培养及染色体标本制备

（1）按常规方法采血、接种、在无菌条件下培养至 24h，加入 BrdU，至终浓度为 10μg/ml，继续避光培养 48h，收获前加入秋水仙素（终浓度为 0.2μg/mL），继续培养 2～4h。

（2）按照实验 3-2 的相应步骤（收获细胞、低渗处理、固定，制片、染色）制备染色体标本，标本 37℃培养箱中放置 2～3 天，老化备用。

2. 姊妹染色单体染色

（1）将老化好的标本片放入培养皿中，加 2×SSC 数滴于玻片上，盖一张擦镜纸，并在培养皿中加入 2×SSC 使之浸在玻片底面，使 2×SSC 液不断渗至标本上，保持标本湿润。

（2）把培养皿置于预温 56℃水浴锅平板上，使平皿底部接触水面。距紫外灯管（15～30W）5～10cm，照射 30min，其间滴加数次 2×SSC，勿使擦镜纸干燥。

（3）照射完后，去除擦镜纸，用自来水轻轻冲洗后，用 1 : 10 的 Giemsa 染液染色 5～10min（注意不要染的太深），自来水冲洗晾干即为 SCE 标本。

3. SCE 观察计数

（1）选择染色体分散良好，轮廓清晰，数目完整，长短适中作为可计数的分裂象进行观察，可见姊妹染色单体呈现鲜明的深浅不同的颜色（图 2-6）。

（2）如果在染色体端部出现交换者计一次交换；如果在染色体臂中部出现交换者计交换二次；如果在着丝粒处发生交换需判明不是扭转出现交换、也记一次交换。一份标本至少需要计数 30 个细胞，最后求得一个平均数。（中国人正常 SCE 频率为 5.7 ± 0.4。）

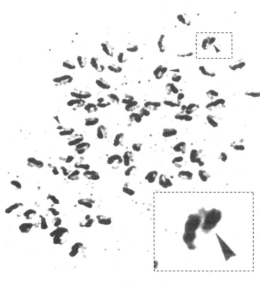

图 2-6 姊妹染色单体交换

【注意事项与常见问题】

1. BrdUrd 溶液最好现配现用，一次使用不完，必须有黑布避光，4℃冰箱保存。

2. BrdUrd 在培养开始时加入，或在培养后的 24h 加入均可，但使用浓度不宜太高。

3. 用紫外灯照射诱发姊妹染色单体互换时，如紫外灯功率大，W 数高，照射的时间就相应地减少，时间过长或温度过高会造成染色体肿胀。

【作业与思考题】

1. 显微镜下观察人体 SCE 染色体，计数 30 个细胞的 SCE 数，求出其平均数。

2. 制备出良好的人体 SCE 染色体标本，操作中需要注意的事项？

附：试剂配制

1. BrdU　称取 4.2mg BrdU 加 8.5% 消毒生理盐水 8.4ml 配成 500μg/ml 溶液，避光保存。

2. 2×SSC 溶液　0.3mol/L 氯化钠，0.03mol/L 枸橼酸钠，称取 NaCl 17.54g，枸橼酸钠 8.82g，各用蒸馏水 1000ml 溶解，使用时两溶液等量混合。

（刘晓宇）

实验 2-8　荧光原位杂交

【实验目的】

1. 掌握荧光原位杂交技术的基本原理和操作方法。

2. 熟悉荧光显微镜的使用方法。

3. 了解荧光原位杂交技术的发展概况和其在生物学、医学领域的应用。

【实验原理】

荧光原位杂交（fluorescence in situ hybridization，FISH）是在 1986 年由 Pinkel 在放射性原位杂交技术的基础上创建的，是一种利用非放射性分子细胞遗传技术。它以非同位素的荧光标记取代同位素标记而形成的新的原位杂交方法，用已知碱基序列的探针标记核酸，探针与介导分子（reporter molecule）结合，杂交后通过免疫细胞化学过程连接上荧光染料，再通过免疫组化体系检测。按标记分子类型可将原位杂交的探针分为放射性标记和非放射性标记。同位素标记的放射性探针的优点是对制备样品要求不高，可通过延长曝光时间加强信号强度，因而比较灵敏。缺点是首先放射性材料决定了探针的不稳定性，特别是半衰期较短的同位素随着时间推移不断衰退而造成探针的活性不能持久。其次，虽然放射显影的灵敏度极高，但是分辨率（清晰度）有限。第三，为了在放射显影底片上获得可检测到的信号往往需要延长曝光时间，使检测周期变长。第四，放射性标记探针相对比较昂贵，并且必须按照严格的程序转运、贮存、处理带有放射性的材料。同位素杂交的诸多缺点必然要求用更好的技术来取而代之。采用荧光标记系统的 FISH 技术可克服这些不足。

作为非放射性检测体系的 FISH 技术的优点在于：①荧光试剂和探针经济、稳定、操作安全，一次标记后在两年内均可使用；②特异性高、定位准确（可定位长度在 1kb 的 DNA 序列）、实验周期短；③多色 FISH 可以在同一个核中显示不同种的颜色，从而同时检测多种序列；④既可以在玻片上显示中期染色体数量或结构的变化，也可以用于显示间期染色体细胞核内的 DNA 的结构。目前 FISH 技术正逐渐广泛应用于基因组扩增和缺失检测、基因定位、病毒感染分析、人类产前诊断、肿瘤遗传学和基因组进化研究和细胞遗传学等许多领域。

（一）FISH 技术的基本原理

FISH 的基本原理是将 DNA（或 RNA）探针用特殊的核苷酸分子标记，按照碱基互补的原则将荧光素分子偶联的单克隆抗体与探针分子特异性结合，通过荧光信号来定性、定位或相对定量的分析 DNA 序列在染色体或 DNA 纤维切片上的情况。FISH 因具有灵敏度和特异性高、安全、快速、可靠、能长期保存、并可多重染色等优点，因此在分子细胞遗传学领域得到广泛应用。杂交所用的探针大致可以分成三类：①染色体特异重复序列探针，杂交靶位常大于 1Mb，不含散在重复序列，杂交信号强，与靶位结合紧密，从而易于检测；②全染色体或染色体区域特异性探针，主要用于染色体或染色体特异区进行杂交，由染色体上某一区段上极端不同的核苷酸片段所组成；③特异性位置探针，由一个或几个克隆序列组成。

探针标记分为直接标记和间接标记。直接标记法是将荧光素直接与探针核苷酸相结合，或将荧光素核苷三磷酸掺入。检测时步骤简单，但灵敏度不如间接标记的方法。间接标记法是用生物素标记 DNA 探针，然后用偶联有荧光素亲和素或者链霉亲和素的蛋白进行检测，利用亲和素-生物素-荧光素复合物可将荧光信号进行放大，从而可以检测 500bp 的片段。

（二）FISH 技术应用

1974 年 Evans 首次将染色体显带技术和染色体原位杂交联合应用，提高了定位的准确性。20 世纪 70 年代后期人们开始探讨荧光标记的原位杂交，即 FISH 技术。1980 年，Bauman 首次将荧光原位杂交用于核酸检测，直接将 RNA-3′端用荧光素标记作为特异 DNA 序列的探针。1981 年 Harper 成功地将单拷贝的 DNA 序列定位到 G 显带标本上，标志着染色体定位技术取得了重要进展。20 世纪 90 年代，随着人类基因组计划的进行，FISH 技术得到了迅速的发展和广泛应用，并被应用于绘制高分辨人类基因组图谱，单链 DNA 探针的合成、标记方法的不断改进可以使合成的杂交探针携带大量的荧光素分子用于直接检测。在这些方法基础上，有许多关于不同的检测范围、特异性、灵敏度以及分辨率等技术改进方面的报道。

【实验准备】

1. 实验对象　人外周血中期染色体细胞标本。

2. 实验试剂　标记探针（生物素标记探针）、甲醇、乙醇、冰醋酸、去离子甲酰胺、SCC、硫酸葡萄糖、Tween-20、PI/antifade 或 DAPI/antifade 染液、封闭液Ⅰ、封闭液Ⅱ、FITC、Antiavidin 等。

3. 实验仪器　恒温水浴锅、培养箱、染色缸、载玻片、荧光显微镜、盖玻片、封口膜、200μl 移液器、20μl 移液器、暗盒等。

【实验内容与方法】

1. 探针变性　将探针在置于 75℃水浴中变性 5min 后，立即置于冰浴（0℃），5～10min，使双链 DNA 探针变性备用。

2. 标本预处理

（1）将制备好的染色体标本经 70%、90% 和 100% 冰乙醇梯度脱水，每次 5min，然后空气干燥。

（2）于 60℃培养箱中烤片 2～3h。（防止变性液加至载玻片时温度降低）。取出标本，将其浸在已加热至 70℃的变性液（70%去离子甲酰胺/2×SSC）中变性 2～3min。

（3）立即将标本依次经 70%、90% 和 100% 冰乙醇梯度脱水，每次 5min，防止 DNA 复性，然后空气干燥。

3. 杂交

（1）将已变性的 DNA 探针 10μl 加至已变性并脱水的玻片标本上，在杂交液上盖上盖玻片，防止气泡产生并用 Parafilm 封片。

（2）置湿盒中 37℃温浴过夜。为了保持标本的湿润状态，此过程需在湿盒中进行。

4. 洗脱

（1）杂交次日，从 37℃湿盒中取出标本，将盖玻片揭掉。

（2）将已杂交的标本置于已预热 42℃的漂洗液 A（50%甲酰胺/2×SSC）中洗脱 3 次，每次 5min。

（3）将标本移入在已预热 55℃的漂洗液 B（1×SSC）中洗脱 3 次，每次 5min。

（4）在室温下，将标本置于 2×SSC 中轻洗冷却。

（5）取出玻片，用 200µl 复染溶液（PI/antifade 或 DAPI/antifade 染液）加至标本上，并盖上盖玻片。

5. 放大杂交信号（适用于使用生物素标记的探针）

（1）在样本的杂交部位加 150µl 封闭液Ⅰ，用保鲜膜覆盖后 37℃温浴 20min。

（2）去掉保鲜膜，再加 150µl avidin-FITC 于标本上，用保鲜膜覆盖，37℃继续温浴 40min。

（3）取出标本，将其放入已预热 42℃的洗脱液中洗脱 3 次，每次 5min。

（4）在标本的杂交部位加 150µl 封闭液Ⅱ，用保鲜膜覆盖，37℃温浴 20min。

（5）去掉保鲜膜，标本上加 150µl antiavidin 后，覆盖新的保鲜膜，再次 37℃温浴 40min。

（6）取出标本，放入已预热 42℃的新洗脱液中，洗脱 3 次，每次 5min。

（7）再于 2×SSC 中室温清洗一下，取出玻片，自然干燥。

（8）取 200µl PI/antifade 染液滴加在玻片标本上，盖上盖玻片。

6. 封片　可采用不同类型的封片液进行封片。封好的玻片标本可以在 –70～–20℃的冰箱的暗盒中保持数月。

7. 荧光显微镜检测　先在可见光源下找到细胞分裂相的视野后，打开荧光激发光源，FITC 的激发波长为 490nm。细胞被 PI 染成红色，而经 FITC 标记的探针发出绿色荧光。

【注意事项与常见问题】

1. 需要控制好探针和玻片标本的时间和温度。

2. 洗脱时玻片不宜过于干燥，防止结晶影响观察。

3. 复染时需要避光，并根据不同荧光染料选择不同的荧光显微镜滤片进行观察。

【作业与思考题】

1. 荧光显微镜下观察各号染色体的特征。

2. 说明 FISH 技术的基本原理和制作方法。

附：

1. 相关溶液的配制

（1）去离子甲酰胺（DF）：将 10g 混合床离子交换树脂加入 100mL 甲酰胺中。电磁搅拌 30min，用滤纸过滤。

（2）20×SSC：175.3g NaCl，88.2g 柠檬酸钠，加水至 1000ml（用 10mol/L NaOH 调 pH 至 7.0）。

（3）50%甲酰胺/2×SSC：100ml 甲酰胺，20mL 20×SSC，80ml 水。

（4）50%硫酸葡聚糖（DS）：65℃水浴中融化，4℃或–20℃保存。

（5）PI/antifade 溶液

PI 原液：先以双蒸水配置溶液，浓度为 100µg/ml，取出 1ml，加 39ml 双蒸水，使终浓度为 2.5µg/ml。

antifade 原液：以 PBS 缓冲液配制该溶液，使其浓度为 10mg/ml，用 0.5mmol/l 的 NaHCO₃ 调 pH 为 8.0。

取上述溶液 1ml，加 9ml 甘油，混匀。

PI/antifade 溶液：PI 与 antifade 原液按体积比 1：9 比例充分混匀，–20℃保存备用。

（6）DAPI/antifade 溶液：用去离子水配制 1ml/mg DAPI 储存液，按体积比 1：300，以 antifade 溶液稀释成工作液。

（7）杂交液：8μl 体积分数 25% DS，20μl 20×SSC 混合。取上述混合液 50μl，与 5μl DF 混合即成。其终浓度为 10% DS，2×SSC，50% DF。

（8）封闭液 I：5% BSA 3ml，20×SSC 1ml，ddH₂O 1ml，Tween-20 5μl 混合。封闭液 II：5% BSA 3ml，20×SSC 1ml，goat serum 250μl，ddH₂O 750μl，Tween-20 5μl 混合。

（9）荧光检测试剂稀液：5% BSA 1ml，20×SSC 1ml，ddH₂O 3ml，Tween-20 5μl 混合。

（10）洗脱液：100ml 20×SSC，加水至 500ml，加 Tween-20 500μl。

2. 探针的生物素标记　探针的标记可采用 PCR 或缺口平移法来制备，但多数情况下采用缺口平移法来制备。该过程包括以 DNase I 在 DNA 双链上作用产生缺口并以此作为第二反应步骤的作用，即大肠杆菌聚合酶 I 自缺口处进行修补合成。在修补合成互补链时将生物素标记的 d-NTP 掺入，从而复制出带有生物素标记的探针。本实验采用缺口平移法，按 GIBCO 公司提供的方法以 biotin-14-dATP 标记探针。标记好的探针可以在 –20℃下长期保存。

总反应体积 50μl，DNA 1μg，10×dNTP 5μl，10×Enzyme Mix 5μl。

其中 10×dNTP 为：

500mmol/L Tris-HCl（pH 7.8）

50mmol/L MgCl₂

100μg/Lβ-硫基乙醇

100μg/ml 去除核酸酶的牛血清白蛋白

0.2mmol/L dCTP，0.2mmol/L dGTP，0.2mmol/L dTTP

0.1mmol/L dATP，0.1mmol/L biotin-14-dATP

10×酶混合为：

0.5units/μl DNA 聚合酶 I

0.075untis/μl Dnase I

50mmol/L Tris-HCl（pH 7.5）

5mmol/L 醋酸镁

1mmol/L β-硫基乙醇

0.1mmol/L 苯甲基磺酰氟

体积百分数 50%甘油

100μg/ml 牛血清白蛋白

将上述混合液于 16℃作用 1h。用 8.0g/L 琼脂糖/TBE 缓冲液凝胶电检测标记产物。以 DNA 片段长约 300～500bp 为宜。如片段较大，则应加适量 Dnase I 继续酶切，直至 DNA 片段长度适中后，加 5μl 终止缓冲液（300mmol/L EDTA）终止反应。用乙醇沉淀的方法将探针与非掺入的核苷酸分开。

（刘晓宇）

第三章 分子遗传学相关的实验

实验3-1 真核生物组织及细胞基因组DNA提取

【实验目的】

1. 了解从真核生物的组织和细胞中提取基因组DNA的原理。

2. 掌握从真核生物的组织和细胞中提取基因组DNA的方法。

【实验原理】

真核生物的DNA位于细胞核内，是双链线性分子，与组蛋白构成核小体，核小体再缠绕成中空的螺线管状结构即染色质丝，染色质丝再与许多非组蛋白形成染色体。染色体存在于细胞核中，外有核膜和细胞膜。DNA提取的主要过程为：先将组织分散成单个细胞，然后破碎细胞膜和核膜，使染色体释放出来，同时去除与DNA结合的蛋白质、糖类及脂类等生物大分子。本实验通过蛋白酶K和SDS使蛋白质变性，破碎核膜和细胞膜，将染色体释放出来，再用酚、氯仿去除与DNA结合的蛋白质，交替使用酚和氯仿这两种不同的蛋白质变性剂，以增强去除蛋白质的效果，最后用乙醇及醋酸钠使DNA沉淀。其中酚是很强的蛋白质变性剂，氯仿能加速有机相与水相的分离并可去除蔗糖。

【实验准备】

1. 实验试剂 Tris饱和酚（pH8.0）；酚/氯仿（酚：氯仿＝1：1）；氯仿；蛋白酶K 20mg/ml；NaAc（pH5.2）3mol/L；100%乙醇及75%乙醇溶液；磷酸盐缓冲液1×PBS（500ml）：NaCl 137mmol/L、KCl 2.7mmol/L、Na_2HPO_4 4.3mmol/L、KH_2PO_4 1.4mmol/L，需要高压灭菌；DNA提取缓冲液：Tris-HCl 10mmol/L（pH8.0），EDTA 0.1mol/L（pH8.0），0.5% SDS。TE缓冲液：Tris-HCl 10mmol/L（pH8.0），EDTA 1mmol/L（pH8.0），配后高压灭菌。

2. 实验仪器 高速台式离心机，玻璃匀浆器，高压灭菌锅，恒温水浴箱，微量移液器，1.5ml Eppendorf管，高速冷冻离心机，剪刀等。

3. 样品准备

（1）新鲜或冰冻组织：取组织块0.3～0.5cm^3，先用剪刀进行剪切，然后加入2ml PBS进行匀浆研磨，将匀浆液转移到1.5ml Eppendorf管中，3000g离心5min，弃去上清。

（2）体外培养的细胞：将培养的细胞悬浮后，用冷的PBS洗涤，3000g离心5min，去除上清液。

【实验内容与方法】

1. 在准备好的样品中加DNA提取缓冲液500μl，加20mg/ml的蛋白酶K 5μl（终浓度200μg/ml），55℃孵育1～2h或者37℃过夜。保温过程中，应不时混匀反应液，反应结束后液体会变得黏稠，表明DNA已部分释放出来，操作过程要轻柔。

2. 加等体积（约500μl）饱和酚至上述样品处理液中，温和并充分混匀3min。

3. 10000r/min离心10min，小心从离心机中取出离心管，禁止晃动，可见有清晰的分层，上层为水相（含DNA），下层为酚相，一般为黄色，中间可见白色絮状物为蛋白质。

4. 小心吸取上层水相至新管，可将一次性吸头用高压过的剪刀剪去尖端部分使孔径变大，以免 DNA 通过吸头时发生机械性损伤。为避免将中间层及下层酚相吸上来，吸头不要伸入水相中，而是在水相的液面上，并将加样器量程调小，以减少抽吸时的负压。

5. 加等体积饱和酚，轻轻混匀，10000r/min 离心 10min，取上层水相至另一 1.5ml Eppendorf 管中。

6. 加等体积酚/氯仿，轻轻混匀，10000r/min 离心 10min，取上层水相至另一 1.5ml Eppendorf 管中。如水相仍不澄清，可重复此步骤数次。

7. 加等体积氯仿，轻轻混匀，10000r/min 离心 10min，取上层水相至另一 1.5ml Eppendorf 管中。

8. 加 1/10 体积的 3mol/L NaAc（pH5.2）和 2.5 倍体积的无水乙醇，轻轻倒置混匀，–20℃放置 30min。

9. 待絮状物出现时，10000r/min 离心 5min，弃上清液。

10. 沉淀中加入 75%乙醇 500μl，小心洗涤沉淀，10000r/min 离心 5min，弃上清。

11. 干燥 10～15min，加 50～100μl TE 溶液溶解沉淀（不要等沉淀完全干燥，否则难以溶解），–20℃保存备用或–70℃长期保存。

【注意事项与常见问题】

1. 不要使 DNA 沉淀完全干燥，干燥的 DNA 溶解极为困难。

2. 所用用品均需要高压灭菌，以灭活残余的 DNase。

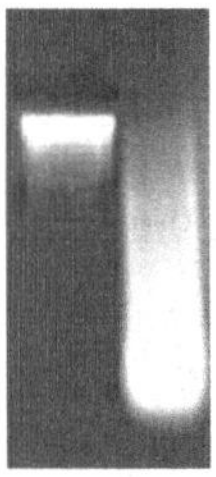

3. 所有试剂均用高压灭菌纯水配制。

4. 在提取过程中，基因组 DNA 容易发生机械性断裂，产生大小不同的片段（如图 3-1），因此，提取基因组 DNA 时应尽量在温和的条件下操作，如尽量减少酚/氯仿抽提的次数、所有混匀过程都要轻柔，以保证得到较长的 DNA 片段。

Lane1: 人基因子 DNA

Lane2: 降解的人基因子 DNA

图 3-1　DNA 琼脂糖凝胶电泳

【作业与思考题】

1. DNA 提取过程中的关键步骤及注意事项有哪些?

2. 真核生物中 DNA 提取的基本原理是什么?

（吴茉莉）

实验 3-2　组织及细胞中 RNA 的提取

【实验目的】

1. 了解组织及细胞中 RNA 的结构、功能、种类及分布。

2. 掌握组织及细胞中总 RNA 的提取方法。

【实验原理】

组织及细胞中的 RNA 主要分布在细胞质中，包括 mRNA、tRNA 和 rRNA 三种。mRNA 含量最低，半衰期短，易于降解。在 RNA 的提取过程中，主要采用强变性剂如异硫氰酸胍等破坏细胞的结构，灭活 RNA 酶；细胞碎片、蛋白质等经酚、氯仿等有机溶剂的抽提可被去除。RNA 提取的关键是防止内源性和广泛存在的外源性 RNA 酶，如器皿、试剂和手上都存在的 RNA 酶对核酸的降解作用，因此，所用材料、器皿均需经 DEPC 处理（包括 0.1%DEPC 溶液浸泡过夜，蒸馏水冲洗及高压灭菌 15min 去除残存的 DEPC）。真核生物中的 18S rRNA 和 28S rRNA 经琼脂糖凝胶电泳后，在紫外光照射下可观察到两条清晰的条带。有时可见 5S rRNA（如图 3-2）。

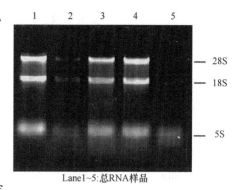

Lane1~5: 总RNA样品

图 3-2　RNA 琼脂糖凝胶电泳

【实验准备】

1. 实验试剂　Trizol 试剂（Invitrogen 公司）；氯仿；异丙醇；75%乙醇溶液（用高压过的 0.1% DEPC 水配制）；0.1% DEPC 水（需高压）；磷酸盐缓冲液 1×PBS（500ml）：NaCl 137mmol/L，KCl 2.7mmol/L，Na_2HPO_4 4.3mmol/L，KH_2PO_4 1.4mmol/L，需要高压灭菌。

2. 实验仪器　电子天平，匀浆器，1.5ml Eppendorf 管，冰盒，低温冷冻高速离心机，微量移液器，手套，口罩，帽子，高压灭菌锅。

3. 样品准备

（1）新鲜或冰冻组织：组织离体后，迅速切成质量<2g 的组织块，放入液氮中速冻。提取 RNA 之前将组织从液氮中取出或直接用新鲜的组织，快速称取 100mg，放入高压处理过的匀浆器中，加入 1ml Trizol 试剂进行匀浆，然后将匀浆液转移到 1.5ml Eppendorf 管中。

（2）体外培养的细胞：将培养的细胞悬浮后，用冷的 PBS 洗涤，3000g 离心 5min，去除上清液，加入 1ml Trizol 试剂，重悬细胞，使 Trizol 试剂能够充分裂解细胞。

【实验内容与方法】

1. 细胞或组织中加入 Trizol 试剂后，冰浴 10min，使其充分裂解。

2. 加入 200μl 氯仿（Trizol 体积的 1/5），充分震荡混匀，静置分层。

3. 4℃离心，12000g，15min。

4. 吸取上层水相，至另一新的 1.5ml Eppendorf 管中。

5. 加入 500μl 异丙醇（4℃预冷，Trizol 体积的 1/2）混匀，冰浴 5～10min。

6. 4℃离心，12000g，10min。弃上清，RNA 沉淀于管底。

7. 加入 1ml（与 Trizol 等体积）75%乙醇溶液，轻柔振荡离心管，使沉淀悬浮。

8. 4℃离心，8000g，5min。弃上清，置于冰上晾干或真空干燥。

9. 加入 20μl 0.1%DEPC 水或无 RNA 酶的水溶解 RNA 沉淀，–80℃保存备用。

【注意事项与常见问题】

1. 整个实验过程必须严防 RNase 的污染。

2. 实验中用到的玻璃器皿在使用前均应用水冲洗干净后，200℃干烤 4h。

3. 实验中尽量使用一次性塑料制品，并用 0.1%DEPC 水浸泡过夜或者 37℃ 2h，然后 1.2atm 高压 30min 去除残留的 DEPC；不能进行高压灭菌的试剂，应用处理好的 0.1%DEPC 水配制，然后经 0.22μm 滤膜过滤除菌。

4. 实验操作人员戴一次性口罩、帽子、手套，整个过程要在低温环境下进行（冰上）。

【作业与思考题】

1. RNA 提取过程中的关键步骤及注意事项有哪些？

2. RNA 提取的基本原理是什么？

（孙　媛）

实验 3-3　DNA 与 RNA 含量测定

【实验目的】

1. 熟悉紫外分光光度法进行 DNA 与 RNA 分子定量的基本原理。

2. 掌握紫外分光光度法进行 DNA 与 RNA 分子定量的方法。

【实验原理】

组成核酸分子的碱基含共轭双键，均具有一定的吸收紫外线的特性，最大吸收值位于波长为 $250\sim270$nm 之间，例如尿嘧啶的最大紫外线吸收值在 259nm 处，腺嘌呤在 260.5nm，胸腺嘧啶在 264.5nm，胞嘧啶在 267nm，鸟嘌呤在 276nm。这些碱基与戊糖、磷酸形成核苷酸后，其最大吸收峰的位置不会改变，核酸的最大吸收波长为 260nm，吸收低谷在 230nm 处。核酸所具有的这种物理特性为核酸溶液的浓度测定提供了理论基础。在波长为 260nm 的紫外线下，1OD 的光密度值相当于双链 DNA 的浓度为 50μg/ml；单链 DNA 或 RNA 的浓度为 40 μg/ml。所以：

$$DNA 浓度（μg/μl）= 50μg/ml×A_{260}×稀释倍数/1000$$
$$RNA 浓度（μg/μl）= 40μg/ml×A_{260}×稀释倍数/1000$$

蛋白质由于含有芳香族氨基酸，因此对紫外光也有吸收，通常蛋白质在 280nm 波长处存在特异吸收峰，因此核酸的 A_{260}/A_{280} 比值可反映样品中核酸的纯度。根据经验数据，纯的 DNA 样品 A_{260}/A_{280} 应在 $1.6\sim1.8$ 之间，若 A_{260}/A_{280} 大于 1.9，表明存在 RNA 污染，可以考虑用 RNase 处理样品；A_{260}/A_{280} 小于 1.6 时表明样品中存在蛋白质或酚污染。当然也会出现既含有蛋白质又含 RNA 的 DNA 样品比值为 1.8 的情况，所以应结合凝胶电泳等方法鉴定有无 RNA 或用测定蛋白质的方法检测是否存在蛋白质。纯的 RNA 样品 A_{260}/A_{280} 比值应在 $1.7\sim2.0$ 之间。若 RNA 样品 A_{260}/A_{280} 比值太小，表明存在蛋白质或酚污染。注意，当用 TE 作为缓冲液检测吸光度时，A_{260}/A_{280} 比值可能会大于 2（一般应小于 2.2）。当 A_{260}/A_{280} 比值大于 2.2 时，说明 RNA 已经水解成单核苷酸。另外，紫外分光光度法只能用于测定浓度大于 0.25 μg/ml 的核酸样品。

【实验准备】

1. 实验试剂与样品　纯水，0.1% DEPC H_2O，DNA 和 RNA 样品。

2. 实验仪器　紫外分光光度计，比色杯和微量移液器等。

【实验内容与方法】

1. DNA 的测定

（1）取待测 DNA 样品 10μl，加纯水 990μl，混匀。

（2）以纯水做对照，分别在波长 260nm 和 280nm 处读出 A_{260} 和 A_{280}。

（3）计算 DNA 的含量：DNA 浓度（μg/μl）= 50μg/ml×A_{260}×稀释倍数/1000。

（4）根据 DNA 的 A_{260}/A_{280} 值判断其纯度。

2. RNA 的测定

（1）取待测 RNA 样品 10μl，加 0.1%DEPC H_2O 990μl，混匀。

（2）以 0.1%DEPC H_2O 做对照，分别在波长 260 和 280nm 处读出 A_{260} 和 A_{280}。

（3）计算 RNA 的含量：RNA 浓度（μg/μl）= 40μg/ml×A_{260}×稀释倍数/1000。

（4）根据 RNA 的 A_{260}/A_{280} 值判断其纯度。

【注意事项与常见问题】

1. 待测 DNA 和 RNA 样品最好为纯的制品（无显著的蛋白质、酚或其他核酸、核苷酸等杂质），若样品中含杂质较多，则无法用紫外分光光度法测得其准确浓度。

2. 进行测定前应使用与样品相同的溶剂对紫外分光光度计进行调零。

3. 测定 RNA 浓度时，要确保比色杯无 RNase 污染。实验之前可用 0.1mol/L NaOH·1mmol/EDTA 溶液清洗比色杯，然后使用无 RNase 的水进行淋洗。

4. 采用紫外分光光度法测定核酸的含量和纯度时，应根据样品的大致浓度确定适当的稀释倍数，以保证 OD 值在浓度公式的线性范围内。

【作业与思考题】

1. 紫外分光光度法进行 DNA 与 RNA 分子定量的基本原理是什么？

2. 采用紫外分光光度法进行 DNA 和 RNA 分子定量时，应注意什么？

（吴茉莉）

实验3-4 聚合酶链反应技术（PCR）体外扩增 DNA 片段

【实验目的】

1. 掌握聚合酶链反应 DNA 扩增技术的基本原理和实验方法。

2. 了解引物设计的基本要求。

【实验原理】

聚合酶链反应（polymerase Chain Reaction，PCR）是选择性体外酶促合成特异性 DNA 片段的一种方法。利用 PCR 技术可在数小时之内大量扩增目的基因或 DNA 片段，从而免除基因重组和分子克隆等一系列烦琐的操作。由于这种方法操作简单、实用性强、灵敏度高并可自动化，因而在分子生物学、基因工程研究以及对遗传病、传染病和恶性肿瘤等基因诊断和研究中得到广泛应用。

PCR 反应的基本条件包括：①DNA 模板（在 RT-PCR 中模板是 RNA）；②寡核苷酸引物；③4 种 dNTP 作为底物；④Taq DNA 聚合酶。

PCR 过程中的每一个循环由三个步骤组成：①变性（denaturating）：通过加热使模板双链 DNA 间的氢键断裂，DNA 双链解离成单链；②退火（annealling）：降低温度，使人工合成的寡核苷酸引物在低温条件下与模板 DNA 链上相应的序列结合；③延伸（extension）：在适宜温度下，在 DNA 聚合酶、四种 dNTP 及 Mg^{2+} 存在的条件下，Taq DNA 聚合酶利用 dNTP 使引物端向前延伸，合成与模板碱基序列完全互补的 DNA 链。每一个循环产物可作为下一个循环的模板，因此通过 35 个循环后，目标 DNA 片段扩增可达 2^{35} 倍。

PCR 反应的影响因素：

1. 模板 单链、双链 DNA 或 RNA 皆可作为 PCR 反应的模板，若模板是 RNA，则需先通过反转录反应得到一条 cDNA 链。为提高 PCR 反应的特异性，所加 DNA 或 RNA 的模板量应作相应的调整。进行 PCR 反应的模板可以是粗提制品，但不能混有蛋白酶、核酸酶、Taq DNA 聚合酶抑制剂以及任何能结合 DNA 或 RNA 的蛋白质。

2. 引物 引物是决定 PCR 反应结果的关键。

引物的设计应遵循以下原则：①引物的长度一般为 18～25 个碱基；②G+C 含量一般为 40%～

60%；③碱基要随机分布；④无二聚体。

3. 反应温度和时间 PCR 反应涉及变性、退火、延伸三个不同的温度和时间。通常变性温度和时间为 95℃，45s 至 1min，过高温度或持续时间过长会降低 Taq DNA 聚合酶的活性且可能破坏 dNTP 分子。退火温度一般可选择比引物的变性温度（T_m）低 2～3℃，而引物的变性温度按 T_m（℃）= 4（G + C）+ 2（A + T）计算。在 T_m 值允许的范围内，较高的退火温度有利于提高 PCR 反应的特异性，退火时间一般为 0.5～1min。延伸温度为 72℃，时间与待扩增片段长度有关，一般 1kb 以内的片段延伸时间为 1min，如果扩增片段较长可适当增加延伸时间。

4. Taq DNA 聚合酶 目前市场上存在两种 Taq DNA 聚合酶，一种为从噬热水生菌中提取的天然酶，另一种为大肠杆菌表达的重组 Taq DNA 聚合酶（Ampli Taq™）。两种酶均具有 5′→3′外切酶活性，但缺乏 3′→5′外切酶活性，在 PCR 反应中，它们可以相互替代。催化典型的 PCR 反应所需酶量一般为 1～2.5 个单位，酶量偏少，PCR 反应产物会相应减少，酶量过高则会增加非特异性反应。

5. dNTP 浓度 dNTP 在饱和浓度（200μmol/L）下使用。由于 dNTP 溶液有较强的酸性，配制时可用 1mol/L NaOH 溶液将其贮存液（50mmol/L）的 pH 调至 7.0～7.5，进行分装，−20℃ 保存，反复冻融会使其降解。

6. PCR 缓冲溶液 在反应体系中二价阳离子的存在至关重要，Mg^{2+}优于 Mn^{2+}，而 Ca^{2+}无效。它对引物与模板的结合、产物的特异性、错配率、引物二聚体的生成及酶的活性等方面有较大的影响。Mg^{2+}浓度一般在 0.5～2.5mmol/L 之间。每当首次使用靶序列和引物的一种新组合时，要调整 Mg^{2+} 浓度至最佳。

【实验准备】

1. 实验试剂与样品 PCR 扩增试剂盒，DNA Marker：DL2000，扩增基因的上、下游引物，模板 DNA。

2. 实验仪器 PCR 扩增仪，小型台式离心机，Eppendorf 管（EP 管），微量移液器，Tip 头及凝胶成像系统等。

【实验内容与方法】

1. 在 0.5ml EP 管中加入下列物质，并混匀（表 3-1）。

表 3-1

成分	50μl 反应总体系中（μl）
10×PCR buffer（无 Mg^{2+}）	5.00
25mmol/L MgCl$_2$	3.00
10mmol/L dNTP	4.00
上游引物	0.50
下游引物	0.50
Taq（5U/μl）	0.25
模板（基因组 DNA<0.1μg）	5.00
ddH$_2$O	31.75

2. 将上述 PCR 反应混合物混匀放入 PCR 扩增仪中。

3. 设置特定的 PCR 反应条件进行扩增。

4. PCR 产物鉴定： 取 10μl PCR 产物加 2μl 6×上样缓冲液，用 1%的琼脂糖凝胶进行电泳（图 3-3）。

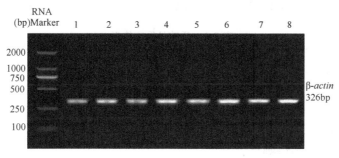

图 3-3 β-actin 基因 PCR 产物琼脂糖凝胶电泳结果

【作业与思考题】

1. PCR 的基本原理是什么？

2. 影响 PCR 的因素有哪些？

（吴茉莉）

实验 3-5 反转录聚合酶链反应（RT-PCR）

【实验目的】

1. 熟悉 RT-PCR 反应的原理。

2. 掌握 RT-PCR 的实验方法。

【实验原理】

PCR 是体外扩增 DNA 的方法，但不能直接以 RNA 为模板进行扩增。而反转录聚合酶链反应（reverse transcription polymerase chain reaction, RT-PCR）可利用反转录酶（reverse transcriptase）由 mRNA 生成 cDNA（第一链）。以此 cDNA 为模板即可进行 RNA 的 PCR 扩增。如果在 PCR 反应中，除加入待扩增的特异基因的引物外，再加入常用的β-actin 或 GAPDH 引物作为内参基因扩增，则可对特异基因的转录水平进行半定量分析（图 3-4）。

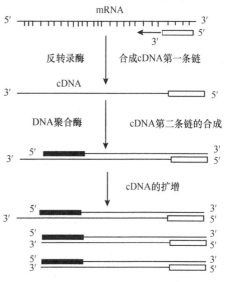

图 3-4 RT-PCR 的基本原理

【实验准备】

1. 实验试剂与样品 特异基因的上、下游引物，RT-PCR 试剂盒（Takara 公司），RNA 样本。

2. 实验仪器 PCR 扩增仪，恒温水浴箱，Eppendorf 管，手套，口罩，冰盒，微量加样器及 Tip 头等。

【实验内容与方法】

以 TaKaRa 的 RT-PCR 试剂盒为例说明 RT-PCR 的操

作过程。

1. 反转录反应

（1）在 EP 管中加入表 3-2 中反应液，并混匀。

表 3-2　反转录反应体系

成分	体积（μl）
10× RNA PCR buffer	1.0
MgCl₂	2.0
RNase free dH₂O	3.75
dNTP mixture（10mmol/L each）	1.0
RNase inhibitor	0.25
AMV reverse transcriptase	0.5
Random 9 mers 或 Oligo dT-Adaptor Primer 或特异性下游引物	0.5
RNA 样品（≤0.5μg total RNA）	1.0
总反应体系	10

（2）按以表 3-3 中条件进行反转录反应。

表 3-3　反转录反应条件

30℃	10min	
42～55℃	15～30min	
99℃	5min	1 cycle
5℃	5min	

2. PCR 反应

（1）取上液 10μl 加入 EP 管中，再加入表 3-4 中试剂。

表 3-4　PCR 反应体系

成分	体积（μl）
5×RNA PCR buffer（含 MgCl₂）	10.00
灭菌蒸馏水	28.75
TaKaRa Taq™	0.25
上游引物	0.50
下游引物	0.50
总反应体系	50.00

（2）混匀后，放入 PCR 扩增仪中，设置特定的 PCR 反应条件进行扩增，然后用电泳鉴定 PCR 产物（5～10μl），如图 3-5。

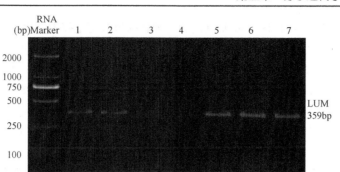

图 3-5 RT-PCR 技术分析 *LUM* 基因在人巩膜及角膜组织中的表达情况

【注意事项与常见问题】

1. reverse transcriptase 能与 cDNA 结合，直接进行 PCR 反应有阻碍作用。因此，PCR 反应前，必须进行 99℃、5min 加热使 reverse transcriptase 失活。RT 反应液中 reverse transcriptase 的浓度增加会使失活变得困难，在使用长链 RNA 进行反转录反应时，不要增加 reverse transcriptase 的量，可将延伸反应时间延长。

2. 使用 Random 9mers 时，先进行 30℃保温 10min，使 Random 9mers 达到足够长度，以便在 42~55℃退火时与模板 RNA 充分结合。

3. AMV 源性的 reverse transcriptase，即使在 55℃下也能进行反转录反应。但在反转录长链 RNA（＞2kb）时，建议在 42℃左右进行。

4. PCR 条件设定时注意：可根据实际情况适当地提高或降低退火温度（50~65℃）；延伸时间因目的片段长度的不同而不同；cDNA 量较少时，循环次数可增加为 40~50 次。

5. 如果 PCR 产物需用于以后的实验，须将 PCR 产物冷冻保存。

【作业与思考题】

1. RT-PCR 技术的基本原理是什么？

2. 进行 RT-PCR 时，应注意哪些环节？

（吴茉莉　程晓馨）

实验 3-6　实时定量 PCR（Real Time-PCR）

【实验目的】

1. 学习实时定量 PCR 技术的基本原理。

2. 掌握实时定量 PCR 的实验方法。

【实验原理】

实时定量 PCR（real-time polymerase chain reaction）又称荧光定量 PCR，是通过荧光染料或荧光标记的特异性探针，对 PCR 产物进行标记跟踪，实时监控 PCR 反应过程，荧光信号强度可随 PCR 反应产物量的累积成比例增加即每经过一个循环，收集一个荧光强度信号，因此，可以通过荧光强度的变化监测产物量的变化，结合相应的计算机软件技术对产物进行分析，得到一条实时扩增曲线，可计算待测样品初始模板的拷贝数，做到真正意义上的 DNA 定量。实时定量 PCR 是美国 PE 公司（Perkin Elmer）于 1995 年研制出的一种新的核酸定量技术，比普通终点定量方法更加准确。运用该项技术，可以对 DNA、RNA 样品进行定量和定性分析。根据荧光化学原理的不同，荧光定量 PCR 技术遵循的检测方法可分为 DNA 结合染色、TaqMan 技术、Amplisensor、分子灯塔、复合探针法、杂交探针、自身淬灭技术等。目前，荧光定量 PCR 技术已被用于病原体测定、免疫分析、肿瘤基因测定、基因表达、突变和多态性检测等多项研究中。实时荧光定量 PCR 需要定量 PCR 仪，目前常见的仪器有 PE 公司的 PE 系列、罗氏公司的 Lightcycle 系列及 Robbett 公司的 RG 系列。下面重点介绍嵌合荧光染料检测法和 TaqMan 探针法的实验原理。

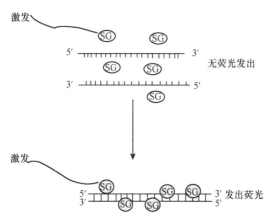

图 3-6　荧光染料检测法原理

1. 荧光染料检测法（SYBR Green I）　SYBR Green I 是一种荧光定量 PCR 技术最常用的 DNA 结合荧光染料，能与双链 DNA 非特异性结合，SYBR Green I 仅在与双链 DNA 结合时发出荧光，而不掺入 DNA 双链中的 SYBR 染料分子不会发出任何荧光信号（图 3-6），荧光信号与双链 DNA 分子数成正比，随着扩增产物的增加而增加，荧光信号的强度代表了反应体系中双链 DNA 分子的数量。因此，可以通过检测反应体系中 SYBR Green I 的荧光强度，达到检测 PCR 产物扩增量的目的。

2. TaqMan 探针法　此方法是使用 5′端带有荧光物质（如 FAM 等）且 3′端带有淬灭物质（如 TAMRA 等）的 TaqMan 探针进行荧光检测。当探针完整时，5′端的荧光物质受到 3′端淬灭物质的制约，无法发出荧光。PCR 扩增时在加入一对引物的同时加入一个特异性的荧光探针即 TaqMan 探针，在 PCR 反应的退火过程中，荧光探针便会和模板杂交。在 PCR 反应的延伸过程中，Taq 酶的 5′端→3′端外切酶活性可以分解与模板杂交的荧光探针，使荧光物质和淬灭荧光物质分离，游离的荧光物质便发出荧光。随着扩增循环数的增加，释放出来的荧光物质不断积累，因此荧光强度与扩增产物的数量呈正比关系，因此，通过检测反应体系中的荧光强度，可以达到检测 PCR 产物扩增量的目的（图 3-7）。

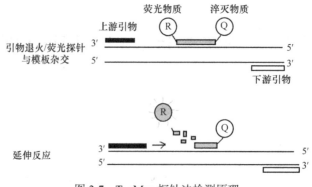

图 3-7　TaqMan 探针法检测原理

【实验准备】

1. 实验试剂与样品　特异基因上、下游引物，PrimeScript®RT-PCR（Perfect Real Time）试剂盒（Takara 公司），RNA 样本。

2. 实验仪器　Real Time PCR 扩增仪（Smart Cycler System），Eppendorf 管，手套，口罩，冰盒，微量加样器及 Tip 头等。

【实验内容与方法】

下面介绍 TaqMan 探针法进行定量 RT-PCR 的具体过程。

以 TaKaRa 的 PrimeScript®RT-PCR（Perfect Real Time）试剂盒为例说明实时 RT-PCR 的操作过程。

1. 按表 3-5 中组分配制 RT 反应液（必须在冰上进行配制）。

表 3-5　RT 反应体系

成分	体积（μl）
5×PrimeScript®Buffer（for Real Time）	2
PrimeScript®RT Enzyme Mix I	0.5
Random 6 mers（100μmol/L）*	2
Oligo dT Primer（50μmol/L）*	0.5
Total RNA（≤1.0μg total RNA）	1
RNase Free dH$_2$O	4#
Total	10#

#反应体系可按需求相应放大，10μl 反应体系可最大使用 1μg 的 Total RNA。

*Random 6 mers 和 Oligo dT Primer 同时使用，可有效地将全长 mRNA 反转录成 cDNA。使用单引物进行反转录时，使用量分别如表 3-6。

表 3-6　RT 反应中单引物的用量

成分	体积
Random 6 mers（100μmol/L）	2.0μl（200pmol）
Oligo dT Primer（50μmol/L）	0.5μl（25pmol）
Specific Primer（2μmol/L）	0.5μl（1pmol）

2. 反转录反应条件如下

37℃　15min*（反转录反应）；85℃　5s（反转录酶的失活反应）。

*应用 Gene Specific Primer 时，建议反转录反应条件设置为 42℃　15min。PCR 反应有非特异性扩增时，将温度升到 50℃ 会有所改善。

3. 按表 3-7 中组分配制 PCR 反应液（必须在冰上进行配制）。

表 3-7

成分（Smart Cycler System）	体积（μl）
Premix Ex Taq™（2×）	12.5
PCR Forward Primer（10μmol/L）	0.5
PCR Reverse Primer（10μmol/L）	0.5

续表

成分（Smart Cycler System）	体积（μl）
TaqMan Probe（3μmol/L）	1
ddH$_2$O（灭菌蒸馏水）	8.5
Total	23

4. 将上述 PCR 反应液加入 Real Time PCR 反应管中，然后再加入 2μl*的 RT 反应液，保证最终反应体积为 25μl。

*RT 反应液的加入量不要超过 Real Time PCR 反应体积的 1/10（V/V）量。

表 3-8　PCR 反应条件

95℃ 30s	1 cycle
95℃ 5s 60℃ 20s	40 cycles

5. 进行 Real Time PCR 反应时，PCR 反应条件如表 3-8 所示。

6. Real Time PCR 反应结果分析。

如果实验检测到目标基因相当量的 cDNA，同时标准曲线的线性关系良好且在实验浓度范围内即能够进行准确定量（图 3-8）。

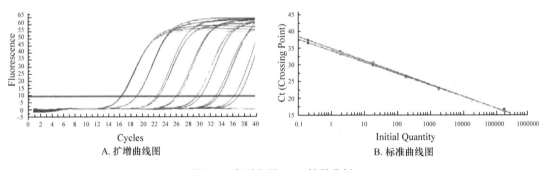

A. 扩增曲线图　　　　B. 标准曲线图

图 3-8　实时定量 PCR 结果分析

【作业与思考题】

1. 实时定量 PCR 的基本原理是什么？

2. 与普通的 RT-PCR 相比，实时定量 PCR 具备哪些优点？

（程晓馨）

实验 3-7　DNA 序列测定

【实验目的】

1. 了解 DNA 测序的原理及用途。

2. 熟悉 DNA 测序（Sanger 法）的方法。

【实验原理】

1. 双脱氧链末端合成终止法（即 Sanger 法，以核素标记为例）　在 DNA 体外合成体系中，需要的核苷酸单体为四种脱氧核苷三磷酸即 dATP、dCTP、dGTP 和 dTTP。在反应过程中，引物与模板退火形成双链区后，DNA 聚合酶随之结合到 DNA 双链区启动 DNA 的合成。在引物的指导下，DNA 聚合酶沿模板链 3'→5'方向移动，沿 5'→3'方向合成与模板链互补的 DNA 新生链。双脱氧链末端合成终止法的基本原理为：利用四种 2′，3′-双脱氧核苷三磷酸（ddNTP）代替部分脱氧核苷酸（dNTP）作为底物进行 DNA 合成反应。当 ddNTP 掺入到合成的 DNA 链中时，由于 ddNTP 缺乏延伸所需的 3-OH 基团，不能与下一个核苷酸反应形成磷酸二酯键，使正在合成的寡核苷酸片段选择性地终止于 G、A、T 或 C 处。终止点由反应中相应的双脱氧核苷三磷酸而定。测序时，首先要将模板分为四组，加入引物启动 DNA 的合成，用放射性核素标记 dNTP（仅标记一种即可）作为底物掺入到新合成的 DNA 链中。反应进行一段时间后，每管内加入四种 ddNTPs 中的一种，可以对每一种 dNTPs 和 ddNTPs 的相对浓度进行调整，使反应能得到一组长几百至几千碱基的终产物。这些终产物具有共同的起始点（即引物的 5′端），但终止点位于不同的核苷酸上（即 ddNTP 掺入的位置），然后通过高分辨率变性凝胶电泳分离大小不同的核苷酸片段，最后通过放射自显影读出这一段 DNA 序列。

2. Maxam-Gilbert 化学降解法（以核素标记为例）　该法是在 DNA 分子的末端标记核素，然后用专一性化学试剂将 DNA 进行特异性降解。化学试剂作用的第一步是先对特定碱基（或特定类型的碱基）进行化学修饰，而第二步是经过修饰的碱基从糖环上脱落，与该糖环相连的 5′ 和 3′磷酸二酯键断裂。在每种情况下，这些反应都要在精心控制的条件下进行，以确保每一个 DNA 分子平均只有一个靶碱基被修饰。随后用哌啶裂解修饰碱基的 5′和 3′位置，得到一组长度从一到数百个核苷酸不等的末端标记分子。将各组反应产物进行序列胶高压分离，再通过放射自显影显示产物大小，并读出序列。化学降解法的特异性基于第一步反应中肼、硫酸二甲酯或甲酸仅能与 DNA 链上特定的碱基发生反应，而第二步的哌啶断裂必须是定量反应。

第一步化学反应的化学机制如下：

C：NaCl 存在时，只有 C 可与肼发生反应，随后经过修饰的 C 发生哌啶置换。

C + T：肼可打开嘧啶环，产生的碱基片段能被哌啶所置换。

A + G：甲酸使嘌呤环上的 N 原子质子化，从而减弱了腺嘌呤脱氧核糖核苷酸与鸟嘌呤脱氧核糖核苷酸中的糖苷键，然后嘌呤可被哌啶置换。

G：用硫酸二甲酯对 G 的 N_7 进行甲基化，其后 C_8-N_9 间的化学键断裂，哌啶置换被修饰的 G 与核糖结合。

由于 Sanger 法既简便又快速，因此是现今的最佳选择方案。事实上，目前大多数测序策略都是为 Sanger 法而设计的。

【实验准备】

1. 实验试剂　BigDye 测序反应试剂盒：主要试剂是 BigDye Mix，内含四色荧光标记的 ddNTP 和普通 dNTP，AmpliTaq DNA polymerase FS 及反应缓冲液等。

pGEM-3Zf（+）双链 DNA 对照模板 0.2g/L 及试剂盒配套试剂。

M13（-21）引物 TGTAAAACGACGGCCAGT，3.2μmol/L，即 3.2pmol/μl 及试剂盒配套试剂。

DNA 测序模板：PCR 产物、单链 DNA 和质粒 DNA 等均可作为 DNA 测序模板。模板浓度应调整在 PCR 反应时取量 1μl 为宜。本实验测定的质粒 DNA，浓度为 0.2g/L 即 200ng/μl。

引物：根据要测定的 DNA 片段设计正向或反向引物，配制成 3.2μmol/L 即 3.2pmol/μl。如果重组质粒中含通用引物序列也可用通用引物，如 M13（-21）引物及 T7 引物等。

3mol/L 醋酸钠（pH5.2）：称取 40.8g NaAc·$3H_2O$ 溶于 70ml 蒸馏水中，冰醋酸调 pH 至 5.2，定容至 100ml，高压灭菌后分装。

NaAc/乙醇混合液：取 37.5ml 无水乙醇和 2.5ml 3mol/L NaAc 混匀，室温可保存 1 年。

POP 6 测序胶，模板抑制试剂（TSR），10×电泳缓冲液，70%乙醇和无水乙醇。

2. 实验仪器 ABI PRISM 310 型全自动 DNA 测序仪，2400 型或 9600 型 PCR 仪，台式冷冻高速离心机及台式高速离心机或袖珍离心机等。

【**实验内容与方法**】

1. PCR 测序反应

（1）取 0.2ml 的 PCR 管，用记号笔进行标记，然后将管插在冰中，按表 3-9 加入试剂。

表 3-9　PCR 测序反应体系

试剂	测定模板管	标准对照管
BigDye Mix	1μl	1μl
待测的质粒 DNA	1μl	—
pGEM-3Zf（+）双链 DNA	—	1μl
待测 DNA 的正向引物	1μl	—
M13（−21）引物	—	1μl
灭菌去离子水	2μl	2μl
总反应体积	5μl	5μl

表 3-10　PCR 测序反应条件

98℃	2min	
96℃	10s	
50℃	5s	25 cycles
60℃	4min	
4℃		

（2）盖紧 PCR 管，混匀，轻微离心。将 PCR 管置于 PCR 仪上进行扩增。反应条件如表 3-10。

2. 采用醋酸钠/乙醇法对 PCR 产物进行纯化

（1）将扩增产物离心后转移至 1.5ml 的 EP 管中。

（2）加入 25μl 醋酸钠/乙醇混合液，充分振荡，冰上放置 10min 以沉淀 DNA，然后以 12000r/min 于 4℃离心 30min，小心弃去上清。

（3）加入 50μl 70%（V/V）的乙醇，洗涤 DNA 沉淀 2 次，12000r/min 于 4℃离心 5min，小心弃去上清和管壁的液珠，真空干燥 DNA 沉淀 10～15min。

3. 电泳前对测序 PCR 产物进行处理

（1）加 12μl 的 TSR 于离心管中，剧烈振荡，让 DNA 沉淀充分溶解，轻微离心。

（2）将溶液转移至 0.2ml PCR 管中，轻微离心。

（3）在 PCR 仪上进行热变性（95℃ 2min），冰中骤冷，待上机。

4. 上机 安装毛细管，校正毛细管位置，人工手动灌胶并建立测序顺序文件。随后仪器将自动灌胶至毛细管，1.2kV 预电泳 5min，按编程次序自动进样，预电泳 1.2kV 20min，7.5kV 电泳 2h。电泳结束后仪器自动清洗，灌胶，进行下一个样品，预电泳和电泳。每一个样品电泳总时间为 2.5h。电泳结束后仪器会自动分析或打印出彩色测序图谱（图 3-9）。

5. 仪器可自动对序列进行分析，并可根据用户要求进行序列比较。

6. 测序结束后，对仪器进行清洗与保养。

【**注意事项与常见问题**】

1. 测序反应精确度计算公式 100% – 差异碱基数（不包括 N 数）/ 650×100%，差异碱基即测定的 DNA 序列与已知标准 DNA 序列比较不同的碱基，N 为仪器不能辨读的碱基。

2. 本实验测序 PCR 反应的总体积是 5μl，而且未加矿物油覆盖，所以 PCR 管盖的密封性很重要。如果 PCR 结束后 PCR 液小于 4~4.5μl，则此 PCR 反应可能失败，无须进行纯化和上样。

3. 作为测序用户来说，只需提供纯化好的 DNA 样品和引物即可。测序 PCR 反应所用的模板不同，需要的 DNA 量也不同：一般 PCR 产物需 30~90ng，单链 DNA 需 50~100ng，双链 DNA 需 200~500ng。DNA 的纯度要求 A_{260}/A_{280} 为 1.6~2.0。最好用去离子水或三蒸水溶解模板 DNA（一般不用 TE 缓冲液），而引物可用去离子水或三蒸水配成 3.2pmol/μl。

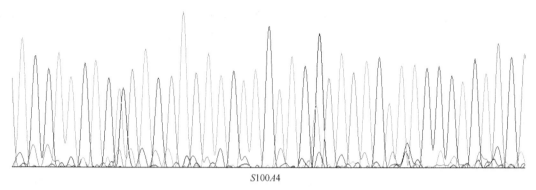

60　　　　　　　70　　　　　　　80　　　　　　　90　　　　　　　100
A C C A A C A C n T A C T A T A A C A A C A A C n T A T A C A A A C C C A C A T C T

S100A4

图 3-9　DNA 自动化测序图谱

【作业与思考题】

1. DNA 测序的基本方法有几种?

2. Sanger 法的测序原理是什么?

（程晓馨）

实验 3-8　质粒 DNA 提取

　　质粒（plasmid）是一种存在于染色体外的双链、闭环 DNA 分子，大小为 1~200kb，以超螺旋形式存在于宿主细胞中（图 3-10），具有自主复制和转录能力，在子代细胞中能保持恒定的拷贝数，并表达其所携带的遗传信息。质粒的复制和转录依赖于宿主细胞编码的特定酶和蛋白质，如离开宿主细胞则不能存活，而宿主细胞即使没有质粒也可以正常存活。质粒的存在使宿主具有一些额外的特性，如抗生素抗性等。目前，质粒已被广泛用作基因工程中目的基因的运载工具——载体。从大肠杆菌中提取质粒 DNA 是分子生物学最基本的技术，质粒 DNA 的提取主要是

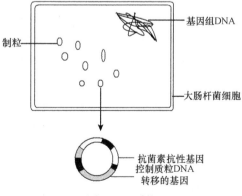

图 3-10　质粒

根据质粒 DNA 与染色体 DNA 的不同特点将两者分离的。与染色体 DNA 相比，质粒 DNA 分子量小；染色体 DNA 为线性大分子，而质粒 DNA 为共价闭环超螺旋结构。

　　质粒 DNA 提取方法很多，包括碱变性法、煮沸法、溴乙啶-氯化铯密度梯度离心法、羟基磷灰石柱层析法及 Wizard 法等。但其基本步骤相似，一般包括三个基本步骤：①培养细菌使质粒扩增；

②收集和裂解细菌细胞；③分离和纯化质粒 DNA。基本原理为：采用溶菌酶破坏菌体细胞壁，十二烷基磺酸钠（SDS）和 TritonX-100 裂解细胞膜。经溶菌酶和 SDS 或 Triton X-100 处理后，细菌染色体 DNA 会缠绕在细胞碎片上，同时由于细菌染色体 DNA 比质粒大，容易受到机械力和核酸酶等的作用继而被切断成大小不同的线性片段。当用强热或酸、碱处理时，细菌的线性染色体 DNA 变性，而共价闭合环状 DNA 的两条链不会相互分开，当外界条件恢复正常时，线状染色体 DNA 片段难以复性，与变性的蛋白质和细胞碎片缠绕在一起，而质粒 DNA 双链又恢复原状，重新形成天然的超螺旋分子，并以溶解状态存在于液相中。在质粒 DNA 提取的各种方法中，以碱变性法最为经典和常用，适用于不同量质粒 DNA 的提取。该方法操作简单，一般实验室均可进行。提取的质粒 DNA 纯度高，可直接用于酶切、序列测定及分析。溴乙啶-氯化铯密度梯度离心法主要适用于相对分子质量与染色体 DNA 相近的质粒，具有纯度高、步骤少、方法稳定并且获得的质粒 DNA 多为超螺旋结构等优势，但提取的成本高，需要超速离心设备。煮沸法与 Wizard 法适用于提取少量质粒 DNA。煮沸法提取的质粒 DNA 中常含有 RNA，但不影响限制性核酸内切酶的消化、亚克隆及连接反应等。

在细菌细胞内，共价闭环的质粒以超螺旋形式存在。在提取质粒过程中，除了超螺旋 DNA 外，还会产生其他形式的质粒 DNA 分子。如果质粒 DNA 两条链中有一条链发生一处或多处断裂，分子就能旋转而消除链的张力，形成松弛型的环状分子，称开环 DNA；如果质粒 DNA 的两条链在同一处断裂，则形成线状 DNA。当提取的质粒 DNA 电泳时，同一质粒 DNA 其超螺旋形式的泳动速度要比开环和线状分子的泳动速度快。

【实验目的】

1. 了解碱变性法提取质粒 DNA 的基本原理及各种试剂的作用。

2. 掌握碱变性法提取质粒 DNA 的方法。

【实验原理】

在细菌细胞中，染色体 DNA 以双螺旋结构存在，质粒 DNA 以共价闭环形式存在。细胞破碎后，染色体 DNA 和质粒 DNA 均被释放出来，但是两者变性与复性所依赖的溶液 pH 不同。在 pH 高达 12.6 的碱性条件下，染色体 DNA 的氢键断裂，双螺旋结构解开而变性。质粒 DNA 的大部分氢键也断裂，但超螺旋共价闭合环状的两条互补链不会完全分离，当以 pH4.8 的乙酸钠（NaAc）高盐缓冲液去调节溶液的 pH 至中性时，变性的质粒 DNA 可恢复为天然的构型（即超螺旋共价闭合环状）保存在溶液中，而染色体 DNA 不能复性，形成互相缠绕的网状结构，通过离心，染色体 DNA 与不稳定的大分子 RNA、蛋白质-SDS 复合物等一起沉淀下来而被除去。用无水乙醇和盐溶液使存在于上清液中的质粒 DNA 凝集而沉淀。乙醇沉淀 DNA 的同时也伴随 RNA 的沉淀，可利用 RNase A 降解其中的 RNA。最后可通过酚/氯仿抽提除去质粒 DNA 溶液中的 RNase A 及一些可溶性蛋白，得到纯度较高的质粒 DNA。

【实验准备】

1. 实验试剂

（1）含 pBS 质粒的 *E.coli* DH5α 或 JM 系列菌株。

（2）LB 液体培养基（Luria-Bertani）：称取蛋白胨（tryptone）5g，酵母提取物（yeastextract）2.5g，NaCl 5g，溶于 400ml 去离子水中，用 NaOH 调 pH 至 7.5，加去离子水至总体积 500ml，高压蒸气灭菌 20min。

（3）LB 固体培养基：液体培养基中每 500ml 加 6g 琼脂粉，高压灭菌。

（4）氨苄青霉素（ampicillin，Amp）母液：配成 50mg/ml 水溶液，–20℃保存备用。

（5）溶菌酶溶液：用 10mmol/L Tris-HCl（pH8.0）溶液配制成 10mg/ml，并分装保存于–20℃。

（6）3mol/L NaAc（pH5.2）：50ml 水中溶解 40.81g NaAc·3H$_2$O，用冰醋酸调 pH 至 5.2，加水定容至 100ml，分装后高压灭菌，储存于 4℃冰箱。

（7）溶液Ⅰ：50mmol/L 葡萄糖；25mmol/L Tris-HCl（pH8.0）；10mmol/L EDTA（pH8.0）。溶液Ⅰ可成批配制，每瓶 100ml，高压灭菌 15min，储存于 4℃冰箱。

（8）溶液Ⅱ：0.2mol/L NaOH（临用前用 10mol/L NaOH 母液稀释）；1%SDS。

（9）溶液Ⅲ：5mol/L KAc 60ml；3mol/L 冰醋酸 11.5ml；去离子水 28.5ml，定容至 100ml，并高压灭菌，pH5.2。

（10）RNA 酶 A 母液：将 RNA 酶 A 溶于 10mmol/L Tris-HCl（pH7.5），15mmol/L NaCl 中，配成 10mg/ml 的溶液，于 100℃加热 15min，使混入的 DNA 酶失活。冷却后用 1.5ml EP 管分装，保存于–20℃。

（11）Tris-HCl（pH8.0）饱和酚。

（12）氯仿/异戊醇：按氯仿：异戊醇 = 24：1 体积比配制。氯仿可使蛋白质变性并有助于液相与有机相的分离，异戊醇则可起消除抽提过程中出现的泡沫。按体积/体积 =1：1 混合上述饱和酚与氯仿即得酚/氯仿（1：1）。酚和氯仿均具有较强的腐蚀性，操作时应戴手套注意防护。

（13）TE 缓冲液：10mmo/L Tris-HCl（pH8.0）；1mmol/L EDTA（pH8.0），高压灭菌后储存于 4℃冰箱中。

（14）STE：0.1mol/L NaCl；10mmol/L Tris-HCl（pH8.0）；1mmol/L EDTA（pH8.0）。

（15）5×TBE 缓冲液：称取 Tris54g，硼酸 27.5g，并加入 0.5mol/L EDTA（pH8.0）20ml，定溶至 1000ml。

（16）6×上样缓冲液：0.25%溴酚蓝，40%（W/V）蔗糖水溶液。

2. 实验仪器　微量移液器（20μl、200μl、1000μl），1.5ml Eppendorf 管，离心管架，台式高速离心机，恒温振荡摇床，高压蒸汽消毒器（灭菌锅），涡旋振荡器，电泳仪，琼脂糖平板电泳装置及恒温水浴锅等。

【实验内容与方法】

1. 细菌的培养和收集　将 DH5α 菌种（含有质粒 pBS）接种在 LB 固体培养基（含 50μg/ml Amp）中，于 37℃条件下培养 12～24h。然后用无菌牙签挑取单个菌落接种至 5ml LB 液体培养基（含 50μg/ml Amp）中，37℃振荡培养约 12h 至对数生长期。

2. 少量快速提取质粒 DNA　质粒 DNA 小量提取法对于从大量转化子中制备少量部分纯化的质粒 DNA 十分有用。其特点为简便、快速，能同时处理大量实验样本，所得 DNA 有一定纯度，可满足限制性酶切及电泳分析的需要。具体实验步骤如下：

（1）取 1.5ml 培养液倒入 1.5ml EP 管中，4000r/min 离心 8～10min。

（2）弃去上清，将 EP 管倒置于吸水纸上数分钟，使液体流尽。

（3）将菌体沉淀重新悬浮于 250μl 溶液Ⅰ中（需剧烈振荡），室温下放置 5～10min。

（4）加入 250μl 新配制的溶液Ⅱ，盖紧管口，快速、温和地颠倒 EP 管数次，混匀内容物（千万不要振荡），冰上放置 5min。

（5）加入 250μl 预冷的溶液Ⅲ，盖紧管口，倒置离心管，温和振荡 10s，使沉淀混匀，冰上放置 5～10min，4℃条件下 12000g 离心 5～10min。

（6）将上清液移入另一个新的 EP 管中，加入等体积的酚/氯仿（1：1），振荡混匀，4℃条件下 12000g 离心 5min。

（7）将水相移入另一新的 EP 管中，加入 2 倍体积的无水乙醇，振荡混匀后置于–20℃冰箱中 20min，然后 4℃条件下 12000g 离心 10min。

（8）弃上清，打开 EP 管并倒置于吸水纸上使液体流尽，再加入 1ml 70%乙醇洗涤沉淀一次，4℃条件下 12000g 离心 5～10min。

（9）弃上清液，将 EP 管倒置于吸水纸上使液体流尽，真空干燥 10min 或室温干燥。

（10）将沉淀溶于 20μl TE 缓冲液（pH8.0，含 20μg/ml RNaseA）中，–20℃保存。

3. 大量提取及纯化质粒 DNA 在制作限制性酶切图谱、DNA 序列测定及制备探针等过程中需要高纯度、高浓度的质粒 DNA，因此，需要大量提取质粒 DNA 以满足实验的需要。一般情况下，大量提取的质粒 DNA 需要进一步纯化，常用的纯化方法包括柱层析法和氯化绝梯度离心法。具体实验步骤如下：

（1）取对数生长期的细菌培养液（含 pBS 质粒）250ml，4℃条件下 5000g 离心 15min，弃去上清，将离心管倒置流尽上清液。

（2）将细菌沉淀重新悬浮于 50ml 预冷的 STE 中（此步也可省略）。

（3）离心方法同步骤（1），收集细菌沉淀。

（4）将细菌沉淀重新悬浮于 5ml 溶液 I 中，充分混匀。

（5）加入 12ml 新配制的溶液 II，盖紧瓶盖，缓慢地颠倒离心管数次，以充分混匀内容物，冰上放置 10min。

（6）加 9ml 预冷的溶液 III，振动离心管数次以混匀内容物，冰上放置 15min，此时应形成白色絮状沉淀。

（7）4℃条件下 5000g 离心 15min。

（8）取上清液，加入 50ml RNA 酶 A（10mg/ml），37℃条件下水浴 20min。

（9）加入等体积的饱和酚/氯仿，振荡混匀，4℃条件下 12000g 离心 10min。

（10）取上层水相，加入等体积氯仿，振荡混匀，4℃条件下 12000g 离心 10min。

（11）取上层水相，加入 1/5 体积的 4mol/L NaCl 和 10%PEG（分子量 6000），冰上放置 60min。

（12）4℃条件下 12000g 离心 15min，用数毫升 70%冰冷乙醇洗涤沉淀，4℃条件下 12000g 离心 5min。

（13）真空干燥沉淀，溶于 500ml TE 或水中。

【注意事项与常见问题】

1. 提取过程应尽量保持低温。

2. 提取质粒 DNA 过程中除去蛋白很重要，采用酚/氯仿去除蛋白效果比单独用酚或氯仿好，要将蛋白质去除干净需多次抽提。

3. 沉淀 DNA 通常使用冰乙醇，在低温条件下放置时间稍长可使 DNA 沉淀完全。沉淀 DNA 也可用异丙醇（一般使用等体积），沉淀完全且速度快，但常把盐沉淀下来，所以多数还是用乙醇。

4. 加入溶液 II 和溶液 III 后操作应温和，切忌剧烈振荡。

5. 由于 RNA 酶 A 中常存在 DNA 酶，利用 RNA 酶耐热的特性，使用时应先对该酶液进行热处理（80℃，1h），使 DNA 酶失活。

【作业与思考题】

1. 碱变性法提取质粒 DNA 时，获得高质量质粒 DNA 的关键是什么？

2. 在提取的质粒 DNA 中,含有大量没有去除干净的 RNA,其可能的原因是什么? 如何解决?

（程晓馨）

实验 3-9　限制性核酸内切酶对 DNA 进行酶切

【实验目的】

1. 掌握 DNA 限制性核酸内切酶酶切的原理及实验方法。

2. 了解 DNA 限制性核酸内切酶在基因工程中的用途。

【实验原理】

限制性核酸内切酶(restriction endonuclease,RE)是一类能够识别双链 DNA 分子中的特定碱基序列,并以内切方式水解核酸中的磷酸二酯键的核酸水解酶。它们主要从原核生物中分离纯化出来,可分为三种类型:Ⅰ、Ⅱ和Ⅲ型。在Ⅰ型和Ⅲ型酶的同一蛋白质分子中兼有切割和修饰(甲基化)作用且依赖 ATP 的存在,Ⅰ型酶结合于识别位点并随机切割识别位点不远处的 DNA,而Ⅲ型酶在识别位点上切割 DNA 分子,然后从底物上解离。Ⅱ型限制性核酸内切酶由两种酶组成:一种为限制性核酸内切酶(限制酶),它切割某一特定的核苷酸序列;另一种为独立的甲基化酶,它修饰同一识别序列。Ⅱ型限制酶的切割位点一般在识别序列上或与之靠近,由于其核酸内切酶活性和甲基化作用活性是分开的,而且核酸内切作用又具有序列特异性,所以Ⅱ型限制酶中的限制性内切酶成为基因工程中剪切 DNA 分子的常用工具酶,被誉为分子生物学家的"手术刀"。绝大多数Ⅱ类限制酶识别长度为 4~6 个核苷酸的反向对称特异核苷酸序列(如 EcoRⅠ识别六个核苷酸序列:5′-G↓A-A-T-T-C-3′),有少数酶识别更长的序列或简并序列。Ⅱ类酶切割位点在识别序列中,有的在对称轴处切割,产生平末端的 DNA 片段(如 SmaⅠ:5′-CCC↓GGG-3′),有的切割位点在对称轴一侧,产生带有单链突出末端的 DNA 片段称黏性末端,如 EcoRⅠ和 HindⅢ切割识别序列后产生两个互补的黏性末端。

EcoRⅠ:　5′...G↓A-A-T-T-C...3′

　　　　　3′...C-T-T-A-A↑G ...5′

HindⅢ:　5′...A↓A-G-C-T-T...3′

　　　　　3′...T-T-C-G-A↑A ...5′

临床上某些由于基因的缺失或插入或突变所致的遗传病,可造成限制性核酸内切酶酶切位点的改变,故当用一定的限制性核酸内切酶酶切割时,其切开的片段(分子量)大小与正常人存在差异,即 DNA 限制性酶切图谱发生改变,据此可达到基因诊断的目的。

限制性内切酶对环状质粒 DNA 进行酶切产生的酶切片段数与切口数一致,因此,鉴定酶切后的片段在凝胶电泳中的区带数,就可以推断切口的数目;从片段迁移率可判断酶切片段的大小。用已知分子量的线状 DNA 作为对照,通过电泳迁移率的比较,可以粗略地测出分子形状相同的未知 DNA 的相对分子大小。

质粒 DNA 的相对分子量一般在 $10^6 \sim 10^7$ 范围内,如质粒 pBR322 的相对分子质量为 2.8×10^6,在细胞内有三种构型:①共价闭环 DNA,常以超螺旋形式存在;②开环 DNA,如果两条链中有一条链发生一处或多处断裂,分子就能旋转而消除链的张力,这种松弛型的分子称为开环 DNA;③双链线状 DNA,由于两条链的切口在同一部位被切断,不能成环,完全开放成线状,称为线性 DNA。三种构型的质粒 DNA 在电泳时的泳动速度为:共价闭环超螺旋 DNA > 线状 DNA > 缺口闭环 DNA。

本实验采用限制性内切酶 EcoRⅠ，切割质粒中插入的分子大小为 800bp 的 β-actin 的基因片段。

【实验准备】

1. 实验试剂 pMD18-actin 重组质粒，限制性内切酶 EcoRⅠ，10×EcoRⅠ酶切缓冲液，去离子水。

2. 实验仪器 恒温水浴锅，微量移液器，1.5ml Eppendorf 管，离心管架，台式高速离心机，高压蒸汽消毒器（灭菌锅）及涡旋振荡器等。

【实验内容与方法】

1. 在 EP 管中分别加入表 3-11 中的试剂。

表 3-11 酶切反应体系

成分	体积（μl）
10×EcoRⅠ酶切缓冲液	2
pMD18-actin	10
EcoRⅠ	7
去离子水	1

2. 将酶切反应液混匀，放 37℃水浴 1～2h。

3. 65℃水浴 10min，再放 4℃冰箱 8min 终止反应。

4. 部分酶切 DNA 片段用于 DNA 连接实验，另一部分放 4℃冰箱，待琼脂糖凝胶电泳检测（检测结果见图 3-11）。

【注意事项与常见问题】

核酸限制性内切酶作用于底物 DNA 时，受到许多因素的影响，主要有以下几个：

1. 酶反应温度与终止酶反应 大部分限制性核酸内切酶最适的反应温度在 37℃，极个别在 60℃，所以酶反应后如果要使酶的活性丧失，可把反应液置于 65℃内保温 10～15min 来终止酶反应，但此法对个别酶（最适温度在 60℃的酶）不适合。

2. 离子浓度 限制性核酸内切酶的专一性需要 Mg^{2+} 作为辅基，并且要求一定的盐离子浓度。通常把限制性核酸内切酶对盐离子浓度的要求分为三类：高盐、中盐和低盐，它们所需的 Na^+ 浓度分别为 100mmol/L、50mmol/L 和 10mmol/L。如果离子浓度使用不当，酶反应不完全或酶的识别位点发生改变，例如高盐类的 EcoRⅠ酶当 Na^+ 离子浓度低于 50mmol/L 时，它的专一性就降低，只能识别中间的 4 个核苷酸序列（此活性记为 EcoRⅠ）。

3. 底物 DNA 的量 商品化的限制性内切酶以酶单位计算，一个酶单位的定义是：在规定的温度和缓冲液内，20μl 反应液内 1h 完全消化 1μg DNA 所需要的酶量。所以如果底物 DNA 的量超过酶的酶单位所规定的消化量，则反应不能完全。

4. 底物 DNA 样品的纯度 在制备 DNA 样品中，由于各种条件的影响，存在着一些非 DNA 物质，这些物质中有的对酶切反应影响较大，如抽提过程中有机物质的残留成分：酚、氯仿、酒精等都会破坏酶的活性；另外，未除去的蛋白质也会干扰酶的反应；而残留的染色体 DNA 则会相对降低酶对底物 DNA 的浓度。

5. 酶反应时间 酶消化时间的长短通常依酶的浓度、底物的浓度和纯度而定，通常为 30min～

2h，其至更长些，但不能过长。因为商品酶极有可能含有杂酶，时间过久，微量杂酶的酶反应会积累到干扰整个酶反应的程度。

【作业与思考题】

1. 对核酸进行限制性酶切时应注意哪些影响因素？

2. 哪种限制性核酸内切酶被誉为分子生物学家的"手术刀"？为什么？

（程晓馨）

实验 3-10　电泳分离酶切 DNA 片段

【实验目的】

1. 掌握琼脂糖凝胶电泳分离核酸分子的原理。

2. 掌握琼脂糖凝胶电泳分离核酸分子的方法。

【实验原理】

琼脂糖凝胶电泳是用琼脂糖作支持物的一种电泳方法。琼脂糖带有亲水性的基团且不含有带电荷的基团，不会引起 DNA 变性，又不会吸附被分离的物质，因此，它是一种很好的凝胶剂。其电泳原理与其他支持物电泳的最主要区别是：它兼有"分子筛"和"电泳"的双重作用。琼脂糖凝胶具有网络结构，物质分子通过时会受到阻力，大分子物质在通过时受到的阻力大，因此，在凝胶电泳中带电颗粒的分离不仅取决于净电荷的性质和数量，而且还取决于分子大小，这就大大提高了琼脂糖凝胶电泳的分辨能力。但由于其孔径相当大，对大多数蛋白质来说其分子筛效应微不足道，现主要应用于核酸的研究中。

核酸会根据 pH 的不同带不同的电荷，从而在电场中受力大小不同，电泳的速度不同，根据这个原理可将其分开。电泳缓冲液的 pH 在 6～9 之间，离子强度在 0.02～0.05 之间为最适。常用 1%琼脂糖凝胶作为电泳支持物。琼脂糖凝胶约可区分相差 100bp 的 DNA 片段，其分辨率虽比聚丙烯酰胺凝胶低，但它制备容易，分离范围广，普通琼脂糖凝胶分离 DNA 的范围为 0.2～20kb。普通电泳不适用于巨大的 DNA 分子，应该使用脉冲凝胶电泳。

【实验准备】

1. 实验试剂与样品

（1）DNA Marker；10mg/ml 溴化乙锭（EB）溶液；DNA 样品。

（2）6×loading buffer：0.25%溴酚蓝，0.25%二甲苯腈 FF，40%（W/V）蔗糖水溶液。

（3）5×TBE 电泳缓冲液：54g Tris 碱；27.5g 硼酸；20ml 0.5mol/L EDTA（pH8.0），加水至 1000ml。

（4）1%琼脂糖：称取琼脂糖 0.25g，加入 25ml 1×TBE 电泳缓冲液。

2. 实验仪器　微量移液器，电泳仪，水平电泳槽及紫外凝胶成像系统等。

【实验内容与方法】

1. 称取琼脂糖 0.25g，加入 25ml 1×TBE 电泳缓冲液，加热溶化。

2. 胶液冷至 50℃时，加 2μl EB，小心混匀，缓慢倒入制胶模具中，在胶的一端插上梳子。

3. 待胶凝固后，拔出梳子，将凝固的胶置于电泳槽中，加入 1×TBE 电泳缓冲液，让液面高于胶面 2～3mm。

4. 在 DNA 样品中加入 6×loading buffer 并混匀，将 DNA 样品加入胶凝的样品孔中。

5. 把电泳槽与电源接通后，DNA 样品开始电泳。

6. 根据指示剂迁移位置，判断是否终止电泳。切断电源后，取出凝胶，用紫外凝胶成像系统对 DNA 片段进行观察或拍照（图 3-11）。

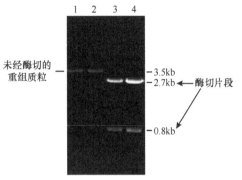

图 3-11　核酸限制性内切酶 EcoR I 酶切 pMD18-*actin* 重组质粒

【注意事项与常见问题】

1. 注意 DNA 酶污染的仪器可能会降解 DNA，造成条带信号弱、模糊甚至缺失。

2. 电泳方法的选择　琼脂糖凝胶电泳可满足一般的核酸检测；如果需要分辨率高的电泳，特别是只有几个 bp 差别应该选择聚丙烯酰胺凝胶电泳；对于不适合普通电泳的巨大 DNA 分子，应该使用脉冲凝胶电泳。

3. 凝胶浓度的选择　对于琼脂糖凝胶电泳，浓度通常在 0.5%～2%，低浓度的琼脂糖凝胶电泳用来进行大片段核酸分子的电泳，高浓度的琼脂糖凝胶电泳用来进行小片段核酸分子的分析。低浓度的胶易碎，要小心操作和使用质量好的琼脂糖；高浓度的胶可能使分子大小相近的 DNA 条带不易分辨，造成条带缺失现象。

4. 常用的电泳缓冲液有 TAE 和 TBE，TBE 的缓冲能力高于 TAE。电泳时使用新制的缓冲液可以明显提高电泳效果。注意电泳缓冲液多次使用后，离子强度降低，pH 上升，缓冲性能下降，可能使 DNA 电泳产生条带模糊和不规则的 DNA 带迁移的现象。

5. 电泳时需选择合适的电压和温度　电泳时电压不应该超过 20V/cm，电泳温度应该低于 30℃，对于巨大的 DNA 分子电泳，温度应该低于 15℃。注意如果电泳时电压和温度过高，可能导致出现条带模糊和不规则的 DNA 带迁移的现象。特别是电压太大可能导致小片段跑出胶而出现缺带现象。

6. DNA 样品的纯度和状态对电泳的影响　样品中含盐量太高和含杂质蛋白均可以产生条带模糊和条带缺失的现象。乙醇沉淀可以去除多余的盐，用酚可以去除蛋白。注意变性的 DNA 样品可能导致条带模糊和缺失，也可能出现不规则的 DNA 条带迁移。在上样前不要对 DNA 样品加热，用 20mmol/L NaCl 缓冲液稀释可以防止 DNA 变性。

7. 正确的 DNA 上样量是条带清晰的保证。注意太多的 DNA 上样量可能导致 DNA 带型模糊，而太少的 DNA 上样量则导致条带信号弱甚至缺失。

8. 实验室常用的核酸染色剂是溴化乙锭，染色效果好，操作方便，但是稳定性差，具有毒性。而其他系列例如 SYBR Green 及 GelRed 等染色剂，虽然毒性小，但价格昂贵。观察凝胶时应根据染料不同使用合适的光源和激发波长，如果激发波长不对，条带则不易观察，出现条带模糊的现象。

【作业与思考题】

1. 从电泳图上如何判断质粒 DNA 是否单酶切完全？

2. 琼脂糖凝胶电泳中出现条带模糊现象的可能原因是什么？

（孙　媛）

实验 3-11　DNA 片段的回收与纯化

【实验目的】

1. 学习回收与纯化 DNA 片段的实验原理。

2. 掌握回收与纯化 DNA 片段的方法。

【实验原理】

DNA 片段的回收与纯化是基因克隆中常用的技术手段。在构建重组 DNA 分子时，为了提高重组效率，都需要对酶切后的载体或外源性目的 DNA 分子进行分离纯化与回收。目前分离回收 DNA 片段的方法很多，可以根据回收片段的纯度、大小、浓度及实验室条件选择合适的方法。分离的方法一般采用水平式琼脂糖凝胶电泳，回收纯化 DNA 的方法既有传统的方法（这些方法基于降低凝胶的熔点以释放 DNA，然后通过酚/氯仿抽提后乙醇沉淀回收），也有公司生产的商品化的试剂盒可用，这些试剂盒多采用凝胶裂解液（如含有降低熔点的 NaI）融化凝胶释放 DNA，再采用特殊的硅胶树脂吸附 DNA，用洗液洗去杂质，最后用洗脱液洗出 DNA。

【实验准备】

1. 实验试剂与样品　待回收的 DNA 样品；1%琼脂糖低熔点胶；glassmilk kit：裂解缓冲液、漂洗液、glassmilk；TE；ddH$_2$O；酚/氯仿；无水乙醇；70%乙醇溶液。DNA 回收试剂盒：树脂、80%异丙醇、Syringe Barrel。

2. 实验仪器　高速离心机，恒温水浴锅，电泳仪，电泳槽，凝胶成像系统，微量移液器，Eppendorf 管，吸头及吸头盒等。

【实验内容与方法】

1. 低熔点胶法

（1）配制 1.0%的琼脂糖凝胶，加入 EB 至 0.5μg/ml。

（2）加样，电泳一段距离，在紫外灯下检测，当 DNA 分子片段充分分开后停止电泳。

（3）在紫外灯下用小刀在所要回收的条带前挖一个长方形小洞。

（4）将 1.0%的熔化的低熔点琼脂糖凝胶（LMA）灌入洞内，凝固后继续电泳。

（5）待目的条带完全进入 LMA 后停止电泳，将含目的条带的 LMA 切下装入 Eppendorf 管中。

（6）加入 5 倍体积的 TE 混匀。

（7）65℃水浴 10min，摇晃，使胶融化。

（8）加入等体积的苯酚抽提，10000r/min 离心 5min，取上清。

（9）加入等体积的氯仿抽提，10000r/min 离心 5min，取上清。

（10）加入 3mol/L NaAc 至终浓度为 0.2mol/L，用 2 倍体积的无水乙醇在-20℃下沉淀 2h。

（11）12000g 离心 15min，用 70%乙醇洗涤沉淀，真空干燥。

（12）溶于适量的 TE 中，取少量电泳，紫外检测。

2. 冻融法

（1）电泳后直接切下凝胶中目的条带，加 200μl TE，再加 2 倍体积酚，在液氮中冻 2min，再于 65℃水浴中融化 10min，这样重复数次。

（2）10000g 离心 5min，取上清液，加 2 倍体积 100%冰乙醇，-20℃沉淀过夜。

（3）离心回收 DNA，70%乙醇溶液洗一次后溶于适量的 TE 或无菌水中，电泳检测回收效果。

3. Glassmilk 法

（1）用 0.8% 琼脂糖凝胶电泳 PCR 产物或酶切产物。

（2）紫外灯下迅速切下目的条带，置入 EP 管中。

（3）于含胶的 EP 管中加入 3 倍体积的凝胶裂解缓冲液，混匀。

（4）60℃水浴 5min，以融化凝胶。

（5）加入 10μl glassmilk 混匀，室温静置 5min。

（6）8000r/min 离心 1min，弃上清。

（7）加入 125μl 漂洗液混匀。

（8）8000r/min 离心数秒钟，弃上清。

（9）再加入 125 μl 漂洗液，如此反复两次。

（10）沉淀中加入适量无菌双蒸水混匀。

（11）60℃水浴 5min。

（12）1500r/min 离心 2min，回收上清，电泳检测回收效果。

4. 试剂盒法（Takara 公司，如图 3-12 所示）

（1）电泳分离 PCR 产物或酶切 DNA 片段。

（2）借助紫外灯切下含有目的条带的琼脂糖凝胶，尽量用吸水纸除去凝胶表面的液体。注意：①尽可能切除不含目的 DNA 条带的凝胶以减小凝胶体积，提高 DNA 回收率；②切胶时避免将 DNA 长时间暴露于紫外灯下，防止 DNA 损伤。

（3）把胶块切碎。此步骤可缩短实验步骤（6）中胶块融化的时间，提高 DNA 的回收率。

（4）称量胶块重量，计算胶块体积（以 1mg = 1ml 对胶块体积进行计算）。

（5）根据表 3-12 向胶块中加入胶块融化液 DR-Ⅰ buffer。

表 3-12　DR-Ⅰ buffer 使用量

凝胶浓度	DR-Ⅰ buffer 使用量
1.0%	3 个凝胶体积量
1.0%～1.5%	4 个凝胶体积量
1.5%～2.0%	5 个凝胶体积量

（6）充分混匀后，75℃条件下加热融化胶块（低熔点琼脂糖凝胶只需在 45℃加热）。此过程应间断振荡混匀，使胶块充分融化（约 6～10min）。注意：胶块一定要充分融化，否则将会严重影响 DNA 的回收率。

（7）向上述胶块融化液中加入一定量的 DR-Ⅱ buffer（为 DR-Ⅰ buffer 体积量的 1/2），均匀混合。当回收的 DNA 片段小于 400bp 时，应在此溶液中再加入终浓度为 20% 的异丙醇。

（8）将 spin column 安置于 collection tube 上。

（9）将上述步骤 7 中的溶液转移至 spin column 中，12000r/min 离心 1min，弃去滤液。如果将滤液再加入 spin column 中离心一次，可以提高 DNA 的回收率。

（10）将 500μl 的 rinse A 溶液加入 spin column 中，12000r/min 离心 30s，弃去滤液。

（11）将 700μl 的 rinse B 溶液加入 spin column 中，12000r/min 离心 30s，弃滤液。注意：确认 Rinse B 中已经加入了指定体积的 100% 乙醇。

（12）重复实验步骤（11）。

（13）将 spin column 安置于 collection tube 上，12000r/min 离心 1min。

（14）将 spin column 安置于新的 1.5ml 的离心管上，在 spin column 膜的中央处加入 25μl 的灭菌去离子水或 elution buffer，室温条件下静置 1min。注意：把灭菌去离子水或 elution buffer 加热至 60℃使用时有利于提高洗脱效率。

（15）12 000r/min 离心 1min，洗脱 DNA。

【注意事项与常见问题】

1. 回收纯化的 DNA 若用于 DNA 序列测定，最好使用灭菌去离子水洗脱 DNA。

2. DNA 需长期保存时，建议在 elution buffer 中保存。

3. 当 DNA 片段长度较长（5kb 以上）时，回收效率会有所下降，这是 DNA 切胶回收时的常见现象。此时建议按以下方法解决问题：

（1）适度增加待回收 DNA 样品的量（如起始量加至 2～5μg）。

（2）由于大片段的 DNA 不易从滤膜上洗脱下来，可以使用加热至 60℃的 elution buffer 洗脱 DNA，以提高回收效率。

（3）尽量减少实验过程中对 DNA 片段（特别是大片段的 DNA 分子）的物理性损伤：如混合振荡操作不要过于剧烈，切胶时不要将 DNA 长时间暴露于紫外灯下等。

【作业与思考题】

1. 在 DNA 回收与纯化实验中，苯酚和氯仿等有机溶剂在抽提过程中各起什么作用？

2. 长片段 DNA 回收时应该注意哪些问题？

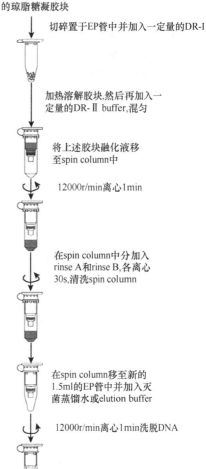

含有目的DNA的琼脂糖凝胶块

切碎置于EP管中并加入一定量的DR-I

加热溶解胶块,然后再加入一定量的DR-II buffer,混匀

将上述胶块融化液移至spin column中

12000r/min离心1min

在spin column中分加入rinse A和rinse B,各离心30s,清洗spin column

在spin column移至新的1.5ml的EP管中并加入灭菌蒸馏水或elution buffer

12000r/min离心1min洗脱DNA

获得DNA溶液

图 3-12 DNA 的回收与纯化操作流程

（孙 媛）

实验 3-12 目的基因与载体片段的连接

【实验目的】

1. 熟悉 DNA 连接反应的基本原理。

2. 掌握利用 T4 DNA 连接酶把酶切后的载体片段和外源性目的 DNA 片段连接起来，构建重组 DNA 分子的实验方法。

【实验原理】

目的基因与载体片段的连接是在一定的条件下，由 DNA 连接酶催化两个双链 DNA 片段相邻的 5′端磷酸与 3′端羟基之间形成磷酸二酯键的过程。目前常用的 DNA 连接酶有两种：一种来源于大肠杆菌，一种由 T4 噬菌体诱导产生。其中以 T4 DNA 连接酶应用较多，它不仅能催化带有互补黏性末端的 DNA 片段之间的相互连接，还能催化带有平端的 DNA 片段之间的连接。这两种作用在 DNA 体外重组中十分重要。

选择适宜的限制性核酸内切酶，对已知目的 DNA 片段与载体进行酶切，获得线性 DNA 分子，用于 DNA 的体外重组。

目的 DNA 片段与载体经限制性内切酶酶切后，其末端可能有以下三种形式：

1. 带有相同的互补黏性末端　用同一种限制酶或不同限制酶（同尾酶）切割载体和目的 DNA 片段，可得到这样的末端。在这种情况下，载体与目的 DNA 分子可正确连接，但不能确定连接方向（图 3-13）。而且载体与目的 DNA 均可能发生自身环化，为防止载体 DNA 的自身环化，在连接反应前需除去载体分子的 5′磷酸基团，使之最大限度地抑制载体环化现象。

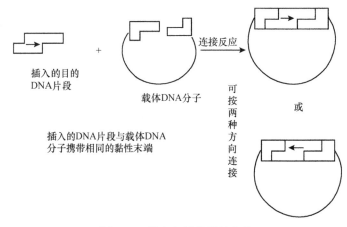

图 3-13　带有相同的黏性末端

2. 带有不互补的黏性末端　用不同的限制酶（非同尾酶、双酶切）切割载体和目的 DNA，可得到这样的末端，在这种情况下，载体与目的 DNA 分子不仅可正确连接，而且可确定连接方向即把外源目的 DNA 片段定向克隆到载体上，因此，这种模式常被广泛应用（图 3-14）。

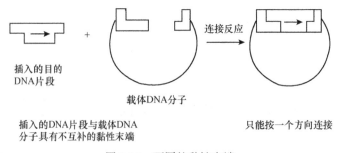

图 3-14　不同的黏性末端

3. 带有平末端　用不同或相同的产生平末端的限制性核酸内切酶或核酸外切酶切割载体和目的 DNA 片段，可形成这样的平末端，在这种情况下，载体与目的 DNA 分子能连接但连接效率低，而且不能确定连接方向（图 3-15）。

此外，还常常利用碱性磷酸酶去除 5′端磷酸基团以抑制载体 DNA 的自身环化（图 3-16）。当脱磷酸化的载体与目的 DNA 连接后，磷酸部位不能形成磷酸二酯键而产生缺口，具有这种缺口的质粒转入大肠杆菌后，利用大肠杆菌修复酶系统修复完成。对于双酶切形成不同黏性末端结构的载体和 DNA 连接，可不进行脱磷酸化处理。

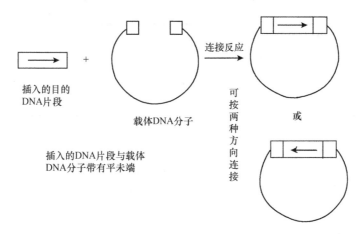

图 3-15 带有平末端

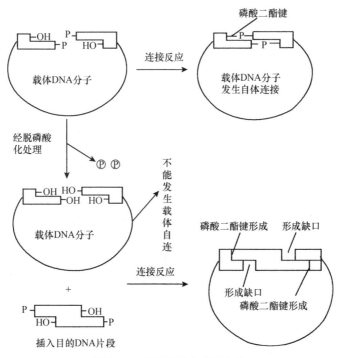

图 3-16 脱磷酸化与载体自连

【实验准备】

1. 实验试剂与样品 T4 DNA 连接酶；10×T4 DNA 连接酶缓冲液；牛小肠碱性磷酸酶（CIAP）；10×CIAP 缓冲液；0.5mol/L EDTA；目的 DNA 片段；线性化的 DNA 载体；ddH₂O。

2. 实验仪器 恒温水浴锅，微量移液器，Eppendorf 管及高速台式离心机等。

【实验内容与方法】

1. 按照表 3-13 要求，建立去磷酸基团的反应体系。

表 3-13 去磷酸基团反应体系

成分	体积（μl）
10×CIAP 缓冲液	2
线性化的 DNA 载体（已酶切）	10
CIAP	1
ddH$_2$O	7

2. 混匀，37℃水浴 1h。

3. 在上述反应体系中，加入 2 ml 0.5mol/L EDTA，65℃灭活 15min。

4. 经酚/氯仿抽提后，用乙醇沉淀 DNA，然后用 TE 溶解 DNA。

5. 在 EP 管中加入表 3-14 中物质，建立连接反应体系。

表 3-14 连接反应体系

成分	体积（μl）
10×T4 DNA 连接酶缓冲液	2
目的 DNA 片段	2
线性化的 DNA 载体	2
T4 DNA 连接酶	1
ddH$_2$O	13

6. 混匀，16℃反应数小时（5～12h）。

【注意事项与常见问题】

1. 在实验的过程中，要同时作两组对照反应，其中对照组 1 为只有质粒载体无外源 DNA，对照组 2 为只有外源 DNA 没有质粒载体。

2. 不同厂家提供的 T4 DNA 连接酶的反应条件会有差别，应按照说明书提供的最适反应条件（酶的用量、作用温度及时间）进行实验；同时提供的连接酶的缓冲液多已含要求浓度的 ATP，应避免高温放置和反复冻融使其分解。

【作业与思考题】

1. 常用的目的基因与载体的连接方法有哪些？

2. 试述 DNA 连接反应的基本原理。

（吴茉莉）

实验 3-13 感受态细胞的制备

【实验目的】

1. 学习感受态细胞制备的原理。

2. 掌握感受态细胞制备的方法。

【实验原理】

构建好的重组 DNA 分子需要导入合适的宿主细胞（真核细胞或原核细胞）才能进行复制、增殖和表达。常态的细胞不能摄入外部溶液中的 DNA，所以必须首先制备感受态细胞。感受态是指受体细胞处于容易吸收外源 DNA 的一种生理状态，可以通过物理、化学方法诱导形成，也可以自然形成。在基因工程技术中通常采用诱导的方法。处于感受态的细胞即称为感受态细胞。并不是所有的细胞都可作为受体细胞，它必须满足三个条件：安全、限制–修饰系统缺陷及处于感受态。用于分子克隆技术中的受体细胞为大肠杆菌 K-12 的衍生菌（$E.coli$ DH5α）。目前，常用的感受态细胞的制备方法有电击法、$CaCl_2$ 及 RbCl（KCl）等理化方法。

本实验使用化学法（$CaCl_2$）处理处于对数生长期的 DH5α 细胞，使其对外源 DNA 的通透性增加，以达到外源 DNA 分子导入细菌中的目的。其基本原理是：细菌处于 0℃ 的 $CaCl_2$ 低渗溶液中，会膨胀成球形，细胞膜的通透性发生变化，转化混合物中的质粒 DNA 形成抗 DNase 的羟基–钙磷酸复合物黏附于细胞表面，经过 42℃ 短时间的热激处理，促进细胞吸收 DNA 复合物，在丰富的培养基上生长数小时后，球状细胞复原并分裂增殖，在选择培养基上可获得所需的转化子。

【实验准备】

1. 实验试剂与样品

（1）$E.coli$ DH5α 菌；30mmol/L $CaCl_2$（已灭菌）。

（2）LB 液体培养基：配制每升培养基，应在 950ml 去离子水中加入

胰蛋白胨	10g
酵母提取物	5g
NaCl	10g

摇动容器直至溶解，用 5mol/L NaOH 调 pH 至 7.0，加入去离子水至总体积为 1L，高压灭菌 20min。

（3）LB 琼脂培养基：首先按上述配方配制液体培养基，在高压灭菌前每升加入琼脂 16～18g。

2. 实验仪器　恒温振荡培养箱，微量移液器，离心管，高速冷冻离心机，恒温水浴锅，高压灭菌锅，培养皿及颗粒制冰机等。

【实验内容与方法】

1. 将 DH5α 菌种划线接种于 LB 琼脂培养平板上，在 37℃ 培养 12～16h。

2. 从 LB 平板上挑取新活化的 DH5α 单菌落，接种于含 2ml LB 的试管中，37℃ 条件下以 220r/min 的速度振荡培养 12～16h。

3. 将 2ml LB 培养物转移至含 50ml LB 培养基的三角烧瓶中，37℃ 培养 2～3h，使其 OD_{600} 值在 0.5～0.6 之间（即细胞处于对数生长期）。

4. 将培养物置于冰上放置 10min，4℃ 离心，3000～4000r/min，10min，收集细菌。

5. 弃上清，在沉淀中加入 10ml 预冷的 30mmol/L $CaCl_2$ 悬浮细菌，在冰上放置 40～60min。

6. 4℃ 离心，3000～4000r/min，10min，收集细菌。

7. 弃上清，将细菌重新悬浮于 2ml 预冷的 30mmol/L $CaCl_2$ 溶液中，即为感受态细胞悬液。

8. 感受态细菌置于冰上 48h 内使用。如果用含有终浓度为 15% 甘油的 $CaCl_2$ 溶液制备的感受态细胞分装后，可于 –70℃ 冰箱中保存半年至一年。

【注意事项与常见问题】

1. 感受态细胞必须从纯菌种中制备：要从划线纯化的单菌落开始，进行活化培养，避免使用

多次转接或储存在 4℃的培养菌液,其目的是保持菌株的纯度和活力。

2. 控制细胞的生长状态和密度是转化效率的关键:细胞生长浓度以刚进入对数生长期时为好,可通过监测培养液的 OD_{600} 值来控制。细胞浓度不足或过高均会使转化效率下降,不过不同菌株感受态需要的最适 OD_{600} 值不同。

3. 实验操作时要格外小心谨慎,悬浮细胞时动作要轻柔,以免造成菌体破裂,影响转化效率。

4. 整个操作过程均应在无菌条件下进行。所用器皿如离心管、移液器吸头等最好是新的,并经高压灭菌处理;所用试剂均应灭菌,且避免被其他试剂、DNA 酶或杂 DNA 所污染;否则均会影响转化效率或杂 DNA 的转入,为以后的筛选、鉴定带来不必要的麻烦。

【作业与思考题】

1. 在制备感受态细胞时要注意哪些细节?

2. 影响感受态细胞转化效率的因素有哪些?

(吴茉莉)

实验 3-14　重组 DNA 的转化

【实验目的】

1. 了解重组 DNA 转化的实验原理。

2. 掌握重组 DNA 转化的实验方法。

【实验原理】

转化(transformation)是将外源 DNA 分子导入细菌,使之获得新的遗传性状的一种手段,它是分子遗传、分子生物学及基因工程等领域的基本实验技术。转化过程所用的受体细胞一般是限制-修饰系统缺陷的变异株即不含限制性核酸内切酶和甲基化酶的突变体($R^- M^-$),它可容忍外源 DNA 分子进入体内并能稳定地遗传给下一代。受体细胞经过一些特殊物理、化学方法(如 $CaCl_2$、电击法及 RbCl/KCl)的诱导,细胞膜通透性发生了暂时性的改变,成为允许外源 DNA 分子进入的感受态细胞。进入受体细胞的 DNA 分子通过复制、表达实现遗传信息的转移,使受体细胞出现新的遗传性状。在选择性培养平板上,可选出所需的转化子即带有异源 DNA 分子的受体细胞。$CaCl_2$ 法制备的感受态细胞,一般每 μg DNA 能获得 $10^5 \sim 10^6$ 个转化子。电击法的转化率可高达 $10^9 \sim 10^{10}$ 个转化子/μg DNA。

【实验准备】

1. 实验试剂与样品　LB 液体培养基;选择性 LB 琼脂培养平板(含氨苄青霉素,终浓度为 50μg/ml);氨苄青霉素(Amp)25mg/ml,-20℃保存备用;宿主细胞:经 30mmol/L $CaCl_2$ 处理的感受态细菌 DH5α。

2. 实验仪器　恒温振荡培养箱,微量移液器,恒温水浴锅,高压灭菌锅,培养皿,电热恒温培养箱及无菌工作台等。

【实验内容与方法】

1. 加入 1～2μl(50ng/μl)重组质粒 DNA 或 5～10μl 连接反应液至 200μl 感受态细胞中,混匀后置于冰上 40～60min。

2. 于 42℃条件下热休克感受态细胞 2min，然后迅速转移至冰水中冷却 1~2min。

3. 加入 LB 液体培养基 800μl，于 37℃条件下振荡（200~250r/min）培养细菌 1h，让细菌中的质粒表达抗生素抗性蛋白。

4. 取 200μl 转化细菌铺于 60mm 的选择性 LB 琼脂培养平板上，室温下放置 10~20min。

5. 待溶液被琼脂吸收后，倒置平板于 37℃培养 12~16h，直至菌落出现（操作流程示意图见图 3-17）。

【注意事项与常见问题】

1. 转化实验过程中需要无菌操作，所有器具及试剂都需进行灭菌处理，部分实验需在无菌工作台中进行。

2. 42℃热休克处理很关键，温度和时间要求要准确。

【作业与思考题】

1. 影响重组 DNA 转化效率的因素有哪些？

2. 并不是所有的细胞都可作为受体细胞，转化过程中所用的受体细胞一般需满足哪些条件？

（吴茉莉）

实验 3-15　重组质粒的筛选

【实验目的】

1. 熟悉重组质粒筛选的原理。

2. 掌握重组质粒筛选的实验方法。

【实验原理】

重组 DNA 转化受体细胞后，需在不同水平上进行筛选，以区别转化子与非转化子、重组子与非重组子及鉴定所需的特异性重组子。在转化过程中，并非每个受体细胞都被转化，即使获得转化的细胞也并非均含有目的基因，因此需采取有效的方法进行筛选。筛选的方法包括根据遗传表型筛选、限制性内切酶分析筛选、核酸探针筛选及 PCR 筛选等。

本实验所使用的载体质粒 DNA 为 pUC18，转化受体菌为 *E.coli* DH5α 菌株。由于 pUC18 上带有 *Amp* 和 *lacZ* 基因，故重组子的筛选采用 Amp 抗性筛选与 α-互补现象筛选相结合的方法。本实验采用遗传表型筛选中的抗生素平板筛选或 α-互补筛选。

一、抗生素平板筛选法

【实验原理】

外源 DNA 分子携带的目的基因为卡那霉素（Kan）的抗性基因，而在质粒载体 pUC18 中含有氨苄青霉素（Amp）的抗性基因，因此，在含有 Amp 和 Kan 的培养基中生长的菌落即为阳性菌落。

【实验准备】

1. 实验试剂　LB 液体培养基；选择性 LB 琼脂培养平板：含氨苄西林（终浓度为 50μg/ml）和卡那霉素（终浓度为 30μg/ml）；氨苄西林（Amp）25mg/ml，–20℃保存备用；卡那霉素（Kan）30mg/ml，–20℃保存备用。

2. 实验仪器 恒温振荡培养箱，微量移液器，高压灭菌锅，培养皿，电热恒温培养箱及无菌工作台等。

【实验内容与方法】

1. 制备含有 Amp 和 Kan 的 LB 琼脂培养板。

2. 将 100μl 转化菌液均匀地涂于含有 Amp 和 Kan 的 LB 琼脂培养板上，37℃条件下培养 12～16h。

3. 在含有 Amp 和 Kan 的 LB 琼脂培养板上能生长的菌落即为阳性重组质粒。随后将其接种于含 Kan 的 LB 液体培养基 2ml 中培养 8～16h。

4. 小量制备质粒，限制性酶切分析进一步鉴定。

二、α-互补筛选法

【实验原理】

因为许多载体（如 pUC 系列）含有半乳糖苷酶基因（*LacZ* 基因）的调控序列和 N 端的 146 个氨基酸的编码信息，可编码 α-互补肽，该肽段能与宿主编码的缺陷型 β-半乳糖苷酶（质粒和宿主细胞编码的片段各自都没有酶活性）实现基因内互补（α-互补）。当这种载体转入可编码β-半乳糖苷酶 C 端部分序列的宿主细胞中时，在异丙基-β-D 硫代半乳糖苷（IPTG）的诱导下，宿主可同时合成这两种肽段，虽然它们各自都没有酶活性，但它们可以融为一体形成具有酶活性的蛋白质，所以称这种现象为 α-互补现象。由互补产生的 α-半乳糖苷酶（*LacZ*）能够作用于呈色底物 5-溴-4-氯-3-吲哚-β-D-半乳糖苷（X-gal）而产生蓝色的菌落，所以利用这个特点，在载体的该基因编码序列之间人工放入一个多克隆位点，当插入一个外源 DNA 片段时，会造成 *LacZ*（α）基因的失活，破坏 α-互补作用，不能产生具有活性的酶。所以含有重组质粒的菌落为白色，而不含重组质粒的菌落为蓝色。

【实验准备】

1. 实验试剂 LB 液体培养基；选择性 LB 琼脂培养平板：含氨苄西林（终浓度为 50μg/ml）；氨苄西林（Amp）25mg/ml，-20℃保存备用；X-gal（20mg/ml）：将 20mg X-gal 溶于 1ml 二甲基甲酰胺中，-20℃避光保存；IPTG（200mg/ml）：将 1g IPTG 溶于 4ml 去离子水中，定容至 5ml，过滤除菌，-20℃保存备用。

2. 实验仪器 恒温振荡培养箱，微量移液器，高压灭菌锅，培养皿，电热恒温培养箱及无菌工作台等。

【实验内容与方法】

1. 制备含有氨苄西林（终浓度为 50μg/ml）的琼脂平板。

2. 在琼脂平板的表面加 X-gal 40μl 和 IPTG 4μl，并将试剂均匀涂布于整个平板表面，37℃静置 1h。

3. 将 100μl 转化的菌液涂布于平板表面，37℃条件下置于恒温培养箱中 20min 后，倒置平板继续培养 12～16h。

4. 终止培养后，将平板于 4℃条件下静置 4h，使蓝色充分显现，平皿上显示蓝色和白色两种菌落。

5. 挑取白色菌落置于 2ml LB 液体培养基中（含氨苄西林，终浓度为 50μg/ml），37℃振荡培养

8～12h。

6. 提取质粒，以限制性酶切分析进一步鉴定（操作流程示意图见图3-17）。

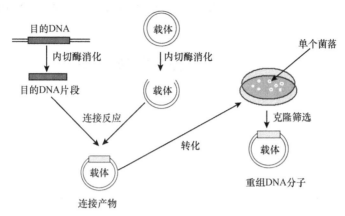

图 3-17　DNA 体外重组技术的基本步骤

【注意事项与常见问题】

转化实验过程中需要无菌操作，所有器具及试剂都需进行灭菌处理，部分实验需在无菌工作台中进行。

【作业与思考题】

1. 在用质粒载体进行外源 DNA 片段克隆时主要应考虑哪些因素？

2. 利用 α-互补现象筛选带有插入片段的重组克隆的原理是什么？

（吴茉莉）

实验 3-16　核酸分子杂交技术

核酸分子杂交技术是分子生物学研究领域最常用的基本技术之一。其基本原理是具有一定同源性的两条核酸单链在一定的条件下（适宜的温度及离子强度等）可按碱基互补配对原则形成双链，这一过程实质上是核酸分子变性与复性的过程，具有高度的特异性。杂交的双方是待测核酸序列（RNA 或 DNA）及探针（probe）。待测核酸序列为克隆的基因片段或未克隆化的基因组 DNA 及细胞总 RNA 等；用于检测的已知核酸片段称之为探针，探针必须用一定的手段加以标记以便跟踪随后的检测。常用的标记物是放射性核素及一些非放射性物质如生物素、地高辛等。检测这些标记物的方法都是极其灵敏的。

由于核酸分子杂交的高度特异性及检测方法的灵敏性，它已成为分子生物学中最常用的基本技术，被广泛应用于基因克隆的筛选、酶切图谱的制作、基因序列的定量、定性分析及基因突变的检测等。

核酸分子杂交技术根据作用环境的不同可分为液相杂交与固相杂交两种类型。液相杂交是指参加反应的两条核酸链（核酸样品和探针）均游离在液相中。固相杂交是将参加反应的一条核酸链预先固定于固体支持物上，另一条参加反应的核酸链游离在溶液中。固相杂交一般是指液相中的核酸探针与位于固相支持物上的待测核酸样品进行杂交的过程，是目前最常用的核酸分子杂交方法。固体支持物有硝酸纤维素滤膜、尼龙膜、乳胶颗粒、磁珠和微孔板等。下面主要介绍固相杂交的基本原理和实验方法。

固相杂交技术包括膜上印迹杂交和细胞原位杂交。Southern 印迹杂交、Northern 印迹杂交、斑点杂交及狭缝杂交等均属于印迹杂交。

一、Southern 印迹杂交

【实验目的】

1. 熟悉 Southern 印迹杂交的原理。

2. 掌握 Southern 印迹杂交的常用方法及一般注意事项。

【实验原理】

Southern 印迹杂交（Southern blotting）是 1975 年由英国人 E.Southern 创建的，是研究 DNA 图谱的基本技术，在遗传病诊断、DNA 图谱分析及 PCR 产物分析等方面具有重要价值。Southern 印迹杂交技术的基本原理为利用琼脂糖凝胶电泳分离经限制性内切酶消化的 DNA 片段，再将胶上的 DNA 变性并在原位将单链 DNA 片段转移至硝酸纤维素膜或其他固相支持物上，经干烤或者紫外线照射固定后，与特异性的探针进行杂交，用放射自显影或酶反应显色，从而检测和分析被转移的 DNA 片段。Southern 印迹杂交技术包括下列主要步骤（图 3-18）：

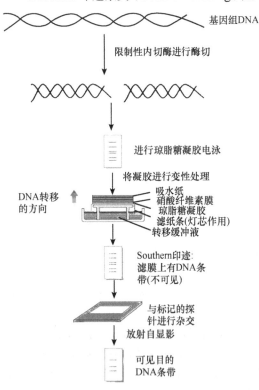

图 3-18　Southern 印迹杂交原理流程图

1. 限制性内切酶酶切 DNA，凝胶电泳分离酶切片段，然后对 DNA 进行原位变性。

2. 将变性后的 DNA 片段转移至固相支持物上（尼龙膜或硝酸纤维素膜）。

3. 预杂交以覆盖杂交膜上的非特异性杂交位点。

4. 加入标记的特异性探针进行杂交，随后进行漂洗以除去非特异性结合的探针。

5. 通过放射自显影或酶显色以检测和分析 DNA 所在的位置和大小。

将 DNA 从凝胶中转移到固相支持物上的方法主要包括三种：

1. 毛细管转移法　此方法的优点为操作简单方便，不需要其他仪器；缺点是转移时间较长，杂交信号弱。

2. 电转移法　利用电场的作用将凝胶中的核酸转移到杂交膜上，是近年发展起来的一种简便、快速、高效的核酸转移法。该法的优点为可直接转移较大的 DNA 片段；缺点为转移过程中电流较大，会导致转移系统的温度升高，应采用一定的冷却措施。

3. 真空转移法　利用真空作用将转移缓冲液从上层容器中通过凝胶抽到下层真空室中，同时可带动核酸片段转移至凝胶下面的杂交膜上。该法最大的优点是迅速高效，整个过程仅需 30min～

1h；缺点是凝胶在真空作用下易破裂，必须小心操作。

【实验准备】

1. 实验试剂与样品

（1）限制性核酸内切酶；琼脂糖。

（2）变性液：1.5mol/L NaCl；0.5mol/L NaOH。

（3）中和液：1mol/L Tris-HCl（pH8.0）；1.5mol/L NaCl。

（4）转移液（20×SSC）：3mol/L NaCl；0.3mol/L 柠檬酸钠 pH7.0。

（5）50×Denhardt 溶液：5g 聚蔗糖；5g 聚乙烯吡咯烷酮；5g 牛血清白蛋白，加水至 500ml，过滤除菌后−20℃储存。

（6）预杂交液：6×SSC，5×Denhardt 溶液，0.5%SDS，0.01mol/L EDTA，50%（V/V）甲酰胺，100μg/ml 变性鲑鱼精 DNA。

（7）杂交液：在预杂交溶液中加入特异性变性探针即为杂交溶液。

（8）0.2mol/L HCl；10% SDS；0.4mol/L NaOH；标记好的探针；待检测的 DNA 样品。

2. 实验仪器 电泳仪，电泳槽，真空烤箱，恒温水浴锅，凝胶成像系统，恒温摇床，脱色摇床，旋涡振荡仪，微波炉，封口机，放射自显影盒，X 线片，杂交袋，硝酸纤维素膜或尼龙膜及微量移液器等。

【实验内容与方法】

1. DNA 样品的酶切 取一定量的待测 DNA 样品，用适当的限制性内切酶进行酶切反应。DNA 的量根据样品的种类及实验目的不同而异，对于克隆片段的限制性内切酶图谱分析，取 0.1～0.5μg 即可；而对于鉴定基因组 DNA 中的单拷贝基因序列，则需要 10～20μg；当采用寡核苷酸探针或探针的比放射性活性较低时，则需要 30～50μg。

2. 琼脂糖凝胶电泳分离酶切的 DNA 样品

（1）酶切反应结束后，在琼脂糖凝胶中进行电泳。

（2）电泳完毕后，EB（0.5μg/ml）染色 30min，用凝胶成像系统拍照确定电泳效果和分子大小。

3. 印迹转移

（1）将胶切成合适大小，切去右上角作标记以便定位，随后将凝胶置于一容器中。

（2）加入适量的变性液，室温下轻轻摇动约 30min。

（3）将凝胶用去离子水漂洗 1 次，然后浸泡于适量的中和液中轻轻摇动 30min，更换中和液继续浸泡 15min。

（4）在 20×SSC 中平衡凝胶至少 10min。

（5）裁 2～4 张滤纸、1 张硝酸纤维素膜及一些吸水纸巾，均与胶的大小相同（滤纸及硝酸纤维素膜不能大于凝胶，否则易发生短路），硝酸纤维素膜浸入转移液中平衡 30min。

（6）如图 3-19 所示，在平盘中放一块比胶大的支撑平台，上面铺一张滤纸（起灯芯的作用），盘中加入适量的转移液 20×SSC（约 2.5cm 高），不能没过支撑平台，使滤纸的两端浸入转移液中，形成一个"桥"。

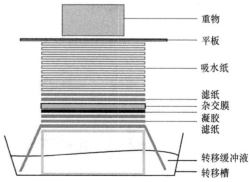

	重物
	平板
	吸水纸
	滤纸
	杂交膜
	凝胶
	滤纸
	转移缓冲液
	转移槽

图 3-19 液流向上的毛细管转移装置

（7）将凝胶反放在浸湿的滤纸上注意两者之间不能有气泡。

（8）把浸湿的硝酸纤维素膜平铺在胶上，对齐，胶与膜之间不能有气泡，膜与胶下的滤纸不能直接接触。

（9）膜上放一张滤纸（滤纸不能与胶接触）、一叠吸水纸，上置一玻璃板，其上放一重约 $0.2\sim$ 0.5kg 的物品。

（10）通过滤纸的灯芯作用，平盘中的转移液就会通过胶上移，从而将 DNA 吸至膜上。

（11）及时更换浸湿的吸水纸，在 20×SCC 的转移液中充分转移 18～24h。

4. 固定 DNA

（1）取出硝酸纤维素膜，在 6×SSC 中浸泡 30min～2h，以除去琼脂糖残迹。

（2）自然干燥 4h 后，80℃真空干燥 2h。此时的膜可以进行下一步杂交反应，如果不立即进行下一步杂交反应，则可把膜保存在两张滤纸之间，放在密封袋中 4℃保存。

5. 预杂交

（1）将膜浸入 5×SCC 中 2min，然后把膜放入干净的杂交袋中。

（2）预热预杂交液至杂交温度 65℃，然后按每平方厘米硝酸纤维素膜需预杂交液 0.2ml 的比例把预杂交液（10ml）加入杂交袋中，尽可能排净袋中的气泡，封口。

（3）65℃预杂交 1h 以上，不时摇动。这一点对于保证滤膜表面充分浸湿预杂交液非常重要。

6. 杂交

（1）取出杂交袋，剪去一角去除预杂交液，加入 5ml 杂交液（足量的液体保持滤膜湿润，$50\mu l/cm^2$），排除气泡后封口。

（2）将杂交袋放入 65℃水浴中杂交过夜。

7. 洗膜

（1）取出杂交袋，将其剪开取出滤膜，在 2×SSC 溶液（0.5%SDS）中漂洗 5min，然后按照下列条件洗膜，洗膜过程中要轻轻摇动。

2×SSC（0.1%SDS）	室温	5min×3 次
0.25×SSC（0.1%SDS）	室温	5min×2 次

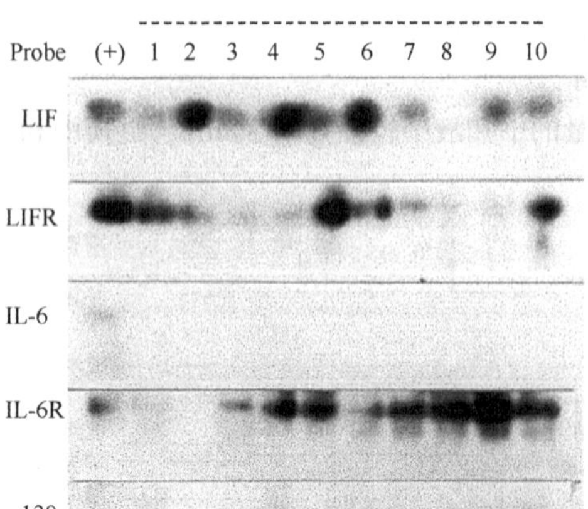

图 3-20　Southern 杂交印迹分析 LIF、IL-6 及其受体 LIFR 和 gp130 在髓母细胞瘤组织及细胞系中的表达情况

（2）将滤膜移入 0.1×SSC（含 0.1%SDS）溶液中，65℃轻轻摇动保温 2h，更换液体后继续保温 30min。

注：采用核素标记的探针或发光剂标记的探针进行杂交时，关键步骤是洗膜。洗膜过程要不断振荡，不断用放射性检测仪探测膜上的放射强度。当放射强度指示数值较环境背景高 1～2 倍时，即停止洗膜。

（3）取出膜，用滤纸吸尽膜表面的水分，并用保鲜膜包裹，保鲜膜与 NC 膜之间不能有气泡。

8. 通过放射自显影进行检测（图 3-20）

（1）将膜正面向上（DNA 面朝上），放入暗盒中（加双侧增感屏）。

（2）于暗室内，置 2 张 X 线底片于暗盒中，合上暗盒。

（3）将暗盒置于 –70℃低温冰箱中，使膜对 X

线底片曝光（根据信号强弱决定曝光时间，一般在 1～3 天）。

（4）从冰箱中取出暗盒，恢复至室温（约需 1～2h），随后冲洗 X 线底片，观察结果（洗片时先洗一张，若感光偏弱，则在多加两天曝光时间，再洗第二张片子）。

【注意事项与常见问题】

1. 结合了核酸样品的杂交膜与一种探针杂交后，经碱变性或热变性的方法洗去探针后，还可再与其他探针进行多次杂交。由于尼龙膜与核酸的结合比较牢固，而且膜的强度比较高，适合多次杂交；而硝酸纤维素膜与核酸的结合较弱，而且膜的强度也较低，一般不重复使用。需特别注意的是，如果滤膜在保存过程中干燥，则探针将会与滤膜发生不可逆性结合，不能被洗脱下来，因此，洗膜、放射自显影及保存过程中，均应保持膜的湿润，并密封于塑料袋中。

2. 所有操作应该戴手套，预防 DNA 污染和 EB 污染。

3. 转膜时，注意滤纸、凝胶及硝酸纤维素膜之间必须排除气泡。

4. 实验过程中所用的杂交膜只能用干净的平头镊子接触，切不可用手指接触，以防油脂和 DNA 酶污染，造成背景高的问题，同时操作时要小心轻放，避免擦伤膜的表面引起较高的背景。

5. 所用废液包括放射性探针杂交液，应倒入专门的废液缸中，以防止放射性污染。

6. 洗膜的温度一般应控制在低于 T_m 值 12℃以上[$T_m = 69.3 + 0.41 \times （ G + C ） \%$]，双链 DNA 的 T_m 值随错配碱基对数每增加 1% 而递减 1℃。

7. 如果没有杂交信号或者信号很弱，可能由几种情况之一引起：①探针标记效率低或者加入的探针浓度太低；②电泳中加入的 DNA 量太低或者发生降解；③探针的检测系统出现问题。

8. 杂交背景高或杂交膜上出现斑点可能的原因 ①封闭液中封闭剂浓度过低；②封闭缓冲液配制时间过长；可通过提高预杂交与杂交步骤中有关封闭试剂的量来予以解决。

9. 泳道背景高 如果印迹的其余部分十分清晰，只是泳道的背景高，那么这种情况是由探针的非特异性所致，建议采用更为严格的洗膜条件，增加洗涤时间或降低盐浓度。

10. 转印不成功 首先检查并排除是否存在"虹吸短路"或硝酸纤维素膜和凝胶放置是否正确或是否存在气泡；注意要按时更换吸水纸巾，添加足量的转移缓冲液。

【作业与思考题】

1. Southern 印迹杂交适用于哪些研究？

2. Southern 印迹杂交实验应注意哪些影响因素？

二、Northern 印迹杂交

【实验目的】

1. 学习甲醛变性凝胶电泳的方法。

2. 熟悉 Northern 印迹杂交的基本原理和一般操作过程。

【实验原理】

Northern 印迹杂交（Northern blotting）是将样品 RNA 或 mRNA 从琼脂糖凝胶中转印到硝酸纤维素膜上，随后用 DNA 或 RNA 探针进行核酸杂交检测的一种方法，是研究基因表达常用的方法。

Northern 印迹杂交由 Southern 印杂交法演变而来，其被测样品是 RNA，经甲醛或聚乙二醛变性及电泳分离后，转移到固相支持物上，进行杂交反应，以鉴定其中特定 mRNA 分子的量与大小。

Northern 印迹杂交中的 RNA 吸印方法类似于 Southern 印迹杂交中的 DNA 吸印方法，只是 RNA 吸印方法在上样前使用甲基氢氧化银、乙二醛或甲醛使 RNA 变性，而不用 NaOH，因为它会水解 RNA 的 2'-羟基基团。另外，在琼脂糖凝胶中不能加 EB，因为它会影响 RNA 与硝酸纤维素膜的结合。为确定片段大小，可在同一块胶上加分子量标记物一同电泳，之后将标记物切下、显色、照相，样品胶则进行 Northern 转印。含有标记物的胶显色的方法为暗室中将其浸入含 5μg/ml EB 的 0.1mol/L 醋酸铵中 10min。所有操作均应避免 RNase 的污染。

将 RNA 从凝胶中转移到固相支持物上的方法主要包括三种：毛细管转移、电转移及真空转移。

【实验准备】

1. 实验试剂与样品

（1）10mg/ml 溴化乙锭（EB）；琼脂糖；0.1mol/L 醋酸铵；去离子甲酰胺。

（2）10×MOPS（吗啉代丙烷磺酸）缓冲液：MOPS 41.85g；1mol/L NaAc（pH7.0）80ml；0.5mol/L EDTA（pH8.0）20ml，先加一定量 DEPC 水，再用 4mol/L NaOH 调 pH 至 7.0（约加 7ml），再用 DEPC 水定容至 1L，灭菌。

（3）5×上样缓冲液：50%甘油；1mmol/L EDTA（pH8.0）；0.25%溴酚蓝；0.25%二甲苯蓝。

（4）甲醛溶液：用水配成 37%浓度（12.3mol/L），应在通风柜中操作，pH 高于 4.0。

（5）样品变性缓冲液：50%甲酰胺，2.5mol/L 甲醛，1×MOPS 缓冲液。

（6）50×Denhardt 溶液：5g 聚蔗糖，5g 聚乙烯吡咯烷酮，5g 牛血清白蛋白，加水至 500ml，过滤除菌后-20℃储存。

（7）转移液（20×SSC）：3mol/L NaCl，0.3mol/L 柠檬酸钠，pH7.0。

（8）预杂交液：5×SSC，5×Denhardt 溶液，1%SDS，50%（V/V）甲酰胺，100μg/ml 变性鲑鱼精 DNA。

（9）杂交液：在预杂交溶液中加入特异性变性探针即为杂交溶液。

（10）50mmol/L NaOH（含 10mmol/L NaCl）；20% SDS；标记好的探针（DNA 或 RNA）；待检测的 RNA 样品。上述试剂均必须用 0.1%DEPC 水配制。

2. 实验仪器 电泳仪，电泳槽，真空烤箱，恒温水浴锅，凝胶成像系统，恒温摇床，脱色摇床，旋涡振荡仪，微波炉，封口机，放放射自显影盒，X 线片，杂交袋，硝酸纤维素膜或尼龙膜及微量移液器等。

【实验内容与方法】

1. 甲醛变性凝胶电泳

（1）40ml 水中加 0.7g 琼脂糖，煮沸溶解，冷却到 60℃，加 7ml 10×MOPS 缓冲液，11.5ml 甲醛，加水定容至 70ml，混匀后灌胶。

（2）等胶凝固后，取出梳子，将凝胶放入电泳槽中，加入 1×MOPS 缓冲液没过凝胶。

（3）样品制备：在 5μl 纯化的 RNA 样品（RNA 的终浓度最好为 1μg/μl）中加入 3μl 样品变性缓冲液，加热到 65℃变性 10min，迅速冰浴冷却，并在使用前（不超过 15～30min）加入 2μl 5×上样缓冲液。

（4）离心样品，12000r/min，5min，随后上样，上样体积一般为 10～20μl；同时将分子量标准加到旁边孔中，以便确定样品 RNA 的分子量。

（5）采用 5V/cm 的电压进行电泳，当溴酚蓝指示剂迁移到凝胶底部时停止电泳。

（6）印迹转移前切下含分子量标记物泳道的凝胶，浸入含 5μg/ml 溴化乙锭的 0.1mol/L 醋酸铵中 10min，紫外凝胶成像系统中拍照，拍照时紫外灯下放一根尺子拍照，记下分子量标记的片段位置，以便杂交后确定杂交带的分子量大小。

2. 印迹转移

（1）用 0.1%DEPC 水洗涤样品凝胶 3 次，每次 10min，以除去甲醛。然后用 50mmol/L NaOH（含 10mmol/L NaCl）浸泡凝胶 20min，以水解高分子的 RNA 增强转印效果。浸泡后的凝胶用 0.1% DEPC 水淋洗数次。

（2）把凝胶及剪好的醋酸纤维素膜浸泡入 20×SSC 转移溶液中 45min，然后进行转移。

（3）按照图 3-19 所示，安装转移装置，盘内倒入 20×SSC 转移溶液，在转移溶液平面上放一支撑平台，平台上铺一张大滤纸，滤纸两端可浸入转移溶液中。

（4）在滤纸表面倒少许 20×SSC，然后将凝胶倒扣于滤纸上，除去滤纸与凝胶之间的气泡。

（5）铺硝酸纤维素膜于凝胶上，小心去除凝胶与膜之间的气泡，在面对凝胶的膜面作标记。

（6）在膜表面铺三张与膜大小相同的滤纸（预先用 20×SSC 浸泡过）。

（7）在滤纸表面放一叠干燥的吸水纸巾。

（8）在吸水纸上放一玻璃板，并在玻璃板上放置 0.75～1kg 重的物体。

（9）在 20×SCC 的转移液中充分转移 12～16h，期间要及时更换浸湿的吸水纸，并确保平盘内有足够的 20×SCC。

3. 固定 DNA

（1）取出硝酸纤维素膜，用 20×SSC 漂洗膜以除去琼脂糖残迹。

（2）将硝酸纤维素膜放在两块干燥的滤纸之间，80℃真空干燥 0.5～2h。此时的膜可以进行下一步杂交反应，如果不立即进行下一步杂交反应，则可把膜保存在两张滤纸之间，放在密封袋中 4℃保存。

4. 预杂交

（1）将膜浸入 6×SCC 中 2min，然后把膜放入干净的杂交袋中，标记膜的正反面。

（2）预热预杂交液至杂交温度 42℃，然后按每平方厘米硝酸纤维素膜需预杂交液 0.1ml 的比例把预杂交液加入杂交袋中，尽可能排净袋中的气泡，封口。

（3）42℃预杂交 2～4h，不时摇动并确保膜表面无气泡，这一点对于保证滤膜表面充分浸湿预杂交液非常重要。

5. 杂交

（1）取出杂交袋，剪去一角去除预杂交液，加入适量的杂交液（足量的液体保持滤膜湿润，50μl/cm²），排除气泡后封口。

（2）将杂交袋放入 95℃条件下 10min 使探针变性，随后把杂交袋立即置于冰水中冷却 5min。

（3）将杂交袋放入 42℃水浴（水浴摇床）中 12～16h（DNA 探针 42℃，RNA 探针 60℃）。

6. 洗膜

（1）取出杂交袋，剪开取出滤膜，在 2×SSC 溶液（0.1%SDS）中漂洗 5min×3 次，然后再用 2×SSC（含 0.1%SDS）在 45℃条件下漂洗滤膜 20min×2 次，洗膜过程中要轻轻摇动。

（2）将滤膜移入 2×SSC（含 0.1%SDS）溶液中，室温漂洗 1 次。

注：采用核素标记的探针或发光剂标记的探针进行杂交时，关键的步骤是洗膜。洗膜过程要不断振荡，不断用放射性检测仪探测膜上的放射强度。当放射强度指示数值较环境背景高 1～2 倍时，

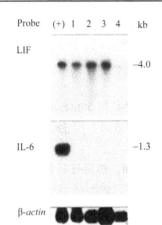

图 3-21 Northern 杂交印迹分析 LIF、IL-6 在髓母细胞瘤组织中的表达情况，β-*actin* 作为内参

即停止洗膜。

（3）取出膜，用滤纸吸尽膜表面的液体，并用保鲜膜包裹，保鲜膜与 NC 膜之间不能有气泡。

7. 通过放射自显影进行检测

（1）将膜正面向上（RNA 面朝上），放入暗盒中（加双侧增感屏）。

（2）于暗室内，置 2 张 X 线底片于暗盒中，合上暗盒。

（3）将暗盒置于 -70℃ 低温冰箱中，使膜对 X 光底片曝光（根据信号强弱决定曝光时间，一般在 1～3 天）。

（4）从冰箱中取出暗盒，恢复至室温（需 1～2h），随后冲洗 X 线底片，观察结果（洗片时先洗一张，若感光偏弱，则在多加 2 天曝光时间，再洗第二张片子）。

【注意事项与常见问题】

1. 为防止 RNA 的降解，实验中所用的试剂必须用 0.1%DEPC 水配制，所用的仪器必须除去 RNA 酶，所有操作必须避免 RNA 酶污染。

2. 甲醛变性凝胶电泳必须在通风橱内戴手套操作。

3. 如果 RNA 发生降解，首先应考虑凝胶电泳槽，这是最常见的 RNA 酶污染的来源。可找一个新的电泳槽或用 DEPC 处理后重复凝胶电泳。如果 RNA 仍发生降解，建议将所有的溶液全部倒掉，配制新鲜的溶液，小心地重复实验。

4. 注意避免放射性污染的发生。

5. RNA 转印不成功，应考虑下列原因：①是否存在虹吸短路；②膜与胶的位置是否正确；③是否存在气泡。

【作业与思考题】

1. Northern 印迹杂交适用于哪些研究？

2. Northern 印迹杂交实验应注意哪些影响因素？

（吴茉莉）

下篇 综合实验

第四章 基因多态性分析

第一节 概 述

基因多态性（polymorphism）也称为遗传多态性（genetic polymorphism），是指在一个生物群体中，某个基因位点同时存在两种或两种以上的等位基因（allele），从而形成多种不同基因型（genotype）个体。基因多态性属于 DNA 分子水平上的变异，但是它并不同于基因突变（gene mutation），基因多态通常发生在基因序列中非编码区以及没有重要调节功能的区域，个体间因此而产生性状上的差异，但属于正常变异，很少出现明显的临床症状。

一、基因多态性分类

1. 限制性片段长度多态（restriction fragment length polymorphism，RFLP），指由于单个碱基的改变引起限制性酶切位点的变化，从而导致酶切后 DNA 片段长度出现个体差异。

2. DNA 重复序列多态，主要表现为重复序列拷贝数的变异在人群中是高度多态的，如小卫星 DNA 和微卫星 DNA。

3. 单核苷酸多态（single nucleotide polymorphisms，SNP），表现为单个碱基的置换、缺失和插入。是人类基因组中密度最大的遗传标记，平均每 200～300 个碱基中就存在一个 SNP。

二、基因多态性的研究应用

1. 基因多态性在阐明人类疾病易感性、药物反应性以及疾病临床表现多样性等方面都发挥重要作用。通过基因多态性的研究，可从基因水平揭示不同个体间生物活性物质功能及效应差异的本质。如研究证实：*HLA-B27* 等位基因与强直性脊椎炎的发生有关；*p53* 抑癌基因多态性与肿瘤发生及转移相关。

2. 基因多态性可以作为遗传标记应用。绝大多数 DNA 多态性并不引起遗传病，但可作为遗传标记来使用。例如 RFLP 位点、微卫星以及小卫星 DNA 标记都已广泛用于遗传病的连锁诊断。利用各条染色体上位置已知的众多的多态性标记，通过患病家系的连锁分析，可以找到多基因病的致病基因或相关基因的位置，并为他们的分离克隆提供依据。

3. 基因多态性还可以用于疾病的分型与治疗。根据患者疾病多态性的基因型来解释疾病的病因和临床表现。

第二节 *CYP1A1* 基因多态性与胃癌易感性的相关性研究

【实验背景知识介绍】

肿瘤的发生是一个多因素参与的复杂过程，受到遗传因素和环境因素的双重影响。遗传因素是内部因素，由父母传递给个体的基因基础决定；而环境因素是外部因素，主要包括环境中物理、化学及生物学致畸因素。遗传因素是基础，我们称为遗传易感性。环境因素要通过遗传因素来其作用。研究表明，肿瘤的发生是环境致癌因子作用于具有高度遗传易感性的个体所致。因此个体肿瘤遗传易感性检测对肿瘤的预测以及预防具有重要意义。环境基因组学是一门新的交叉学科，研究内容即人类基因遗传多态性与环境暴露因子敏感性的相互关系。环境与基因的相互作用主要体现在细胞内代谢酶对细胞外环境致癌物的代谢作用。编码酶基因遗传多态性是个体肿瘤易患性差异的最主要原因。

环境中存在的一些致癌物有很多属于间接致癌物，需经代谢活化后才可以和 DNA 结合形成 DNA 加合物，通过促进/抑制基因表达影响细胞生长状态，最终导致细胞突变。

细胞色素 P450 (cytochrome P450) 氧化酶是一组超基因家族编码的Ⅰ相代谢酶，其表达活性很大程度上决定了致癌物能否引起下游靶细胞表达特征的改变（抑制/激活）。CYP450 细胞色素氧化酶基因在人群中存在多种基因多态性，不同基因型 CYP450 表达的细胞色素氧化酶可以通过对进入细胞的致癌物前体进行代谢活化或代谢解毒而进一步影响其致癌效应（图 4-1），研究表明，细胞色素氧化酶在细胞中的活性特点与个体的肿瘤易患性关系密切。目前关于 CYP450 基因多态性与各种恶性肿瘤（尤其是消化道恶性肿瘤）易患性之间的相关性研究已经成为肿瘤遗传学研究热点。

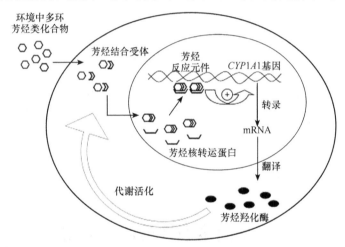

图 4-1　CYP450 的代谢活性

胃癌在我国东南沿海等地区发病率比较高，由于起病隐蔽，临床出现明显症状时往往已经是中晚期，因此其临床危害较大。胃癌的发病分子机制研究一直是人们研究的重点。研究者希望能够找到胃癌发病的核心分子标记物，为临床针对胃癌诊断/治疗进行遗传学/表观遗传学干预提供有价值的靶点。

CYP1A1 基因是细胞色素 P450 超基因家族的主要成员，负责编码芳烃羟化酶，指导多环芳烃类化合物的细胞内的代谢。有证据表明 CYP1A1 基因代谢活化产物与多种肿瘤（包括胃癌）的发生有关。人群中 CYP1A1 酶活性有显著的个体差异，这种酶活性差异与个体基因型有关。在中国汉族人群中，CYP1A1 基因主要有四种多态形式，其中有些特定的基因型如 Exon7 多态的 Val/Val 基因型以及 3′端 MspⅠ多态的 m2m2 基因型等，即是某些肿瘤的易感基因型。研究已经证明，这些易感基因型与胃癌、乳腺癌、肺癌、肝癌、前列腺癌、大肠癌以及胆囊癌等多种肿瘤的发生密切相关。

【实验目的】

1. 掌握 PCR-RFLP 技术与 AS-PCR 技术在实际科研工作中的具体应用。

2. 了解细胞色素氧化酶基因多态性与个体胃癌易感性之间的关系，积累遗传多态性研究资料。

【实验原理】

1. RFLP 分析原理　1974 年，Grozdicker 等利用限制性内切酶酶解腺病毒 DNA 突变体后得到了差异性 DNA 片段。人类遗传学家 Bostein 在 1980 年提出了 RFLP（restriction fragment length polymorphism，限制片段长度多态性）的概念并于 1983 年应用于品种鉴别。不同品种（个体）基因组的限制性内切酶的酶切位点由于碱基多态性而发生改变。当使用限制性内切酶特异性切割 DNA 双链时，由于 DNA 双链上的一个碱基多态性的存在而造成酶切位点的有无，从而产生能切与不能切两种状况，可产生不同长度的片段（等位片段）。这种变化可以通过 PCR 产物酶切电泳、特异性引物扩增以及特定探针杂交等方法进行检测，从而可比较不同品种（个体）的 DNA 水平的差异（即多态性）（图 4-2）。

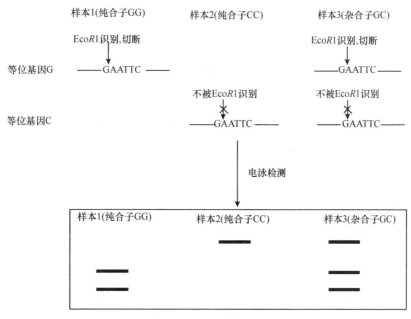

图 4-2 RFLP 分析原理

RFLP 是由 DNA 一级结构的变异造成的，反映了 DNA 分子水平的差异，这种变异是可遗传的。如果变异点不在内切酶位点，变异则很难被检测到。需要依靠增加内切酶的种类来得到全面、可靠的实验数据。目前发现的限制性内切酶的种类达到 3000 多种，其中已经商品化的有 600 余种，大大方便了人们的研究。

2. 等位基因特异性 PCR 实验原理 等位基因特异性 PCR（allele specific PCR，AS-PCR）是一种测定基因突变的方法。将准备检测的变异碱基设计于突变引物的 3′端，利用 Taq 酶缺乏 3′→5′ 外切酶活性，在 PCR 扩增过程中，错配引物由于不能形成磷酸二酯键而导致延伸反应受阻。

实验设计一个下游 R-通用引物，以及包含了基因多态性位点的两个上游 F-特异性引物。在上游特异性引物的 3′末端碱基按照基因多态性的碱基特征设计，使这两个引物可以分别与基因的两种单核苷酸多态形式互补。特异性上游引物与通用下游引物构成两对检测引物对，对待测样本进行两次 PCR 扩增，电泳检测。根据电泳图上各引物 PCR 扩增产物的有无来判断样品的基因型（图 4-3）。

【实验准备】

1. 实验对象 病例组：收集临床医院经病理确诊原发性胃癌（其他消化系统肿瘤也可）患者 30～40 例，注意年龄与性别的分布。对照组：临床医院随机选择非消化系统疾病或者非肿瘤门诊病人作为对照。两组实验对象均抽取静脉无菌抗凝血 2ml，−20℃保存备用。

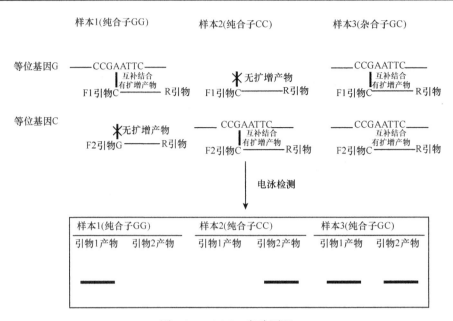

图 4-3 AS-PCR 实验原理

2. 实验试剂

（1）限制性内切酶 MspI 及其反应缓冲液。

（2）外周血 DNA 提取试剂：饱和酚，氯仿，乙醇，乙酸钠，蛋白酶 K，十二烷基硫酸钠（SDS），乙二胺四乙酸（EDTA）等。

（3）PCR 用试剂：Taq 耐热聚合酶（5U/μl），dNTPs（四种游离单核苷酸 dATPs、dTTPs、dCTPs、dGTPs 各 10mmol/L），PCR 反应用缓冲液，通用引物一个、特异性引物两个（TaKaRa 生物工程有限公司合成），无菌去离子水等。

（4）电泳用试剂：琼脂糖，溴化乙锭，DL2000 Marker，三羟甲基氨基甲烷（Tris），硼酸，溴酚蓝等。

3. 实验仪器 移液器（5μl、20μl、100μl），Eppendorf 管（EP 管），tip 头。高速离心机，紫外分光光度计，凝胶电泳仪，PCR 仪，凝胶自动成像系统，分析天平等。

【实验内容与方法】

1. 主要溶液的配制

（1）细胞裂解液：200mmol/L Tris（pH=8.0），25 mmol/L EDTA（pH=8.0），250mmol/L NaCl，0.5%SDS。

（2）TE 缓冲液：10mmol/L Tris（pH=8.0），1mmol/L EDTA（pH=8.0）。

（3）蛋白酶 K：母液浓度为 200mg/ml，工作液浓度为 250μg/ml。

（4）乙酸钠：3mol/L（pH=5.2）。

（5）溴酚蓝上样缓冲液：0.25%溴酚蓝，40%蔗糖水溶液。

（6）10×TBE 电泳缓冲液：1L 水中含有 Tris108g、硼酸 55g、EDTA 20mmol/L，调 pH 至 8.0。

（7）溴化乙锭（EB，工作液浓度为 0.5μg/ml）原液：10mg 加入 1ml 去离子水（用 1×TBE 工作液溶也可）。

（8）聚合酶链式反应（PCR）试剂及限制性酶可直接购买试剂盒。

2. 提取外周血 DNA 将静脉抗凝血反复冻融，取出约 0.5ml 加入等体积的磷酸盐缓冲液充分混匀。1000r/min，离心 5min。吸弃上清，保留大约 100μl 细胞悬液。再分别加入 10%十二烷基硫酸钠（SDS）20μl、蛋白酶 K3～5μl（终浓度 100μg/ml）、TE 缓冲液 180μl，枪头轻轻吹打混匀，37℃水浴过夜（或者 50℃1～2 小时）。常规酚/氯仿法提取基因组 DNA（详细步骤实验 3-1），预冷无水乙醇沉淀，离心后去上清，干燥后溶于适量 TE 缓冲液（pH=8.0）中，-20℃冰箱保存。

3. *CYP1A1* 基因 3'端多态（Msp I 多态）**分析** 基因型鉴定应用聚合酶链反应-限制性片段长度多态性分析（PCR-RFLP）法。

（1）PCR 扩增目的片段及电泳检测 PCR 产物

CYP1A1 基因 Msp I 多态鉴定引物序列如下：

上游引物：5'-TAGGAGTCTTGTCTCATGCCT-3'

下游引物：5'-CAGTGAAGAGGTGTAGCCGCT-3'

PCR 体系组成按照试剂盒说明：总反应体系为 20μl，内含有 10×PCR 缓冲液（含 Mg^{2+}）2μl，2.5mmol/L dNTP 混合液 2μl，Taq 耐热聚合酶 1.0U，待测 DNA 模板 50～100ng，20μmol/L 上下引物各 0.8μl，去离子水补齐至 20μl。

反应条件如下：94℃变性 5min 后，进入循环 94℃1min，61℃1min，72℃1 min，30～35 个循环后，72℃延伸 10min。PCR 产物片段长度为 340 bp。

琼脂糖凝胶预电泳（实验原理及详细步骤参照实验 3-10）：取出 PCR 产物 10μl 加入 2μl 6×溴酚蓝上样缓冲液，充分混匀。于 1%～1.5%琼脂糖凝胶电泳检测 PCR 扩增结果。

（2）限制性内切酶酶切反应：取 10μl PCR 扩增产物，加入 0.1% BSA 2μl，10×酶切缓冲液 2μl，Msp I 限制性内切酶 10U，加水补齐至 20μl。37℃水浴，轻轻震荡过夜。

（3）酶切产物的检测：配制 2%（2g/100ml）琼脂糖凝胶（EB 浓度 0.5μg/ml），配胶溶液与电泳缓冲液均为 1×TBE。配制上样液（溴酚蓝稀释至 1×），加样，电泳。电压维持在 100V(5V/cm)左右，电泳 1h 后（注意观察溴酚蓝的位置，以估计酶切产物片段电泳位置），凝胶自动成像系统观察、照相记录。

4. *CYP1A1* 基因第七外显子（Ile 异亮氨酸-Val 缬氨酸）**多态分析** 应用等位基因特异性 PCR（AS-PCR）法进行基因型鉴定。

CYP1A1 基因 Exon7 多态有三种基因型：Ile/Ile、Ile/Val 和 Val/Val 是由于 *CYP1A1* 第 7 外显子血红素结合区域 A→T 颠换导致 462 位的异亮氨酸→缬氨酸。通过酶动力学研究表明，Exon7 多态三种基因型表达的酶活性存在差异，Ile→Val 突变不仅增高了 *CYP1A1* 的酶活性，而且增高其诱导性，Val/Val 活化毒素的能力最强，Ile/Val 次之，Ile/Ile 最弱，所以从理论上推导，具有 Val/Val 基因型的个体对化学致癌物诱发的肿瘤最易感。

上游 Ile 特异性引物为：5'-AAGACCTCCCAGCGGGCAAT-3'

上游 Val 特异性引物为：5'-AAGACCTCCCAGCGGGCAAC-3'

下游通用引物为：5'-GAACTGCCACTTCAGCTGTCT-3'

下游的共用引物分别与两个上游特异性引物（Ile 引物和 Val 引物）组成两对引物，在两个不同的 PCR 体系中对同一模板进行扩增。PCR 反应体系组成参照 MspI 多态鉴定 PCR 体系。两组 PCR 反应条件相同，均为：94℃预变性 5min，循环条件为 94℃1min，65℃45s，72℃1min，30～35 次，72℃延伸 7min。2%琼脂糖凝胶电泳检测两管 PCR 产物。

5. 结果鉴定

（1）*CYP1A1* 基因 MspI 多态基因型分析：如图 4-4 所示，RFLP-PCR 产物经 MspI 限制性酶酶切后电泳会有三种可能：野生纯合子（*m1m1* 基因型）——只有 340bp 一个条带；杂合子（*m1m2*

基因型）——含有 340bp、200bp 和 140bp 三个条带；以及突变纯合子（*m2m2* 基因型）——可见 200bp 和 140bp 两个条带。

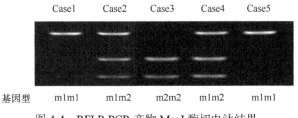

图 4-4   RFLP-PCR 产物 MspI 酶切电泳结果

（2）第七外显子多态基因型分析：琼脂糖电泳同时检测一对 PCR 扩增产物，根据扩增产物的有无来判断基因型。如图 4-5 所示：野生型（Ile/Ile 纯合子）——下游通用引物和上游 Ile 特异性引物组成的 PCR 体系中有扩增带，而下游通用引物和上游 Val 特异性引物组成的 PCR 体系中并没有扩增条带；突变型（Val/Val 纯合子）——只在下游通用引物和上游 Val 特异性引物组成的 PCR 体系有扩增条带，而下游通用引物和上游 Ile 特异性引物组成的 PCR 体系没有扩增产物；杂合型（Ile/Val 杂合子）显示为下游通用引物分别与两个特异性引物组成的 PCR 体系中都有扩增条带。

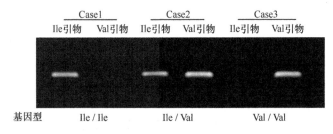

图 4-5   Ile/Val 平行扩增产物电泳结果

【注意事项与常见问题】

1. 一切操作注意避免外源性污染，戴口罩和一次性手套。接触酚、氯仿、溴化乙锭等有毒/致突变药品时，需小心操作，不可与皮肤接触，也不可污染实验操作台。

2. DNA 提取时注意不可剧烈震荡，以保证基因组线性 DNA 的完整性。

3. PCR 时要注意移液器的正确使用以及试剂的添加顺序。Taq 酶以及内切酶等重要试剂注意置于冰上保存。避免酶切不完全，一定要保证酶切反应充分彻底；同时还要注意防止未酶切的 PCR 产物发生降解。

4. 电泳加样时要注意观察清楚加样槽口，枪头不可戳破底胶。电泳时要注意控制电压和时间，以防止过度电泳造成条带的遗失。

5. 用过的枪头、EP 管以及废弃的胶块等要注意统一专门处理，不可与一般生活垃圾混杂。

【作业与思考题】

1. 正常人群中 MspI 多态性、Ile/Val 多态性的分布情况。（计算基因频率以及基因型频率，详见实验 1-3）。

2. *CYP1A1* 基因多态性与胃癌易感性是否存在相关性。

（王　茜）

第五章　PCR-SSCP 与基因点突变检测

第一节　概　述

基因诊断（gene diagnosis）是指应用分子生物学方法，从核酸（DNA/RNA）分子水平对特定的基因进行分析，从而对特定的疾病作出诊断。

在各种导致人类疾病的基因突变中，点突变（point mutation）占了相当大的比例。点突变也称为单碱基替换（single base substitution），是单个碱基发生的改变，是基因突变的一种重要形式。许多致病基因与正常基因相比，实际上只存在一个碱基的差别。因此点突变检测方法研究一直是临床基因诊断和基础研究中的重要课题。

一、点突变的检测方法

目前大多数基因突变的分子检测技术都是建立在 PCR 基础之上，并由此衍生出许多基因诊断方法。大大缩短了检查时间，结果也更加准确。

用于检测点突变的方法很多，对于已知位点的点突变检测方法主要包括：

1. RFLP 检测　限制性片断长度多态性检测是最早用于分析已知点突变的方法。其优点是具有较高的特异性，可以确定突变的部位及性质，重复性好；缺点是只能用来检测发生在特异性限制性酶切位点上的点突变，应用上比较受局限。

2. 等位基因特异性寡核苷酸分析法（allele-specific oligonucleotide，ASO）　设计一段 20bp 左右的寡核苷酸片段，其中包含了发生突变的部位，以此为探针，与固定在膜上的经 PCR 扩增的样品 DNA 杂交。同时以野生型探针作为正常对照，根据杂交信号的有无来判断点突变。

3. 等位基因特异性扩增技术　设计包括突变位点的引物（通常待测位点设计在引物的 3′末端），根据扩增产物的有无可以直接鉴定已知点突变。

4. 其他　包括测序、反向限制性位点突变分析、荧光 PCR 技术以及基因芯片技术等。

未知点突变检测方法主要有：

1. PCR 产物直接测序（direct sequencing）　PCR 产物序列分析是检测基因突变最直接、最可信的方法。它不仅可以确定未知突变的部位，还可以确定突变的性质。目前测序操作已经实现自动化，随着荧光检测技术的不断进步，测序的效率和准确率都得到了大幅度的提高。

2. 变性高压液相色谱法（denaturing high performance liquid chromatography，DHPLC）　DHPLC 是一种比较新的杂合双链突变检测技术，可用于检测单个碱基置换、插入或缺失。其检测灵敏度和特异度均较高，可以自动化操作，检测快速，每份标本的检测时间不超过 10min，是对未知突变进行简单、快速、大批量筛查最有效的方法之一。

3. 错配化学切割法（chemical cleavage of mismatch，CCM）　将待测含 DNA 片段与相应的野生型 DNA 片段或 RNA 片段混合变性杂交，在异源杂合的双链核酸分子中，错配的 C 能被羟胺或哌啶切割，错配的 T 能被四氧化锇切割，经变性凝胶电泳可确定是否存在突变。

4. 构象为基础的方法（conformation-based techniques）　包括单链构象多态性（SSCP）、异源双链分析（HA）及变性梯度凝胶电泳（DGGE）等。其中 SSCP 技术简单快速，被广泛用于未知基因突变的检测，特别适合大样本基因突变研究的筛选工作。

二、PCR-SSCP 技术简介

PCR-SSCP 技术是在 1986 年由 Kanazawa 等建立，后经 Orita 等的逐渐完善发展，目前已经成为一种经典的未知基因点突变的筛选方法。PCR-SSCP 技术具有简便、快速、敏感以及适用于大样本筛选等优点，因而广泛地被应用在各种群体致病基因点突变的筛查，包括单基因遗传病致病位点的检测以及癌基因或抑癌基因的突变位点检测等。

PCR-SSCP 技术具备以下优势：①原理清晰，操作简便，实验步骤少，实验周期短；②不需要高端仪器；③实验成本低，SSCP 所需试剂价格相对较低；④适用于大样本筛选，有效地避免了直接测序时带来的人力、物力以及时间上的耗费；⑤样本制备简便，对 DNA 原始材料没有特别要求，不需要纯化，并且检测所需模板量也比较少；⑥对于长度不超过 200bp 的扩增片断，SSCP 检测的灵敏度很高。

PCR-SSCP 技术的不足之处在于：①不能检测变异的位置，需结合测序方法确认；②随检测片段长度增加，检测的敏感性逐渐降低；③没有污染时，PCR-SSCP 有时可能会出现假阴性的结果，这是因为由单个点突变所引起的 DNA 空间构象变化很小，电泳迁移率差别不大所导致。因此需要设置阳性和阴性对照，以保证结果的可信度。

第二节　PCR-SSCP 方法检测肿瘤细胞 *p53* 基因点突变

【实验背景知识介绍】

肿瘤的发生是一个多基因参与的、复杂的生物学过程，涉及了许多癌基因和抑癌基因的改变。*p53* 是迄今为止发现与人类肿瘤关系最密切的基因之一，作为抑癌基因，其突变失活在人类恶性肿瘤中最常见。

人类 *p53* 基因位于 17 号染色体短臂 1 区 3 带（17p13.1），基因全长约 20 kb，由 11 个外显子和 10 个内含子组成。转录产物（mRNA）长度为 2.5kb，编码产物由 393 个氨基酸残基所组成，分子量为 53kDa。

p53 基因有野生型（wild type，wt）和突变型（mutant type，mt）两种类型。其编码查无参与细胞周期的调控，在控制细胞增长、抑制肿瘤细胞增殖过程中发挥重要作用。被称为"分子警察"或者"基因组卫士"——正常细胞中，野生型 P53 蛋白可以作为细胞生长的监控器，监视着基因组的稳定性。一旦细胞中 DNA 发生严重损伤，P53 蛋白表达可明显增高，并使细胞分裂停止于 G_1 期。但当 *p53* 基因发生突变或者缺失时，突变型 *p53* 基因就失去了对细胞分裂的监视作用，可促进细胞转化和过度增殖，导致肿瘤的发生。

p53 基因的功能异常与多种肿瘤的发生、发展密切相关。临床 50%以上的各个系统恶性肿瘤（如胃癌、大肠癌、肝癌、乳腺癌、脑肿瘤、肺癌以及白血病等）均检测到 *p53* 基因的功能异常。其中突变和缺失是导致 *p53* 基因失活的主要机制，点突变最为常见。约有 80%左右的 *p53* 基因点突变属于错义突变（由于碱基替换，导致密码子所对应的氨基酸发生改变，从而使合成的蛋白质活性发生变化甚至丧失功能）；约有 6%左右为无义突变（由于碱基改变使得原来编码氨基酸的密码子变成了终止密码子——UAA，UAG 和 UGA）；另外还有大约 10%属于移码突变（由于碱基的插入或者缺失，导致突变点以后的所有密码子都发生改变）。

研究发现，*p53* 的点突变常常发生在特定编码区内的特定位点上，如第 175 位、第 245 位、第 248 位、第 249 位、第 273 位和第 282 位等，我们将这些位点称作突变热点。这些位点发生突变对 P53 蛋白抑癌功能的影响非常大，会导致 P53 蛋白的 DNA 结合区域单链残基发生改变，而失去对发生 DNA 损伤的细胞分裂抑制作用，从而导致肿瘤的发生。因此，*p53* 基因突变热点的检测对于阐明细胞癌变机理非常重要。

【实验目的】

1. 掌握 PCR-SSCP 方法检测基因点突变的原理与基本操作。

2. 掌握基因突变的概念、种类，了解检测基因点突变的常用方法。

【实验原理】

PCR-SSCP（single-strand conformational polymorphism，SSCP）也称为聚合酶链式反应-单链构象多态性检测。其基本原理是：目的片段经 PCR 扩增后，在变性剂或高温作用下解链形成单链。单链 DNA 在中性条件下会形成一定的空间构象，这种空间构象主要依赖于单链 DNA 的碱基组成。在一定浓度的非变性聚丙烯酰胺凝胶电泳下，单链 DNA 迁移率由于构成碱基序列不同而改变，单个碱基的改变将影响其在凝胶上的迁移速度。因此相同的目的片段 PCR 产物由于其组成碱基顺序不同或存在单个碱基差异，其构成的空间构象也会不同,在凝胶中的泳动速度也会存在差别，因此从电泳条带的差异上就可以对单个碱基突变做出判断。操作过程如图 5-1 所示：

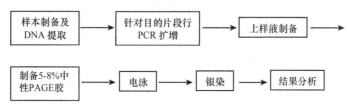

图 5-1　PCR-SSCP 操作流程图

【实验准备】

1. 实验对象　人胃低分化黏液癌细胞系 MGC803 与人胃低分化癌细胞系 BGC823 从北京肿瘤研究所引进。也可以也可以结合本校或者实验承担教研室的研究特点选择合适的实验对象,肿瘤组织或者体外培养肿瘤细胞系均可。

2. 实验试剂

（1）细胞培养试剂：DMEM 培养基，胎牛血清，胰酶，DMSO 等。

（2）细胞 DNA 提取试剂：饱和酚，氯仿，乙醇，乙酸钠，蛋白酶 K，十二烷基硫酸钠（SDS），乙二胺四乙酸（EDTA）等。

（3）PCR 用试剂：Taq 耐热聚合酶（5U/μl），dNTP s（含四种不同的游离单核苷酸 dATPs、dTTPs、dCTPs、dGTPs 各 10 mmol/L），PCR 缓冲液，$p53$ 基因点突变检测引物四对（TaKaRa 生物工程有限公司合成），无菌去离子水等。

（4）电泳用试剂：琼脂糖，溴化乙锭，DL2000 Marker，三羟甲基氨基甲烷（Tris），硼酸，溴酚蓝等。

（5）单链构象多态性（SSCP）检测试剂：丙烯酰胺，亚甲基双丙烯酰胺，TMEMD，过硫酸铵，甲酰胺，EDTA，二甲苯蓝，溴酚蓝，$AgNO_3$，甲醇，Na_2CO_3，Na_2SO_3，乙醇，冰乙酸。

3. 实验仪器　细胞培养皿，移液管（2ml、5ml）；移液器（5μl、20μl、100μl），Eppendorf 管（EP 管），tip 头。细胞培养箱，高速离心机，紫外分光光度计，电泳槽，凝胶电泳仪，PCR 仪，凝胶自动成像系统，分析天平等。

【实验内容与方法】

1. 主要溶液的配制

（1）10×TBE 电泳缓冲液、3mol/L 乙酸钠、溴酚蓝上样缓冲液、10mg/ml 溴化乙锭、细胞裂解（消化）液、200mg/ml 蛋白酶 K 以及 TE 缓冲液等配制方法详见本篇第一章"基因多态性分析"的实验内容与方法；PCR 反应试剂直接购置试剂盒。

（2）细胞培养用液配制

D-Hanks 液：KCl 0.4g，KH$_2$PO$_4$ 0.06g，NaCl 8g，NaHCO$_3$ 0.35g，Na$_2$HPO$_4$·12H$_2$O 0.06g，酚红 0.02g，加水定容至 1000ml。

MGC803 和 BGC823 细胞培养液：DMEM 培养基，105%胎牛血清。

0.25%胰酶消化液：0.25%胰酶，0.4%EDTA。

2. 细胞系培养与 DNA 提取 细胞的复苏与传代可以由代课老师课前完成。

胃癌细胞均常规培养（细胞培养实验操作详见细胞生物学基础实验部分）在含 10%胎牛血清的 DMEM 培养基中，37℃，5%CO$_2$。

胰酶消化，离心收集各实验组的细胞，弃去上清，于 1.5ml 的离心管中，加入 10%SDS 20μl、蛋白酶 K 3～5μl（终浓度 100μg/ml）、TE 缓冲液 200μl，枪头轻轻吹打混匀，37℃水浴过夜（或者50℃1～2h）。常规酚/氯仿法提取全基因组 DNA，预冷无水乙醇析出沉淀，离心后溶于适量的 TE 缓冲液（pH=8.0）中，−20℃冰箱保存。

3. *P53* 基因点突变相应热点区域的 PCR 扩增 *p53* 基因 5～8 外显子点突变检测引物序列如下（实验课可以根据自身条件选择 1～2 对引物进行突变检测，有研究报道在肿瘤细胞中 *p53* 基因第 7 外显子点突变频率比较高）：

（1）第 5 外显子

E5 F：5′-GACTTTCAACT-GTCTC-3′，

E5 R：5′-CTGGGACCCTGGGCAAC-3′，245bp。

（2）第 6 外显子

E6 F：5′-GAGACG-ACAGGGCTGGTT-3′，

E6 R：5′-CCACTGACAAC-CACCCTT-3′，184bp。

（3）第 7 外显子

E7 F：5′-GTGTTGTCTCCTAGGTTGGC-3′，

E7 R：5′-AA-GTGGCTCCTGACCTGGAG-3′，188bp。

（4）第 8 外显子

E8 F：5′-TGGTAATCTACTGGGAC-G-3′，

E8 R：5′-CTCGCTTAGTGCTCCCTGG-3′，214bp。

p53 的基因外显子 PCR 反应体系组成按照试剂盒说明：反应总体系为 20μl，其中包括 10×PCR 缓冲液（含 Mg^{2+}）2μl，2.5mmol/L dNTP 混合液 2μl，Taq 耐热 DNA 聚合酶 1.0U，DNA 模板 100ng，20μmol/L 引物各 0.8μl，其余部分用纯水补齐。

PCR 条件：94℃预变性 5min，循环条件为 94℃30s，55℃30s（此条件为第 7 外显子引物复性温度，第 5、6、8 外显子引物的复性温度分别为 58℃、60℃和 56℃，其余反应条件不变），72℃30s，30～35 个循环，72℃5min。PCR 产物于 4℃冰箱保存。

4. 制胶与电泳 SSCP 电泳检测突变之前需要先用琼脂糖电泳检测一下 PCR 产物的质量，看是否有特异性的扩增产物，有无杂带，不能有过强的拖尾现象。

安装好电泳槽。配制 40ml 8%聚丙烯酰胺凝胶，组分如下：50%聚丙烯酰胺原液 6.4ml，5×TBE 缓冲液 8ml，甘油 2ml，10%过硫酸铵 0.4ml，TEMED 10μl，加 H$_2$O 补至 40ml。

将上述凝胶混合液充分混匀（注意尽量避免气泡产生），直接从电泳槽上方灌胶，检查有无露点，确定没有胶液渗漏后，插入梳子，室温下放置 1～1.5h，待凝胶完全凝固后小心拔出梳子，用电泳缓冲液冲洗加样孔。根据预电泳结果将 PCR 扩增产物适当稀释，与等量 2×上样缓冲液充分混匀，98℃水浴 5～10min，马上置于冰浴中 3～5min。加样，电泳，稳压 550 伏特（约 50mA 电流）3～4h。

5. 染色 电泳结束后，小心揭下凝胶，进行银染。主要操作步骤为：①在染色盘中用 10%冰醋酸固定处理凝胶 20min，用蒸馏水冲洗 3 次，3 分/次；②用染色液（含 1%硝酸银和 0.15%甲醛）对凝胶进行染色处理约 30min，蒸馏水冲洗 3 次，3 分/次；③显影液（含 3%$Na_2CO_3$1000ml，10mg/ml Na_2SO_3 200µl，4℃预冷，使用前加 150µl 甲醇/100ml）显色处理，注意仔细观察，发现凝胶上出现褐色条带，并且凝胶背景呈现透明的淡黄色时，用蒸馏水冲洗凝胶 3 次，3 分/次；④再用 10%冰醋酸固定液处理 10min，蒸馏水冲洗 3 次，将凝胶置于干净滤纸上照相，胶片真空抽干保存。

6. 结果判断 理论上讲，SSCP 凝胶电泳时一般应显示 2 条单链条带，但是有时也可以检测到 3 条甚至 4 条单链条带。究其原因，可能是由于双链不完全变性、等位基因差异或者非特异性扩增所造成。因此在进行 SSCP 检测时，应当注意设置阳性对照组和阴性对照组，另外还要设置如上样样本未变性对照组。在结果判断时，则要根据具体样本电泳带型与各组对照进行比较分析。

如图 5-2 所示，样本 A 为点突变阳性对照，样本 B 为点突变阴性性对照，检测样本 C 和 D 均未发生点突变。

【注意事项与常见问题】

1. 未凝的聚丙稀酰胺（PAGE）具有神经毒，制胶操作时应戴口罩和一次性手套，注意避免与皮肤接触，尽量避免污染实验台；灌胶前注意仔细封边，必要时可以考虑底边处涂抹凡士林，以保证胶液不外漏。

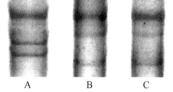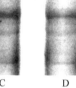

图 5-2 PCR-SSCP 银染结果

2. 凝胶液体按照比例配制好后，应小心混匀，然后再灌胶。仔细观察，若没有渗漏，可以马上插梳子，注意避免带入气泡。灌胶时产生气泡的消除窍门：可以通过将玻璃板垂直放置，气泡便会自动溢出。

3. 胶的浓度一般为 6%～8%，需要强调的是丙烯酰胺与亚甲基双丙烯酰胺的比例通常为 39：1 或者 49：1，胶的厚度一般不超过 1mm。

4. 电泳样品如果浓度过高，易产生双链带和模糊条带。需要进行适量稀释。具体的比例根据 PCR 产物浓度而定，一般为（1：5）～（1：3），上样量以 1～2µl 为宜。

5. 电泳缓冲液大多数采用 1×TBE 或 0.5×TBE，但须与制胶缓冲液一致。电泳温度最好控制在 10～15℃恒温。可采用恒温板电泳，也可在冷库中进行或者循环水散热。电泳以低压长时间效果较好，电压一般在 8～12V/cm，电泳时间根据扩增片段的长度决定，从 3～10h 不等，原则上应使观察的条带位居胶的中部。

6. 由于 PCR-SSCP 方法对大片段 DNA 检测敏感性不高（片断过长时，DNA 单链形成稳定的空间构象机会较少）。因此在引物选择方面应该注意其扩增片段长度要求低于 500bp。

【作业与思考题】

1. 抑癌基因失活主要包括哪几种方式？试述点突变失活的检测方法。

2. 结合实验结果对 PCR-SSCP 技术的优缺点进行总结。

（王 茜）

第六章　肿瘤细胞中基因印记状态的检测方法

第一节　概　　述

基因印记（gene imprinting）也称作基因组印记（genomic imprinting），是一种在基因组水平对双亲等位基因特异性的修饰作用。结果导致来自不同性别亲本（父母）的同源染色体上等位基因存在功能上的差异——往往表现为某些基因呈亲源依赖性的单等位基因表达，而另一等位基因则不表达或低表达。究其原因是不同亲源的生殖细胞特异性地改变引起的体细胞等位基因差异性表达，是一种不完全遵循孟德尔遗传规律的基因表达现象。

印记基因不仅在胚胎发育、行为发育中发挥重要作用，也可作为原癌基因和抑癌基因发挥作用，与恶性肿瘤的发生密切相关。

一、基因印记的发现及其功能

1980 年，Cattanach 等发现，具有两条母源 11 号染色体的小鼠在胚胎期比正常小鼠小，而具有两条父源 11 号染色体的小鼠在胚胎期比正常小鼠大。但是，这两种小鼠胚胎都无法正常发育而死于发育阶段。

1984 年，McCrath 等用人工单性生殖的方法产生了两种特殊类型的小鼠胚胎：一种小鼠胚胎的全套染色体全部来自雄性亲本，另一种小鼠胚胎的全套染色体全部来自雌性亲本。但两类小鼠均在发育期死亡。这些都说明父本和母本各一套遗传物质的互补是胚胎正常发育所必需，某些基因的功能在单性生殖的胚胎中不正常，它们的正常表达可能必须依赖于来自特定亲本的等位基因。

1991 年，Dechiara 等做了小鼠 IGF-2 剔除基因的实验，首次证明了生物体本身带有基因组印记基因。实验发现，敲除父源 IGF-2 等位基因小鼠发育成成体个体小，但若剔除的等位基因来自母源，动物的个体没有明显变化。

直至 1993 年，Feinberg 实验室首次发现了基因印记也存在于人类基因组。基因印记在进化上的意义在于有效地防止了单性生殖，维持遗传多样性。正常的基因印记在功能上与胎儿及胎盘的发育、细胞分化和增殖以及精神行为等有关。

二、基因印记的发生机制

一般认为基因印记发生于双亲配子结合之前（精子、卵子形成过程中），这种修饰可在后代被识别及检测，并且其发生有组织特异性及发育不同阶段的特异性。

对于基因印记的产生及其控制的具体机制，特别是配子形成中印记消除以及重建过程等至今仍未完全清楚。目前认为：①等位基因差异性甲基化；②染色质结构变化；③反义转录产物作用等因素可能在基因印记的产生及维持过程中发挥比较重要的作用。

三、基因印记与肿瘤

基因组印记可看作是只表达双亲等位基因其中之一活性的基因调控方式。印记基因不仅在胚胎发育、行为发育中发挥重要作用，而且与肿瘤发生机制有关。抑癌基因的异常印迹（失活）以及原癌基因的印迹丢失（LOI）等都可以导致细胞突变的发生。

印记基因可能以下述三种形式参与肿瘤的发生：

1. 印记的抑癌基因的杂合性丢失（LOH）、异常甲基化失活或突变失活可能会导致某个抑癌基因的唯一有功能拷贝的丢失或不表达。

2. 印记癌基因的印记缺失（LOI）则可能导致双亲等位基因共同表达，结果导致表达量成倍增加。

3. 印记控制中心（指某些对基因印记有关键性影响的基因或顺式元件）的改变导致某个染色体印记区域内多个印记相关癌基因表达异常。

第二节　胃癌组织中胰岛素样生长因子-2 基因印记缺失的检测

【实验背景知识介绍】

胃癌是最常见的危及人类生命的成人消化道恶性肿瘤之一。长期以来的研究结果证实，胃癌的发生发展与某些原癌基因激活、抑癌基因失活以及其他肿瘤相关基因功能改变所导致的细胞异常增殖有关。其演变是一个多阶段发展、多因素影响的复杂过程，在不同的发生阶段可能涉及不同基因的功能改变。从基因分子水平进一步阐明胃癌发生的基本机制具有十分重要的临床意义。

与胃癌发生有关的遗传学改变很多，如 *K-RAS* 原癌基因的突变激活、*p53* 抑癌基因的突变失活等等。近几十年来，关于肿瘤表观遗传学研究逐渐受到人们的重视。表观遗传学改变是指不涉及基因序列改变，但可遗传的表达模式改变的现象。包括组蛋白、DNA 的甲基化，组蛋白的乙酰/去乙酰化以及染色质重塑等等。基因印记也属于表观遗传学的调控机制，指精子或卵细胞的发生过程中，基因组中某些基因由于某些修饰作用（以 DNA 甲基化为主）不表达，即"基因沉默"。这是在生物进化过程中形成的一种基因表达调节方式。对于印记基因来讲，一般情况下生物子代携带的同一基因两个版本（等位基因，它们分别来自父方和母方），在基因印记的作用下，其中一个等位基因处于"沉默"状态，而另外一个则处于"开放"状态。但如果"基因印记"作用发生异常改变，将使印记基因错误表达，从而导致细胞生物学状态改变。

胰岛素样生长因子-2（insulin-like growth factor-2, *IGF2*）属于癌基因，也是第一个被证实的内源性印记基因，其编码产物为正常胎儿生长所需要的一种促有丝分裂肽，在大部分组织中可以表达合成。正常细胞中，*IGF2* 为父源性表达，母源性失活（印记）。而在肿瘤细胞中，则可以检测到双亲 *IGF2* 的共同表达。我们把这种印记基因重新表达的现象称为"印记缺失（loss of imprinting, LOI）"。基因印记的缺失现象已在多种肿瘤中被发现，是原癌基因激活的一种重要方式，在肿瘤的发生发展中发挥重要作用。

IGF2 基因在肿瘤细胞发生发展中具有旁分泌/自分泌的作用。在许多人类恶性肿瘤中都检测到 *IGF2* 基因的过度表达。大量的研究证据表明，*IGF2* 基因的过度表达主要是由于基因印记异常缺失所导致。目前已在肺癌、乳腺癌、横纹肌肉瘤、睾丸生殖细胞癌、胃癌以及大肠癌等 20 多种肿瘤中发现了 *IGF2* 基因的印记缺失（LOI）现象。

IGF2 基因在其第 9 外显子上存在 G/T 多态，可以被限制性核酸内切酶 ApaI 所识别。本实验根据这个原理，应用分子遗传学检测技术研究胃癌及癌旁相对正常胃黏膜组织中 *IGF2* 基因的表达情况及其印记状态，以探索 *IGF2* 基因印记在胃癌发生过程中的作用，为临床胃癌基因诊断和治疗提供重要的理论基础。

【实验目的】

1. 掌握基因印记以及印记缺失的概念，了解基因异常印记状态与肿瘤发生的关系。

2. 掌握 RFLP 技术在鉴定印记缺失上的应用原理。

【实验原理】

1. RFLP 技术进行基因分型的原理　如图 6-1 所示，在 IGF2 基因第 9 外显子上有一个限制性核酸内切酶 ApaI 的识别位点——"GGGCCC"，其第二位核苷酸存在"G-T"多态（属于单核苷酸多态，SNP）。因此从 SNP 角度分析，个体间可以存在两种等位基因：G 型（GGGCCC）和 T 型（GTGCCC）。其中 G 型基因可以被 ApaI 识别和切断，而 T 型基因则不被识别。

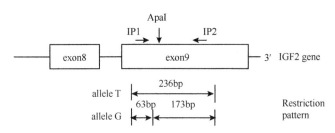

图 6-1　IGF2 基因 3′端区域 ApaI 多态性位点分析

IP1 和 IP2 分别表示 IGF2 基因的两条引物

正是根据 IGF2 基因第 9 外显子的 ApaI 位点多态性，我们可以应用 RFLP 技术在 DNA 水平对个体进行 IGF2 基因分型——GG 型、GT 型和 TT 型（详见本章结果判断）。

2. 印记缺失分析原理　根据中心法则，如果基因表达就一定有转录产物 mRNA。针对 IGF2 基因而言，由于它是印记基因，正常情况下母源性的那一条等位基因是不转录的（印记失活），因此在 RNA 水平只能检测到父源性等位基因的转录产物；但当肿瘤细胞发生 IGF2 基因印记缺失的时候，则可以检测到双亲等位基因的转录产物。

基于此，对筛选出来的杂合子即 GT 基因型个体，我们可以进行 IGF2 印记缺失的检测：提取杂合子 mRNA，通过 RT-PCR 产物酶切后电泳鉴定印记缺失（详见本章结果判断）。

【实验准备】

1. 实验对象　在签写知情同意书获得患者及其监护人的认可后，临床获得 30～40 例术后胃癌及癌旁组织标本，或由相关研究部门（如肿瘤研究所、医院病理科室等）提供肿瘤样本。术前未经放、化疗治疗。

手术切除后 20min 内取材，液氮速冻处理，深冻冰箱保存。样本取材包括胃癌黏膜组织、癌前病变组织以及癌旁相对正常胃黏膜组织。

正常对照胃黏膜组织标本取自门诊非癌胃镜活检个体。

全部样本准确记录，分别按照性别、年龄、组织分型进行分组研究。

2. 实验试剂

（1）限制性内切酶 ApaI 及其反应缓冲液。

（2）DNA 提取试剂：饱和酚，氯仿，乙醇，乙酸钠，蛋白酶 K，十二烷基硫酸钠（SDS），乙二胺四乙酸（EDTA）等。

（3）RNA 提取试剂：Trizol 试剂，氯仿，乙醇，异丙醇，焦碳酸二乙酯（DEPC）。

（4）PCR 及 RT-PCR 用试剂：Taq 耐热聚合酶（5U/μl），AMV 反转录酶，RNA 酶抑制剂，反转录引物 Oligo-dT，dNTPs（含四种游离单核苷酸 dATPs、dTTPs、dCTPs、dGTPs 各 10 mmol/L），反转录用缓冲液，PCR 缓冲液，IGF2 第 9 外显子引物一对（TaKaRa 生物工程有限公司合成），无菌去离子水等。

（5）电泳用试剂：琼脂糖，溴化乙锭，DL2000 Marker，三羟甲基氨基甲烷（Tris），硼酸，溴酚蓝等。

3. 实验仪器　移液器（5μl、20μl、100μl），Eppendorf 管（EP 管），tip 头。高速离心机，紫外分光光度计，凝胶电泳仪，PCR 仪，凝胶自动成像系统，水浴箱，匀浆器或者冰冻组织切片机，分析天平等。

【实验内容与方法】

1. 主要溶液的配制　10×TBE 电泳缓冲液、3mol/L 乙酸钠、溴酚蓝上样缓冲液、10mg/ml 溴化乙锭、组织裂解（消化）液、200mg/ml 蛋白酶 K 以及 TE 缓冲液等配制方法详见本篇第一章"基因多态性分析"的实验内容与方法。

DNA-PCR、RT-PCR 以及限制性内切酶 ApaI 反应试剂直接购置试剂盒。

2. 组织 DNA 的提取与杂合子鉴定

（1）提取胃癌组及对照组 DNA：常规酚/氯仿抽提法提取各组样本 DNA，操作方法如下：冰冻组织切片约 10 张（7～10μm 厚度，如果实验室没有冰冻切片机，可以将组织液氮速冻后用匀浆器研磨粉碎），置于组织消化缓冲夜中（含蛋白酶 K 终浓度 50μg/ml，SDS0.5%），缓慢摇匀，封口膜封口置于 37℃水浴 12h。然后直接加入等体积饱和酚，缓慢颠倒混匀后，10000r/min 离心 10min，移上层水相到新 Ep 管中，再加入等体积氯仿/酚混合液，充分颠倒混匀，10000r/min 离心 10min，移上层水相于新 Ep 管中，最后再加入 50μl 3mol/L NaAc 和 2 倍体积预冷的无水乙醇，颠倒混匀，可见白色絮状沉淀出现。8000r/min 离心 5min，沉淀 DNA，小心弃去上清，加 70%乙醇溶液洗涤一次，保留沉淀，自然干燥，加入适量水或 TE 溶解 DNA，测定浓度，终浓度调至 0.4μg/μl，电泳鉴定其完整性，–20℃保存。

（2）DNA 水平上进行杂合子鉴定：以基因组 DNA 为模板，直接扩增 *IGF2* 第 9 外显子，PCR 产物 ApaI 酶切后筛选杂合子。操作步骤同 RNA 水平的 LOI 鉴定过程，详见本章后面操作。具体实验课安排时，杂合子鉴定过程可以由代课老师事先完成。

3. 组织 RNA 提取与 RT-PCR

（1）胃癌及对照组织 RNA 提取：常规 Trizol 法提取各组织标本的总 RNA。按 Trizol 试剂说明书操作（详细步骤见实验 3-2）。应用紫外分光光度计测定提取 RNA 的 OD_{260} 值和 OD_{280} 值，计算比值以推测总 RNA 的纯度和浓度，并对其浓度加以适当调整。取总 RNA 1μl 加 5μl 上样缓冲液在 1%的琼脂糖凝胶上电泳，检测 RNA 的完整性（详见实验 3-3）。

（2）RT-PCR：原理与详细操作参考实验 3-5。反转录体系 20μl，含模板 RNA0.5～1μg，反应体系组成参考试剂盒说明。反转录条件设置为：55℃30min 反转录，99℃5min 灭活反转录酶，5℃5min 终止反应。

对各组反转录产物进行 PCR，扩增 *IGF2* 基因第 9 外显子。PCR 总体系 15μl，包括：10×PCR buffer 1.2μl，TaqDNA 聚合酶 0.075U，反转录液 3μl，$MgCl_2$ 浓度 0.45mmol/L，引物终浓度为 0.225μmol/L，加水补至 15μl。

IGF2 基因第 9 外显子引物序列如下：F5′-CTT GGA CTT TGA GTC AAA TTG G-3′，R5′-CCTCCT TTG GTC TTA CTG GG-3′。反应条件为：94℃预变性 5min，94℃45s，59℃45s，72℃45s，共 40 个循环，72℃延伸 5min。

（3）扩增产物预电泳：取 5μl PCR 产物，加入 1μl 6×溴酚蓝载样缓冲液混匀。配制 1%～2%琼脂糖凝胶，进行电泳分离后于凝胶成像仪中观察。和 DNA Marker 进行比照，判断 PCR 产物片段大小是否符合 236bp。同时注意观察扩增是否特异、条带是否清晰。

4. ApaI 酶切与电泳鉴定 LOI

（1）限制性酶切：酶切反应体系为 40μl：其中 ApaI 内切酶 2μl（5U/μl），10×L Buffer 4μl，水 24μl，再加入余下的 10μl PCR 扩增产物，置 37℃水浴摇床过夜。

（2）电泳检测酶切产物：配制 2%琼脂糖凝胶，配胶溶液与电泳缓冲液均为 1×TBE。酶切产物 10μl 与电泳上样缓冲液充分混合（溴酚蓝加样缓冲液稀释至 1×），加样，控制约 40mA 电流下电泳。电泳 1h 后（注意观察溴酚蓝的位置，以估计酶切产物片段电泳位置），凝胶自动成像系统观察、照相记录。

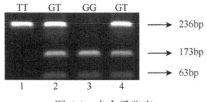

图 6-2　杂合子鉴定

5. 结果判断

（1）杂合子的鉴定可以通过 PCR 产物酶切后电泳的方法完成。如下电泳图所示：有三条泳带的为杂合子（如第 2、第 4 泳道），基因型可以表示为 GT；有两条泳带的是 GG 纯合子（如第 3 泳道所示）；而只有一条泳带的则为 TT 纯合子（如第 1 泳道所示）。

（2）LOI 的鉴定可以通过杂合子 RT-PCR 产物酶切后电泳的方法完成。如下电泳图结果所示：有三条泳带的为印记缺失（第 1 泳道）；有一条或者两条泳带的均为正常印记（如第 2、第 3 泳道）。

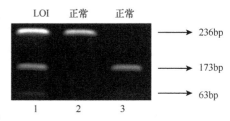

图 6-3　印记缺失（LOI）鉴定

【注意事项与常见问题】

1. 操作上注意始终保持安全意识，尽量避免与酚、氯仿、溴化乙锭等有毒/致突变药品的直接接触，保持实验室和实验台的整洁。

2. RNA 酶活性强而且不易完全灭活，实验时应该尽量避免外源性污染，有条件的话可以在超净工作台内进行 RNA 的提取，严格按照指导老师要求进行操作（详见第四章第 2 节 "RT-PCR 方法检测胃癌组织中 *p16* 抑癌基因表达情况" 中得注意事项）。

3. 限制性酶切时应注意加酶量足够，甚至可以多加以保证酶切反应完全，以免对正确判断造成影响。

4. 酶切电泳时，63bp 条带在琼脂糖凝胶上往往不易观察，因此电泳时一定要加 DNA 标记物帮助我们判断电泳条带的长度。

5. 杂合子判断务必要求准确，否则将直接影响我们最后对基因印记缺失的判断。由于这部分实验需要代课老师预先完成，因此最好可以再做一次验证实验，若两次实验结果吻合，才可确认杂合子。并注意做好记录，以备下届实验之用。

6. 实验标本的选择上可以结合本学校及承担实验教学任务的教研室的研究特点自主选择。其他系统的肿瘤组织标本亦可，体外培养肿瘤细胞系也可作为研究对象。

【作业与思考题】

1. 掌握基因印记与印记缺失（LOI）的概念及其与肿瘤发生的关系。

2. 计算肿瘤组织中印记缺失的发生频率，与正常对照组相比，是否具有统计学意义。

（张开立）

第七章　肿瘤组织中 *p16* 抑癌基因表达检测

第一节　概　　述

肿瘤的发生是一个多因素、多阶段的复杂过程，受到环境因素和遗传因素的双重影响。其中遗传因素主要涉及许多肿瘤相关基因的改变，包括癌基因的激活与抑癌基因的失活等。癌基因和抑癌基因的发现使我们认识到肿瘤实质上是一种遗传病，绝大多数恶性肿瘤的发生都是基因突变的结果。正是基于这种认识，临床肿瘤基因诊断、基因治疗以及个体肿瘤易感性的研究才得以实施。

一、癌　基　因

癌基因指在致瘤病毒、正常人体或动物体细胞中所固有的能够导致细胞恶性转化的核酸片段。在正常细胞中癌基因具有重要功能——维持细胞分裂、个体发育、组织生长以及创伤愈合等方面发挥不可或缺的作用。常见的癌基因包括：*RAS* 基因、*SIS* 基因以及 *MYC* 基因等。

根据癌基因编码产物的功能可以将之分为以下几种类型：①蛋白激酶类；②信号转导蛋白类；③生长因子及其受体类；④核内转录因子类等。

一般情况下，癌基因的表达在正常细胞中严格受控。但在肿瘤细胞中可见癌基因被激活而表达改变、功能增强，进而引起细胞分裂能力增强，发生异常增殖。常见的癌基因激活机制包括以下几种类型：

（1）突变激活：属于癌基因激活的质变模式。通常在原癌基因编码序列中发生错义突变，使原癌基因突变为癌基因，产生新的癌蛋白产物，并对细胞的分裂增殖发挥促进作用，如 *RAS* 基因点突变激活。

（2）染色体易位激活：这种激活存在两种作用模式：一是量变模式，即表达水平较低的原癌基因可能易位到某一个强有力的启动子下游而过度表达，如 Burrkit 淋巴瘤的 t（8，14）易位激活就属于这种类型；二是质变激活模式，如慢性粒细胞白血病出现的费城染色体，就是由于 t（9，22）易位导致 22 号染色体上的 ABL 基因与 9 号染色体上的 BCR 基因融合连接成 ABL-BCR 融合基因的产生，进而编码融合蛋白促进细胞增殖。

（3）其他激活：包括癌基因自身扩增、启动子/增强子插入以及启动子去甲基化等。

二、抑　癌　基　因

抑癌基因指细胞内一类能抑制肿瘤发生的基因，或者能对抗癌基因作用的基因。抑癌基因的功能与癌基因正好相反，它能够抑制细胞生长，促进细胞分化。其丢失/失活（纯合性/杂合性）将会导致细胞恶性增殖。

作为抑癌基因通常需要满足以下两个条件：①该基因在与肿瘤相应的正常组织中表达，但在该肿瘤中则存在缺陷，如在直肠癌中，*DCC*、*p53*、*RB*、*NF1*、*APC/MCC* 等抑癌基因出现等位基因丢失；②如果导入该基因，则肿瘤生长受抑或部分受抑，这也是目前肿瘤基因治疗得以实施的重要理论依据。

到目前为止，已发现多种抑癌基因，如 *p53* 基因、*p16* 基因以及 *RB* 基因等。它们在细胞信号传导途径的多个层次起作用，其失活在对肿瘤的发生、发展和转移中发挥重要作用。抑癌基因的失活机制主要包括以下几种类型：

（1）突变失活：属于抑癌基因失活的质变模式。抑癌基因突变导致产生无功能或者异常功能蛋白，而失去对正常细胞生长分裂的调控抑制作用。如 *p53* 基因突变主要发生在高度保守区内，以错义突变为主，175、248、249、273 以及 282 等位点突变最为常见，不同种类肿瘤突变类型及突变位置不同，但以点突变为主。

（2）基因缺失/重排：属于抑癌基因失活的量变模式。有时可以表现出细胞水平的染色体局部区域丢失，最典型的如视网膜母细胞瘤肿瘤细胞中通常能够检测到 del（13）（q14）的染色体结构畸变形式，正是由于此导致相应染色体位置上的 *RB* 抑癌基因的失活。

（3）抑癌基因启动子区异常高甲基化等。DNA 甲基化是一种重要的基因表达表观修饰方式。肿瘤细胞常表现出全基因组水平的广泛的去甲基化状态以及特异性区域的异常高甲基化状态。而发生异常高甲基化的区域通常为抑癌基因的启动子区域。

第二节　RT-PCR 方法检测胃癌组织中 *p16* 抑癌基因表达情况

【实验背景知识介绍】

p16 基因又称多肿瘤抑制基因（multiple tumorsuppressor，MTS）被认为是参与细胞周期调控的最重要的肿瘤抑制基因之一。

p16 基因编码区包括 3 个外显子和 2 个内含子。其编码产物为分子量约 16kD 的蛋白，此蛋白是细胞周期依赖性激酶 4（CDK4）的抑制因子。Cykin D 与 *p16* 竞争与 CDK4 的结合，共同完成对细胞周期的调节。过度的细胞周期蛋白激活及抑制蛋白的缺失，都会导致 CDKs 的过度作用，从而导致细胞的异常增生，进而发生癌变。

在众多的肿瘤抑制因子中，*p16* 基因能够直接作用于细胞周期并抑制肿瘤细胞的生长。*p16* 基因失活在人类恶性肿瘤中普遍存在。证据表明，超过 70%以上的肿瘤组织/细胞中检测到 *p16* 基因的缺失与突变。*p16* 基因功能的失活机制主要包括基因的缺失、重排、突变和甲基化等。

p16 基因失活与恶性肿瘤相关性研究为目前方兴未艾的基因治疗注入了新的活力。将抑癌基因 *p16* 通过一定的手段导入到肿瘤细胞中，有可能通过调节细胞的增殖周期来逆转肿瘤的发展过程。因此，肿瘤细胞中 *p16* 基因表达水平的深入研究，将对阐明肿瘤细胞周期改变的分子调节机制具有重要意义。

关于基因表达研究目前有许多技术手段，包括：①mRNA 水平上的 RT-PCR、Northern blot；②蛋白质水平上的免疫组化、Western blot；③功能水平上的酶活性分析等。

RT-PCR 是一种比较常用的检测特定目的基因 mRNA 水平表达情况的半定量方法。通过利用反转录酶的生物活性，将 mRNA 反转录成 cDNA，再以 cDNA 为模板，针对目的基因设计特异性引物进行 PCR 扩增，根据扩增产物的有无、强弱来判断目的基因的表达水平。

【实验目的】

1. 掌握 RT-PCR 方法的基因表达检测原理。

2. 比较抑癌基因在肿瘤组织和相对正常组织中的表达差异，了解抑癌基因失活的主要机制。

【实验原理】

RNA 难以直接作为模板进行 PCR 扩增，但是我们在反转录酶（reverse transcriptase）的作用下，利用 mRNA 作为模板反转录形成 cDNA 的第一条链，继而在 DNA 聚合酶的作用下，以 cDNA 的

第一条链作为模板合成 cDNA 双链，并以此为模板进行 PCR 扩增（图 7-1）。通过设计特异性引物检测特定基因的表达情况。RT-PCR 是从转录水平检测基因表达的一种常用半定量方法。

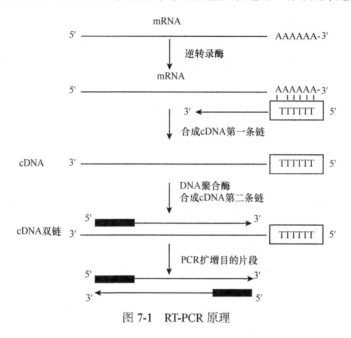

图 7-1　RT-PCR 原理

【实验准备】

1. 实验对象　参照本篇第三章"肿瘤细胞中基因印记状态的检测方法"中的实验对象，有条件地选择 30～40 例临床胃癌组织标本和正常/癌旁相对正常组织对照标本。也可以结合本校或者实验承担教研室的研究特点选择合适的实验对象。最好是肿瘤组织标本，条件不允许的情况下，体外培养肿瘤细胞系也可作为实验样品。

全部样本需要准确记录，分别按照性别、年龄、组织分型、病理学特点以及有无转移等临床特征进行分组研究。

2. 实验试剂

（1）RNA 提取试剂：Trizol 试剂，氯仿，乙醇，异丙醇，焦碳酸二乙酯（DEPC）。

（2）RT-PCR 用试剂：RT-PCR 试剂盒购自 TaKaRa 生物工程有限公司（大连，中国），试剂盒包含：反转录酶（5U/μl）40μl；反转录酶抑制剂（40U/μl）40μl；Oligo dT-Adaptor Primer（2.5pmol/μl）20μl；Random 9mers（50pmol/μl）20μl；TaKaRa LA Taq（5U/μl）20μl；10×RNA PCR Buffer 500μl；10×LA PCR Buffer （Mg^{2+}Free）500μl；dNTP Mixture（含 dATPs、dTTPs、dCTPs、dGTPs 各 10 mmol/L）100μl；$MgCl_2$（12.5mmol/L）500μl。

（3）*p16* 基因和内对照 β-*actin* 基因的 RT-PCR 引物各一对，无菌去离子水等。

（4）电泳用试剂：琼脂糖，溴化乙锭，DL2000 Marker，三羟甲基氨基甲烷（Tris），硼酸，乙二胺四乙酸（EDTA），溴酚蓝等。

3. 实验仪器　移液器（5μl、20μl、100μl），Eppendorf 管（EP 管），tip 头。高速冷冻离心机，紫外分光光度计，凝胶电泳仪，匀浆器或者冰冻组织切片机，PCR 仪，台式 PCR 超净台，凝胶自动成像系统，分析天平等。

【实验内容与方法】

1. 主要溶液的配制

（1）1‰ DEPC 水：用 1ml 移液器小心吸取 1ml DEPC 原液，加入烧杯后，用蒸馏水定容至 1L。

（2）75%乙醇：量筒称取 75ml 乙醇，用无菌去离子水定容至 100ml。

（3）5×TBE 贮存液：Tris 54g，硼酸 27.5g，0.5mol/L EDTA（pH8.0）20ml，混匀，加纯水定容至 1L。

（4）5×RT-PCR 引物：根据具体合成量按比例加入无菌去离子水适量，配置成 100pmol/µl（5×储存液），使用时需要 5 倍稀释。

（5）溴酚蓝加样缓冲液：0.25%溴酚蓝，40%蔗糖水溶液。

（6）溴化乙锭（EB）原液：10mg 加入 1ml 去离子水（用 1×TBE 工作液溶也可！）。使用时稀释为工作液，浓度为 0.5µg/ml。

2. 肿瘤组织中总 RNA 的提取

常规 Trizol 法提取各标本的总 RNA。按 Trizol 试剂说明书操作（详见实验 3-2）。简要过程如下：①将冰冻肿瘤组织切片/匀浆，收集于 Eppendorf 管中，加入 200µl Trizol 后，混匀，冰上静置 20～30 min；②直接向 EP 管中加入 40µl 氯仿，盖严盖后，轻轻颠倒摇匀 15s；③室温下静置 3min；④4℃离心，12000g，15min；⑤吸上层水相于新管，然后再加入 100µl 异丙醇，颠倒摇匀，静置 15min；⑥4℃离心，12000g，10min；⑦弃上清，用 75%乙醇洗沉淀；⑧4℃离心，10000g，5min；⑨弃上清后，于冰上干燥，加入约 20µl 1‰DEPC 水溶解 RNA。

应用紫外分光光度计测定核酸 A_{260} 和 A_{280} 的 OD 值，检测总 RNA 的纯度和浓度并对其浓度加以调整。取总 RNA 1µl 加 5µl 上样缓冲液在 1%的琼脂糖凝胶上电泳，检测 RNA 的完整性。

3. 反转录 PCR（reverse transcription-polymerase chain reaction，RT-PCR）

cDNA 第一链的合成：应用 AMV 反转录酶催化 cDNA 第一链合成。反转录体系为 20µl，其中含：模板 RNA 0.5～1.0µg；其余组分按照 TaKaRa 公司反转录试剂盒说明书要求。反转录反应条件为：55℃反转录 30min，99℃灭活反转录酶 5min，5℃终止反应 5min，反转录产物用封口膜封口，-20℃冰箱保存。

聚合酶链反应（PCR）：分别取胃癌组织和癌旁相对正常组织的上述 cDNA 产物 3µl 为模板，以 β-actin 作为内对照，扩增 p16 基因。PCR 体系为 15µl，其中包括：上述反转录液 3µl，10×LA PCR Buffer 1.2µl，TaqDNA 聚合酶 0.067U，MgCl$_2$ 终浓度 0.9mmol/L，引物终浓度 0.225µmol/L，加水补齐至 15µl。

PCR 引物序列及反应条件如下：p16 基因引物序列（TaKaRa 生物工程有限公司合成）：F5-CTTCCTGGACACGCTGGTG-3′，R5′-TGTAGGACCTTCGGT GAC-3′；反应条件 94℃预变性 4min，94℃30s，60℃30s，72℃30s，共循环 30 次，72℃延伸 5min；PCR 产物片段长度为 272bp。内对照 β-actin 上游引物：F5′-GCA TGG AGT CCT GTG GCA T-3′，下游引物：R5′-CTA GAA GCA TTT GCG GTG G-3′；反应条件 94℃预变性 4min，94℃30s，58℃30s，72℃30s，共循环 30 次，72℃延伸 5min；PCR 产物片段长度为 326bp。

向 15µl PCR 产物中直接加入 3µl 6×溴酚蓝上样缓冲液混匀后，加于 1.5% 琼脂糖凝胶（内含 0.5µg/ml 溴化乙锭）中，电泳分离后于凝胶自动成像仪中进行图像采集、灰度分析、照相记录。记录靶条带处光密度积分值。p16 表达量=p16 靶条带光密度积分值/β-actin 靶条带光密度积分值。

应用 SPSS 统计分析软件。采用 χ^2 检验及 Spearman 相关分析。$P \leqslant 0.05$ 为差异有统计学意义。

4. 结果判断

（1）标本总 RNA 鉴定：经 Trizol 提取组织总 RNA 后，测定 OD$_{260}$/OD$_{280}$ 为 1.79～1.98，说明无蛋白污染。经 1%琼脂糖电泳鉴定，见总 RNA 有清晰的 28S 和 18S 两条条带，表明 RNA 无降解，无 DNA 污染（详见实验 3-2）。

（2）半定量 RT-PCR 结果：根据电泳条带的有无及强弱通过灰度分析与内对照比较进行半定量分析——*p16* 基因表达量≥0.83 时为正常表达，≤0.50 为表达下调，凝胶图像中无软件可识别的条带为表达缺失。如图 7-2 所示：A 为内对照 β-*actin* 基因 RT-PCR 产物，电泳条带亮度基本一致；B 为 *p16* 基因 RT-PCR 产物，电泳条带亮度从左往右依次降低，代表四个检测样本 *p16* 基因表达强度依次减弱。

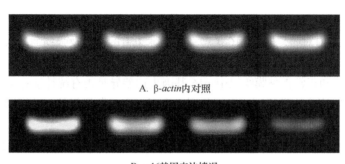

A. β-*actin* 内对照

B. *p16* 基因表达情况

图 7-2　β-*actin* 内对照和 *p16* 基因表达情况

【注意事项与常见问题】

1. RNA 实验最好使用一次性塑料器皿。如果使用玻璃器皿，则应注意在使用前按照下面方法处理：首先用 1‰焦碳酸二乙酯（DEPC）水溶液浸泡玻璃器皿 12h。然后再在 120℃下高压灭菌 30min 以去除残余的焦碳酸二乙酯（DEPC）。RNA 实验用的器具应该专门使用，不可与其他实验混用。

2. RNA 纯度将对 cDNA 合成量产生影响。提取 RNA 的操作重点在于抑制细胞中的内源性 RNA 酶和防止所用器具及试剂中的外源性 RNA 酶的污染。因此，在实验过程中应该注意以下几点：戴一次性塑料手套和口罩；使用通风并消毒的专用实验台；在操作过程中不要说话等等。从而在最大程度上预防实验者唾液和汗液中的 RNA 酶的外源性污染。

3. RNA 实验专用试剂，必须使用干热灭菌法（180℃，60min）处理，并用按照上述方法应用 0.1% 的 DEPC 水处理过的玻璃容器盛装（最好用 RNA 实验专用的一次性塑料容器），所有实验用水都要用 0.1% 的 DEPC 处理后进行高温高压处理。RNA 实验专用的试剂和无菌水，应该注意避免与其他实验混用。

4. 在使用反转录酶和 TaqDNA 聚合酶时，应注意操作上轻轻混匀，尽量减少气泡的产生；分装时要小心地低温低速离心收集到离心管底部；酶保存液中往往含有 50% 的甘油，黏度比较高，因此在取时应慢慢吸取。

5. 所有反应液的配制以及分装都要注意使用新的（无污染的）一次性枪头和一次性 Microtube 等，尽量避免污染的可能。

6. 实验课学时安排上可以根据自身特点灵活设定：可以考虑安排 2～3 次实验课，如总 RNA 提取一次实验课，RT-PCR 一次实验课，电泳检测与灰度分析可以考虑安排另一次实验课。但是如果时间充裕，如有一整天时间，则可以考虑一次课全部做完。

7. 常见问题、发生原因与解决方法

（1）RT-PCR 没有产物：可能由于 RNA 提取量少、混有杂质、PCR 失败或者目的基因本身就不表达所导致；解决方法：关键在于设置表达阳性与表达阴性对照，另外注意观察 β-*actin* 内参的表达情况，找出真实原因，具体解决问题。

（2）出现非特异性扩增：可能由于存在 DNA 污染、引物特异性差、退火温度过低、Taq 酶或者镁离子浓度过高所致；解决方法：可以考虑应用 DNase1 处理提取好的 RNA、重新设计引物、继续优化 PCR 反应条件、适当降低 Taq 酶以及镁离子的浓度等方法来克服。

（3）出现引物二聚体：往往由于引物浓度过高，或者引物间有过多的互补碱基所导致；解决方法：应用巢式 PCR 技术或者重新设计引物就可以解决。

【作业与思考题】

1. 以 β-*actin* 作为内对照，根据 *p*16 扩增产物电泳条带的有无及强弱通过灰度检测进行半定量分析。

2. 比较胃癌组织和正常胃黏膜组织中 *p*16 基因表达差异是否有统计学意义；试进行 *p*16 基因 mRNA 表达与胃癌临床生物学特征（组织分型、病理特点、发病年龄、性别以及有无转移等）的相关性分析。

3. 查阅相关文献，总结 *p*16 抑制癌基因的主要功能及其失活机制？有哪些检测方法？

（孙　媛）

第八章　肿瘤细胞中抑癌基因异常高甲基化检测与分析

第一节　概　　述

基因组包括遗传学和表观遗传学两种信息。遗传学信息蕴藏于基因组的碱基排列顺序中，决定着生物体细胞基因型；而表观遗传学是一种未涉及 DNA 序列变化的基因外调控机制，可以通过细胞分裂进行传递，它决定何时、何地、以何种方式来表达基因组中的遗传信息，参与基因表达调控。

表观遗传修饰主要包括 DNA 甲基化、组蛋白修饰以及染色质重塑等主要方式。这些表观遗传修饰方式的改变对于肿瘤的发生具有重大意义，其中 DNA 甲基化是导致肿瘤最常见的表观遗传学事件之一。目前研究肿瘤相关基因异常甲基化与肿瘤发生发展的关系已经成为肿瘤分子遗传学的研究热点。

一、DNA 甲基化与肿瘤

DNA 甲基化是人们目前研究比较深入的一种表观遗传学修饰方式，其发生主要在 CpG 二核苷酸序列的胞嘧啶上。大量研究表明异常的 DNA 甲基化与肿瘤的形成和发生有着密切的关系，其作用机制包括：①全基因组广泛的低甲基化，可导致原癌基因激活、基因印记缺失以及染色体不稳定性增加等；②特定基因启动子区 CpG 岛异常高甲基化，引起抑癌基因沉默；③关键基因甲基化导致的基因所在信号通路的激活与抑制；④体内突变热点，甲基化异常的 DNA 易受外界致癌物的刺激而引起突变，进而引起细胞的突变。

DNA 甲基化具有可诱导性以及可逆性，这一特点为肿瘤发生机制的探讨和肿瘤的临床治疗提供了新的研究方向。

二、p16 基因甲基化研究

p16 基因又叫 MTS1（multiple tumorsupp ressor 1）基因，是一种重要的细胞周期调控基因。其表达产物直接参与细胞增殖的负调节——p16 蛋白是作用于细胞分裂周期关键酶之一的 CDK4 的抑制因子，可以阻止细胞进入 S 期，一旦 p16 基因失活，将不能抑制 CDK4，最终导致细胞进入恶性增殖，加速肿瘤发生。

p16 基因最主要的失活机制之一就是启动子异常高甲基化。研究表明，p16 基因甲基化与多种消化系统肿瘤特别是胃癌的发生发展有着密切的关系。目前研究主要集中在两个方面：①应用甲基化特异性 PCR（MSP）等甲基化检测方法研究肿瘤组织中 p16 基因启动子区 CpG 岛甲基化频率及其与正常对照组的差异性研究；②应用去甲基化剂处理肿瘤细胞后，观察肿瘤细胞中 p16 基因启动子区 CpG 岛异常甲基化状态是否解除，甲基化沉默基因可否重新表达。由于 DNA 甲基化修饰具有可逆性，使得抑癌基因去甲基化研究成为临床肿瘤治疗的一个新方向。

第二节　胃癌细胞中抑癌基因 *p*16 启动子区异常甲基化检测

【实验背景知识介绍】

胃癌（gastric cancer）是一种人体常见恶性肿瘤。其起病隐蔽、早期诊断困难并且由于缺乏定期体检等原因，因此临床就诊病人很多都是中晚期患者，死亡率高。近年来，欧美许多国家通过预防 H.P 感染以及合理调整膳食结构等有效措施，已经很好地控制了胃癌的发病率。但是在东亚一些国家（诸如日本、中国等国），尤其是我国仍有多个胃癌高发区。目前国家各医学卫生机构虽然在预防、早期诊断以及临床治疗等方面做了大量工作，但高发区胃癌死亡率依然很高。正是由于这样，进一步深入探讨胃癌发生、发展及转移机制，制订有效的预测和早期诊断措施对于我们而言就显得尤为迫切。

胃癌的发生是一个途径（包括环境因素影响/遗传学改变/表观遗传学改变等）、多因素（原癌基因激活/抑癌基因失活）参与的、多阶段渐进性加重的过程。影响其发病的危险因素很多，诸如环境饮食因素、遗传因素、生物学因素如 H.P 感染、生活习惯如吸烟、体内微量元素以及生活居住环境等。环境中存在的一些致突变因子长期慢性刺激能大大增加胃癌遗传学和表观遗传学突变风险。

DNA 甲基化是表观遗传学修饰的最主要方式，可以被环境因素诱发。通常情况下 DNA 甲基化发生在 CpG 二核苷酸序列的胞嘧啶上。CpG 序列一般富集于真核生物基因 5′端启动子区，我们称之为 CpG 岛。CpG 岛的甲基化状态将对基因的转录活性产生影响。证据表明 DNA 甲基化异常与肿瘤的发生有关，肿瘤细胞中肿瘤相关基因的 DNA 甲基化异常已经成为目前的一个研究热点。

国内外多项研究证实，*p*16 基因甲基化胃癌的发生发展有着密切的关系。应用甲基化敏感性限制性内切酶方法或甲基化特异性 PCR（methylation-specific PCR，MS-PCR）等方法研究胃癌细胞株或胃癌组织 *p*16 基因启动子区 CpG 岛，发现其甲基化率为 30%～40%，并且与基因沉默直接相关。体外应用去甲基化剂对胃癌细胞处理后，可使胃癌细胞 *p*16 基因重新表达。从而证实该基因的甲基化是其失活的主要原因。

【实验目的】

1. 掌握基因组 DNA 重盐修饰操作方法以及 MSP 实验操作原理和方法，了解 MSP 在实际科研工作中的具体应用。

2. 分析 *p*16 基因启动子区异常高甲基化与基因表达的关系。

【实验原理】

MSP 法原理（图 8-1）：首先用亚硫酸氢钠修饰处理基因组 DNA，所有未发生甲基化的胞嘧啶（C）都被转化为尿嘧啶（U），而甲基化的胞嘧啶则不被转化。然后针对甲基化和非甲基化序列分别设计特异性引物（包括 2 对引物——M/甲基化引物和 U/未甲基化引物），对盐修饰后的 DNA 样本进行聚合酶链反应（PCR）扩增。最后再通过电泳分析，根据 M 引物与 U 引物扩增产物的有无，判断与引物互补的 DNA 序列的甲基化状态。MSP 法灵敏度高，应用范围广，对模板 DNA 的质量要比较低，是目前较为常用的甲基化检测方法。

【实验准备】

1. 实验对象　在签写知情同意书获得患者及其监护人的认可后，从临床获得 30～40 例术后胃癌及癌旁组织标本，也可由相关研究部门（如肿瘤研究所、病理科室等）提供肿瘤样本。手术切除后 20min 内取材，迅速置于液氮保存备用。取材标本包括肿瘤组织、癌前病变组织以及癌旁相对正常组织。术前未经放、化疗治疗。正常对照胃黏膜组织标本取自门诊非癌胃镜活检个体。

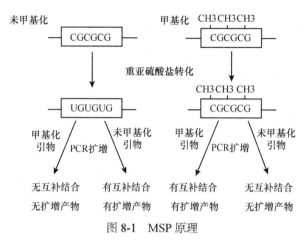

图 8-1　MSP 原理

全部样本准确记录，分别按照性别、年龄、组织分型进行分组研究。

2. 实验试剂

（1）蛋白酶 K，十二烷基硫酸钠（SDS），饱和酚，氯仿，乙醇，乙酸钠，三羟甲基氨基甲烷（Tris），乙二胺四乙酸（EDTA），氢氧化钠，苯二酚（氢醌）、亚硫酸氢钠等。

（2）DNA 纯化回收试剂盒 Wizard® DNA Clean-Up System（A7280，美国 Promega 公司），乙酸铵，异丙醇等。

（3）Taq 耐热聚合酶（5U/µl）、10×PCR 反应缓冲液、MgCl$_2$（25mmol/L）、dNTPs（含四种游离单核苷酸 dATPs、dTTPs、dCTPs、dGTPs 各 10 mmol/L）、DL2000 电泳标记物、琼脂糖等。

（4）两对 *P16* 基因 MS-PCR 引物：M 引物和 U 引物。

（5）三羟甲基氨基甲烷（Tris）、丙烯酰胺（acylamide）、亚甲基双丙烯酰胺（N,N′- methyl-enebisacrylamide）、TEMED 试剂、超纯甘油、溴化乙锭。

3. 实验仪器　移液器（5µl、20µl、100µl），Eppendorf 管（EP 管），tip 头，2ml 注射器。水浴箱，匀浆器或者冰冻组织切片机，高速离心机，紫外分光光度计，凝胶电泳仪，PCR 仪，凝胶自动成像系统，分析天平等。

【实验内容与方法】

1. 主要溶液的配制

（1）DNA 提取用液：20µg/ml 胰酶；0.5% SDS；蛋白酶 K 20mg/ml；100%乙醇；70%乙醇；1×TE 缓冲液——10mmol/L Tris-HCl（pH8.0），0.1mol/L EDTA（pH8.0）。

（2）10mmol/L 氢醌（对苯二酚）溶液：称取氢醌 55mg，加纯水定容至 50ml。

（3）3mol/L 亚硫酸氢钠（pH5）溶液：称取亚硫酸氢钠 3.18g，加纯水 5～6ml，用 3mol/L NaOH调 pH 为 5.0，最终纯水定容为 10ml。

2. 组织 DNA 提取与亚硫酸盐修饰　常规酚/氯仿抽提法提取各组织标本 DNA，详细步骤参考本篇第六章第二节"胃癌组织中胰岛素样生长因子-2 基因印记缺失的检测"。分光光度计检测 DNA的浓度和纯度，用 TE 缓冲液将终浓度统一调至 0.4µg/µl，琼脂糖电泳鉴定基因组 DNA 的完整性。

取 2µg DNA 置于 1.5ml EP 管中，加入 40µl 纯水稀释后，再加 5µl 新配制的 2mol/L NaOH 溶液，置于 37℃水浴中预变性 30min；随后加入 30µl 新配的氢醌溶液，混合溶液会变成淡黄色；最后加入 520μl 新配的 3mol/L 亚硫酸氢钠溶液于管中,缓慢颠倒混匀溶液;EP 管外裹以铝箔纸避光,限制氧化;封口膜封口,防止水分挥发;50℃水浴处理 16～20h。

3. 盐修饰基因组 DNA 的提纯与回收 使用 Promega Wizard Cleanup DNA 纯化回收系统对盐修饰后的基因组 DNA 进行提纯与回收。具体操作如下:直接向反应管中加入 1ml 树脂,缓慢颠倒混匀,使树脂与盐修饰后的 DNA 充分结合,此时在小柱内可见白色的树脂沉积;将 2ml 注射器针头摘除,针筒与 DNA 提纯试剂盒中提供的提纯吸附柱连接,将上述树脂与 DNA 的混合液转移至针筒内,轻轻加压将液体挤出,收集于废液回收缸;再向针筒内注入 2ml 新配制的 80% 异丙醇溶液洗涤 DNA;然后将注射器与吸附柱分离,吸附柱装于 1.5ml EP 管上,12000r/min 离心,2min,甩去残留的异丙醇液体,干燥树脂(此时,盐修饰后的 DNA 与树脂处于结合状态)。

取下吸附柱,装于一新的 1.5ml EP 管上,向柱上加入 50μl 80℃预热纯水,室温下放置 2～3min;然后离心 12000r/min,20s,洗脱 DNA 于 EP 管中。EP 管内离心下来的洗脱液体即为修饰后 DNA 溶液,体积约为 50μl。

向反应管中加入新配制的 3mol/L NaOH 5.5μl,室温放置 15min(脱磺基);再加 5.5μl 10mol/L 乙酸铵溶液,中和 NaOH,使溶液 pH 于 7.0 左右;然后加 3 倍体积的预冷无水乙醇沉淀 DNA,置于 –20℃冰箱过夜。

4℃离心,12000r/min,30min,弃上清;加入 70% 乙醇 1000μl;再 4℃离心,12000r/min,5min,重复上述洗涤操作;弃上清,用以 tip 头将附于管壁上的残留乙醇液小心吸净,室温下干燥;加入 20μl 纯水,溶解盐修饰后 DNA 沉淀,–20℃冰箱保存备用。

4. 甲基化特异性 PCR(MS-PCP)与电泳检测

*p*16 基因 MS-PCR 引物序列如下:

Methylated-----Sense:5′-TTA TTA GAG GGT GGG GCG GAT CGC-3′

Antisense:5′-GAC CCC GAA CCG CGA CCG TAA-3′

Unmethylated-Sense:5′-TTA TTA GAG GGT GGG GTG GAT TGT-3′

Antisense:5′-CAA CCC CAA ACC ACA ACC ATA A-3′

按照 TaKaRa PCR 试剂盒说明书要求操作。

PCR 反应体系 30μl,成分包括:Taq 酶 1U,2.5mmol/L dNTPs 4μl,10×PCR buffer(Mg²⁺ Plus)3μl,20μmol/L 上下游引物各 0.5μl,DNA 模板 5μl。

PCR 反应条+件为:94℃预变性,5min。94℃,1 min;53～65℃,1 min;72℃,1 min;35～40 个循环。72℃,5 min。6% PAGE 凝胶(琼脂糖凝胶也可,但灵敏性稍差)电泳检测,紫外凝胶成像仪照片记录。在 MS-PCP 反应体系中,以纯水代替模板作为阴性对照。

5. 结果判断 *p*16 基因启动子甲基化情况的判定主要通过 MSP 产物电泳结果具体分析。M 型引物(甲基化引物)只能和亚硫酸氢盐处理后甲基化 DNA 互补结合,而 U 型引物(非甲基化型引物)则特异性地与亚硫酸氢盐处理后的未甲基化 DNA 互补结合。据此可以根据两对引物(M 型和 U 型)扩增产物的有无来判断 *p*16 基因启动子的甲基化情况。

如图 8-2A 所示,M 型引物与 U 引物均有扩增产物,可以确定为 *p*16 基因启动子甲基化阳性;图 8-2B 显示甲基化引物(M)没有扩增产物,可以确定为 *p*16 基因启动子甲基化阴性。由于组织中基因甲基化的发生很少表现为纯质性特点,即使在发生了异常高甲基化的肿瘤组织中,也往往掺杂了一些未发生 *p*16 基因异常甲基化的细胞,因此非甲基化引物(U)无论在非肿瘤组织中还是在肿瘤组织中,都可以检测到其扩增产物。

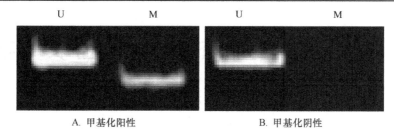

图 8-2　甲基化

【注意事项与常见问题】

1. PAGE 胶配制时的具体注意事项参照本篇第五章。

2. 基因组 DNA 盐修饰时使用的氢醌和亚硫酸氢钠在实验时最好现用现配；氢醌和亚硫酸氢钠均有较强的毒性，配制及使用时需要戴手套和口罩防护，注意避免与皮肤接触；盐修饰的时间一定要保证不少于 16h，实验用 EP 管要包锡箔纸避光。

3. MS-PCP 法检测甲基化具有较强敏感性，有时容易出现假阳性结果，为避免这种情况的出现，实验时注意设置各种阴性对照（阴性对照 1：PCR 时以去离子水作为模板；阴性对照 2：PCR 时以未经盐修饰的基因组 DNA 作为模板）。

4. 在肿瘤组织中基因甲基化往往表现为不完全甲基化——既有发生异常甲基化的细胞，同时也可以混杂一些尚未发生异常甲基化的细胞。因此非甲基化引物（U）即使在肿瘤组织中，也可能检测到扩增产物。

5. 由于盐修饰过夜后，第 2 天需要马上对 DNA 进行提纯，因此在安排实验课时需要注意安排好时间。也可以由老师在实验课前一天下午进行盐修饰，第二天由学生进行 DNA 提纯的操作。

【作业与思考题】

1. 试计算肿瘤组中 *p*16 基因启动子异常甲基化频率。

2. 试比较在不同组间（性别分组，年龄分组，不同组织分型以及肿瘤与正常对照组间）甲基化情况是否存在差异。

3. *p*16 基因启动子甲基化状态与基因表达的相关性。

（张开立　李　宏）

第九章　去甲基化剂诱导基因表达研究

第一节　概　述

DNA 甲基化对基因稳定表达发挥关键作用，可以抑制基因转录和维持基因组稳定性。肿瘤的发生与表观遗传学改变（如 DNA 甲基化异常、组蛋白乙酰化/去乙酰化异常等）密切相关，抑癌基因启动子区 CpG 岛高甲基化导致基因表达失活是肿瘤细胞常见的表观遗传学异常。在胃癌中已检测出包括 *p*16 基因和 *TIMP*3 基因等在内的多种抑癌基因启动子异常高甲基化。这种异常高甲基化可以通过影响转录因子与启动子结合，导致基因转录失活、蛋白合成受阻进而导致细胞增殖失控。

DNA 甲基化是一个动态可逆的过程。可以被诱导发生，也可被有效抑制。DNA 去甲基化（DNA demethylation）包括被动和主动两种方式。

一、被动去甲基化

被动去甲基化是指在 DNA 复制过程中，由于 DNA 甲基转移酶（DNMTs）活性受到抑制导致 DNA 甲基化状态无法继续维持，DNA 双链的甲基化程度随着复制与细胞分裂逐渐减弱的现象。5-azacytidine、5-aza-deoxycytidine、zebularine、hydralazine、EGCG、psammaplin A 等作为 DNMTs 的抑制剂，发挥去甲基化作用，可使甲基化沉默基因恢复转录活性，已被广泛应用在基础医学研究及临床实验中。

5-杂氮-2′-脱氧胞苷（5-aza-2′-deoxycytidine，5-Aza-dC，DAC，地西他滨）是一种特异性 DNA 甲基转移酶抑制剂，通过启动被动去甲基化机制逆转 DNA 甲基化过程，诱导肿瘤细胞向正常细胞分化或诱导肿瘤细胞凋亡。5-Aza-dC 在临床骨髓增生异常综合征等血液系统恶性肿瘤中疗效显著，但大剂量使用时细胞毒性明显，并且生物利用度较差，在胃癌等实体瘤临床治疗上尚未取得实质性突破。

二、主动去甲基化

主动去甲基化是指不涉及 DNA 复制过程中 DNA 甲基转移酶的改变，而是在 TET 等相关酶的作用下将甲基化胞嘧啶（^mC）催化为去甲基化胞嘧啶（C）的过程。TET（Ten eleven translocation）蛋白家族有 3 个成员 TET1、TET2 和 TET3，具有双加氧酶活性，可以氧化 ^{5m}C 形成 ^{5hm}C，然后继续氧化成 5-甲酰胞嘧啶（^{5f}C）和 5-羧基胞嘧啶（^{5Ca}C）。继而在胸腺嘧啶 DNA 糖基化酶（TDG）的协助下，通过切除修复将甲基化胞嘧啶用未甲基化胞嘧啶取代。

表观遗传学研究对临床的指导作用日益体现，由于 DNA 甲基化具有可逆性和可诱导性，使得临床应用去甲基化药物调控特定基因表达模式成为可能。为克服去甲基化药物生物利用度低、大剂量毒副作用明显等缺陷，组合用药如组蛋白脱乙酰酶抑制剂（HDACi）、CRISPR-dCas9 介导 TET1 靶向去甲基化等研究已取得令人鼓舞的进展，已经发展成为包括肿瘤在内的多种疾病表观干预策略。这要求我们对去甲基化药物作用的具体分子机制和影响因素必须有更加深入的理解。

第二节 5-aza-dC 诱导体外培养胃癌细胞 *TIMP3* 基因表达检测

【实验背景知识介绍】

金属蛋白酶（Matrix metalloproteinases，MMPs）能够降解细胞外基质成分，肿瘤细胞中 MMPs 表达明显增加，使肿瘤细胞获得较强的侵袭与转移能力。而组织金属蛋白酶抑制因子（TIMP）则可以通过与 MMPs 结合拮抗基质金属蛋白酶活性，抑制其对 ECM 的降解，进而抑制肿瘤细胞侵袭、转移和血管形成，其表达水平在肿瘤的浸润、转移过程中具有重要意义。

TIMPs 家族是多基因编码的蛋白，可以与多种活化 MMPs 结合，也可以与未活化的 MMPs 相结合，使其失活从而阻断 MMPs 对 ECM 的降解，降低肿瘤的转移能力。作为 MMPs 家族天然抑制剂，TIMPs 家族中有一个特殊成员——TIMP-3，是该家族中存在于 EMC 中唯一的非可溶性蛋白，与 EMC 结合较紧密，可抑制 MMP 水解 ECM，利于 ECM 的修复。

研究结果显示 *TIMP3* 基因的失活与胃癌的发生密切相关。其中由于启动子区异常高甲基化所导致的基因转录受阻是 *TIMP3* 基因失活的主要机制。

【实验目的】

1. 掌握两种去甲基化机制以及去甲基化剂诱导基因表达的作用原理。

2. 了解 5-aza-dC 处理体外培养肿瘤细胞后，*TIMP3* 基因表达水平的改变与作用机制。

【实验原理】

体外培养胃癌细胞，分别设置正常培养作为空白对照组与 5-aza-dC 处理组，应用 RT-PCR 技术检测各实验组胃癌细胞 *TIMP3* 基因的表达情况。根据处理前后两组胃癌细胞 *TIMP3* 基因表达的变化，判断 5-Aza-dC 对 *TIMP3* 基因表达的影响。结合正常对照组中 *TIMP3* 基因启动子甲基化检测，可以综合分析去甲基化剂对甲基化失活基因的作用机制。

【实验准备】

1. 实验对象 人低分化胃黏液癌细胞系 MGC803、人低分化胃腺癌细胞系 BGC823 由北京肿瘤研究所提供；人未分化胃癌细胞系 HGC27 购自美国模式培养物集存库（American Type Culture Collection，ATCC）。

2. 实验试剂 DMEM 培养基（ducbecoo's modified eagles medium），胎牛血清（fetal bovine serum，FBS），胰酶（trypsin），L-谷氨酰胺（L-glucintamine），青霉素-链霉素，5-氮杂脱氧胞嘧啶核苷（5-aza-deoxycytidine，5-aza-dC），异丙醇、甲酰胺、吐温（Tween-20）、焦碳酸二己酯（DEPC）、Trizol 试剂等。RT-PCR 试剂盒（大连 TaKaRa 生物工程有限公司）包括：10× RT buffer；dNTP mixture（10mmol/L）；AMV Reverse Transeriptase XL（5U/μl）；Oligo dT-Adaptor Primer（2.5pmol/μl）；$MgCl_2$（25 mmol/L）；RNase Inhibitor（40U/μl）；RNanse free dH_2O。

3. 实验仪器 移液器（5μl、20μl、100μl），Eppendorf 管（EP 管），tip 头。CO_2 细胞培养箱，高速冷冻离心机，紫外分光光度计，凝胶电泳仪，匀浆器或者冰冻组织切片机，PCR 仪，台式 PCR 超净台，凝胶成像系统（UVP），分析天平等。

【实验内容与方法】

1. 主要溶液的配制

（1）MGC803 和 BGC823 细胞培养液：低糖 DMEM 培养液，含 10%胎牛血清，100U/ml-100μg/ml 的青-链霉素，5mmol/L L-谷氨酰胺。

（2）HGC27 细胞培养液：高糖 DMEM 培养液，含 10%胎牛血清，100U/ml-100μg/ml 的青-链霉素，5mmol/L L-谷氨酰胺。

（3）0.25%胰酶消化液：0.25%胰酶，0.4%EDTA。

（4）10mmol/L 5-aza-dC 存储液：用 DMSO 溶液配制成 10mmol/L 的储存液，经 0.22μm 的滤器过滤后移至 1.5ml 的 EP 管内，EP 管事先经 120℃高温灭菌，然后在 EP 管外包裹一层铝箔纸，避光保存于-20℃保存。5-aza-dC 使用液的终浓度为 10μmol/L，即每 1ml 细胞培养液中加入 1μl 的药物储存液。

2. 细胞培养

（1）细胞复苏：细胞培养液、0.25%胰蛋白酶放于 37℃恒温水浴预热 20min；从液氮罐取出冻存管，立即放入 37℃水浴中，快摇，直至完全融化；用无菌吸管将冻存液吸至 15ml 离心管中，缓慢加入 4ml 培养液，1000r/min 离心 5min；用无菌吸管吸掉上清，加入 4ml 培养液，混悬沉淀细胞；将细胞悬液吸至 5ml 培养皿中，放入 37℃CO₂ 培养箱中，第 2 天观察细胞生长状态，更换培养液，继续培养。

（2）细胞换液：用相应的细胞培养液约 2～3 天换液一次。

（3）细胞传代：待细胞生长到培养皿的 80%满时可传代。

用移液枪将培养皿中的培养液吸至 15ml 离心管中，加 0.25%胰酶至培养皿中（1ml 胰酶/5ml 培养皿），消化 1～3min，至皿中细胞呈即将漂浮状态；用移液枪吸离心管中的旧培养液于皿中，终止胰酶消化，将壁上的细胞吹打下来；将细胞混悬液吸至 15ml 离心管中，1000r/min，离心 10min；用无菌吸管将上清吸掉，加入新培养液，吹打混匀至细胞均为单个；将细胞混悬液分至各皿中。

（4）细胞加药：用去甲基化剂 5-aza-dC 处理细胞系 MGC803、BGC823 和 HGC27。具体步骤如下：待传代的细胞正常培养 24h 后，用无菌吸管将培养液吸掉；用移液枪加培养液于离心管中，再加入 10μmol/L 5-aza-dC（每 1ml 细胞培养液中加入 1μl 储存液），混匀培养液；将混匀的培养液加入培养皿中；每 24h 更换培养液，共处理 5 天，第 6 天收集细胞。

（5）细胞收集：用移液枪将培养皿中的培养液吸至 15ml 离心管中，加 0.25%胰酶至培养皿中（5ml 皿加 1ml 胰酶），消化 1～3min，至皿中细胞呈即将漂浮状态；用移液枪吸离心管中的旧培养液于皿中，终止胰酶消化，将壁上的细胞吹打下来；将细胞混悬液吸至 15ml 离心管中，1000r/min，离心 10min；弃掉上清，用移液枪加 1mlPBS 于离心管中，吹打混匀细胞，移细胞悬液于 1.5mlEP 管中；EP 管离心，3000r/min，4℃，5min；弃掉上清，剩余细胞沉淀，将 EP 管封口，放于-80℃保存，待做后续实验。

3. 肿瘤细胞总 RNA 的提取　常规 Trizol 法提取肿瘤细胞总 RNA。按 Trizol 试剂说明书操作（详见遗传基本实验 3-2）。简要过程如下：①体外培养胃癌细胞收集于 Eppendorf 管中，加入 200μl Trizol 后，混匀，冰上静置 20～30 min；②直接向 EP 管中加入 40μl 氯仿，盖严盖后，轻轻颠倒摇匀 15s；③室温下静置 3min；④4℃离心，12000g，15min；⑤吸上层水相于新管，然后再加入 100μl 异丙醇，颠倒摇匀，静置 15min；⑥4℃离心，12000g，10min；⑦弃上清，用 75%乙醇洗沉淀；⑧4℃离心，10000g，5min；⑨弃上清后，于冰上干燥，加入约 20μl 1‰DEPC 水溶解 RNA。

应用紫外分光光度计测定核酸 A_{260} 和 A_{280} 的 OD 值，检测总 RNA 的纯度和浓度并对其浓度加以调整。取总 RNA 1μl 加 5μl 上样缓冲液在 1%的琼脂糖凝胶上电泳，检测 RNA 的完整性。

4. 反转录 PCR（reverse transcription-polymerase chain reaction，RT-PCR）　反转录体系为 20μl，其中含：模板 RNA0.5～1.0μg；其余组分按照 TaKaRa 公司反转录试剂盒说明书要求。反转录反应条件为：55℃反转录 30min，99℃灭活反转录酶 5min，5℃终止反应 5min，反转录产物用封口膜封口，-20℃冰箱保存。

聚合酶链反应（PCR）：PCR体系为15μl，其中包括：上述反转录液3μl，10×LA PCR buffer 1.2μl，TaqDNA聚合酶0.067U，MgCl₂终浓度0.9mmol/L，引物终浓度0.225μmol/L，加水补齐至15μl。

PCR引物序列及反应条件如下：*TIMP3*基因引物序列（TaKaRa生物工程有限公司合成）：F5′-GCC TTC TGC AAC TCC GAC ATC -3′，R5′- CGT GTA CAT CTT GCC ATC ATA -3′；反应条件94℃预变性5min，94℃45s，58℃45s，72℃45s，共循环30次，72℃延伸10min；PCR产物片段长度为246bp。内对照β-*actin*上游引物：F5′-GCA TGG AGT CCT GTG GCA T-3′，下游引物：R 5′-CTA GAA GCA TTT GCG GTG G-3′；反应条件94℃预变性4min，94℃30s，58℃30s，72℃30s，共循环30次，72℃延伸5min；PCR产物片段长度为326bp。

向15μl PCR产物中直接加入3μl 6×溴酚蓝上样缓冲液混匀后，加于1.5%琼脂糖凝胶（内含0.5μg/ml 溴化乙锭）中，电泳分离后于凝胶自动成像仪中进行图像采集、灰度分析、照相记录。记录靶条带处光密度积分值。*TIMP3*表达量= *TIMP3*靶条带光密度积分值/β-*actin*靶条带光密度积分值。

应用SPSS统计分析软件。采用χ^2检验及Spearman相关分析。$P \leqslant 0.05$为差异有统计学意义。

5. 结果判断

（1）标本总RNA鉴定：经Trizol提取组织总RNA后，测定OD₂₆₀/OD₂₈₀为1.79～1.98，说明无蛋白污染。经1%琼脂糖电泳鉴定，见总RNA有清晰的28S和18S两条条带，表明RNA无降解，无DNA污染（详见实验3-2）。

（2）半定量RT-PCR结果：根据电泳条带的有无及强弱通过灰度分析与内对照比较进行半定量分析——*TIMP3*基因表达量≥0.83时为正常表达，≤0.50为表达下调，凝胶图像中无软件可识别的条带为表达缺失。如图9-1所示：A为内对照β-*actin*基因RT-PCR产物，电泳条带亮度基本一致；B为*TIMP3*基因RT-PCR产物，电泳条带亮度在不同处理组中差异显著。

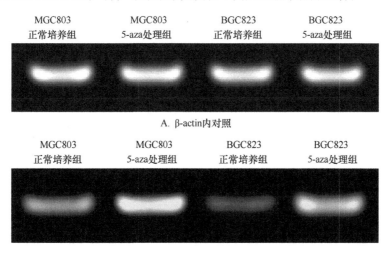

图9-1　β-*actin*内对照和*TIMP3*基因表达情况

【注意事项与常见问题】

1. 细胞培养实验过程中要严格保证无菌操作，避免和减少各种内源性和外源性污染的发生。

2. 在用胰蛋白酶消化细胞之前，可用D-Hanks液清洗培养细胞的表面，以去除培养皿或培养瓶中残留血清对胰蛋白酶活性的抑制。消化时间不要超过5min，以免影响培养细胞活力。消化效果不理想时可以考虑二次消化。

3. 吹打细胞注意控制力度，以免造成对细胞的损伤。

4. 加药处理后需要定时观察细胞生长情况。根据具体细胞生长状态决定传代或者收集细胞。

5. 应用 RT-PCR 技术对基因表达水平进行检测，详细操作注意事项与常见问题可参考第七章"肿瘤组织中 *p*16 抑癌基因表达检测"。

【作业与思考题】

1. 本实验中使用的去甲基化剂 5-Aza-dC 的去甲基化机制是什么？为什么 5-Aza-dC 处理体外培养胃癌细胞，可以诱导 *TIMP3* 基因的表达？

2. DNA 去甲基化机制有哪些？如何检测细胞中主动、被动去甲基化作用是否正常？

3. 查阅相关文献，判断 *TIMP3* 基因属于哪一种类型肿瘤相关基因（癌基因/抑癌基因）？其在肿瘤细胞中的表达特征如何？与本实验检测结果是否一致？其在肿瘤细胞中的甲基化特点对于临床表观干预有哪些指导作用？

（张开立）

第十章 $S100A4$ 基因剪接异构体的检测

第一节 概　　述

人类基因组 30 亿个碱基，编码基因数量不足 3 万，仅为线虫或果蝇等低等生物基因数量的两倍左右。因此人类基因组的复杂性并不表现在容量庞大，2.6 万个编码基因也远远不能满足生物多样性和复杂性的要求。但是通过转录后调控如选择性剪接，使得有限的基因容量产生了庞大的蛋白质组的复杂性。

真核基因转录产生的 mRNA 前体并非只按一种方式剪接产生出一种成熟 mRNA 分子，也并非只指导一种蛋白质的翻译合成，而是可以选择不同的剪接位点，以不同的剪接方式产生多种 mRNA 剪接异构体，这一过程称为选择性剪接。选择性剪接也称为可变剪接(alternative splicing)，是调控基因表达和导致蛋白质组多样性的重要机制，也是导致不同生物基因组容量相近但蛋白质数量差异较大的重要原因。

一、$S100A4$ 基因

$S100A4$ 基因位于 1q21，其编码的转移相关蛋白由 101 个氨基酸组成，分子量为 11.5kDa。S100A4 蛋白是钙结合蛋白家族 S100 亚家族的成员之一，与细胞的增殖与凋亡、细胞运动与黏附、细胞外基质重建、以及血管生成等恶性肿瘤的生物学行为有密切关系。有研究显示，$S100A4$ 在乳腺癌、宫颈癌、结直肠癌、胰腺癌、胃癌以及肺癌等多种恶性肿瘤中呈现异常高表达，并且这种高表达往往指示预后不良。在体外培养的肿瘤细胞中，转染 $S100A4$ 后可使原来不具有转移生物学特征的肿瘤细胞表现出较强的侵袭转移能力；而敲低肿瘤细胞中 $S100A4$ 基因表达，则可明显抑制肿瘤细胞的运动、侵袭与转移。因此从基因编码蛋白质的功能来看，可以将 $S100A4$ 基因看作是一种肿瘤转移相关基因。其基因结构特点、表达调控以及在多种肿瘤中的促癌作用等已被学者广泛研究。

二、$S100A4$ 基因剪接异构体

可变剪接是导致真核基因功能多样性的重要原因之一，使得同一个基因可以编码多个不同转录产物并指导多种不同蛋白质的合成。有研究表明，可变剪接在产生受体多样性、控制调节生长发育等方面起决定性作用。包括肿瘤在内的多种疾病的发生都与剪接异常有关。检测病变组织中基因剪接异构体的差异对于研究疾病病因与病理机制具有重要的指导意义。

Genebank（www.ncbi.nlm.nih.gov/entrez）数据显示，$S100A4$ 基因在转录后修饰过程中主要形成两种剪接异构体类型，其中由外显子 1、3、4 拼接构成异构体 1（AS1）；由外显子 1、2、3、4 拼接构成异构体 2（AS2）。但由于 $S100A4$ mRNA 的翻译起始点位于外显子 3，因此 AS1 和 AS2 这两种转录产物都将指导相同氨基酸序列的同一种蛋白合成（图 10-1）。也正是由于这个原因，很少有研究对 $S100A$ 剪接异构体的生物学特征及其在不同组织中的表达分布特点进行进一步探索。

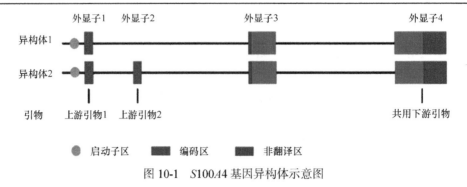

图 10-1   *S100A4* 基因异构体示意图

第二节   特异性引物法检测胃癌细胞中 *S100A4* 基因剪切异构体

【实验背景知识介绍】

胃癌（gastric cancer）是常见的消化道恶性肿瘤，根据最新（2015 年）的全球肿瘤发病率统计数据显示，胃癌发病率在恶性肿瘤中排名第五，死亡率在恶性肿瘤中排名第三，东亚国家发病率最高。深入了解胃癌发生、发展及转移机制，制订胃癌预测、早期诊断和有效治疗措施极为迫切。

胃癌的发生、发展以及转移是一个多基因参与的复杂过程，不同的阶段可能涉及不同的基因改变。*S100A4* 是恶性肿瘤转移阶段发挥作用的关键分子之一。探讨 *S100A4* 基因表达调控的分子机制具有重要的理论和临床意义，对于临床治疗方案的选择以及预后的评估具有重要的指导意义。研究发现诸多相关因子可能与 *S100A4* 的表达与调控有关。其中，*S100A4* 与 E-cadherin 相关性研究比较多见。上皮钙黏素（E-cadherin）是介导细胞间黏附的一种重要黏附分子，主要介导同质细胞间或细胞与细胞外基质间的黏附。肿瘤发生时，E-cadherin 表达异常，正常的上皮组织结构被破坏，E-cadherin 发生不同程度的减少或缺失，而且这与肿瘤的发生、肿瘤细胞的分化程度、侵袭转移发生率及生存率密切相关。*S100A4* 的表达在胃癌中与 E-cadherin 的分布呈现负相关关系，并导致患者的不良预后。

有相关研究显示，*S100A4* 启动子中含有 TCF 的结合区域，是 Wnt 信号途径的下游靶基因，其表达受到以 β-catenin/TCF4 核移位为特点的 Wnt 信号途径活化的调控；近期的研究还表明，*S100A4* 的表达受表观遗传学调控，其基因第一内含子 CpG 岛的甲基化状态与基因转录后的可变剪接有关。

S100A4 基因转录后主要形成两种剪接异构体：AS1 与 AS2。但由于这两种剪接异构体都指导同一种蛋白合成，因此研究者通常忽略对其生物学意义和临床应用进行深入研究。胃癌组织中 *S100A4* 的两个剪接异构体 AS1 和 AS2 的分布特点以及肿瘤病理学和肿瘤遗传学意义是本实验的主要研究内容。通过对 *S100A4* 在胃癌及癌旁相对正常组织中的表达情况和分布特点进行检测，分析该基因的表达与胃癌转移的关系，深入探讨 *S100A4* 两种剪接异构体在胃癌进展过程中的表达规律和生物学意义，为胃癌的早期诊断、预后评价提供临床靶点。

【实验目的】

1. 掌握剪接异构体概念及其对基因组复杂性的决定作用。

2. 掌握特异性引物法的检测原理与 PCR 的常规操作。

【实验原理】

特异性引物法是指分别设计不同的引物对两种剪接异构体进行 PCR 检测，根据 PCR 产物的有无以及片段大小鉴别两种剪接异构体。

　　具体来看，首先根据 *S100A4* 基因剪接异构体的结构特点，分别设计两对不同的引物。引物 1 的上游引物序列与 *S100A4* 基因外显子 1 互补识别；引物 2 的上游引物序列则与 *S100A4* 基因外显子 2 互补识别。引物 1 与引物 2 的下游引物是相同的，与 *S100A4* 基因外显子 4 互补识别（图 10-1）。

　　由于 *S100A4* 基因剪接异构体 1（AS1）是由外显子 1、3、4 拼接而成，因此用引物 1 可以扩增成功，产物片段长度为 287bp，而用引物 2 则无扩增产物。同理，由于 *S100A4* 基因剪接异构体 2（AS2）是由外显子 1、2、3、4 拼接而成，因此引物 1、2 均可以扩增成功，产生不同长度的 PCR 产物：引物 1 扩增产物片段长度为 332bp，引物 2 扩增产物片段长度为 278bp（图 10-2）。

【实验准备】

1. 实验对象　参照第四章"基因多态性分析"中的实验对象，选择 40 余例临床胃癌组织标本和癌旁相对正常组织对照标本。也可以结合本校或者实验承担教研室的研究特点选择合适的肿瘤组织标本。体外培养肿瘤细胞系也可作为实验样品。

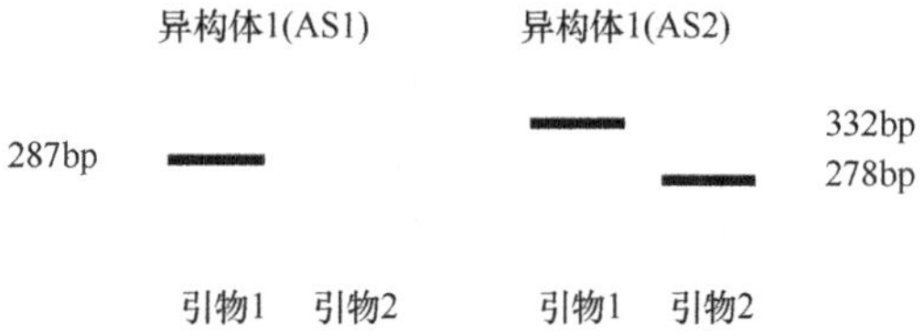

图 10-2　特异性引物法电泳结果分析示意图

　　全部样本需要准确记录，分别按照性别、年龄、组织分型、病理学特点以及有无转移等临床特征进行分组研究。

2. 实验试剂

RNA 提取试剂：Trizol 试剂，氯仿，乙醇，异丙醇，焦碳酸二乙酯（DEPC）。

RT-PCR 用试剂：RT-PCR 试剂盒 TaKaRa RNA PCR Kit (AMV) Ver.3.0 购自 TaKaRa 生物工程有限公司，试剂盒主要组成：反转录酶（AMV Reverse Transcriptase XL，5U/μl）50μl；反转录酶抑制剂（RNase Inhibitor，40U/μl）25μl；Oligo dT-Adaptor Primer（2.5pmol/μl）50μl；Random 9mers（50pmol/μl）50μl；TaKaRa Ex Taq HS（5U/μl）25μl；10×RT Buffer [100 mmol/L Tris-HCl (pH8.3)，500 mmol/L KCl] 1ml；5×PCR Buffer 1ml；dNTP Mixture（含 dATPs、dTTPs、dCTPs、dGTPs 各 10 mmol/L）150μl；MgCl$_2$（25mmol/L）1ml；RNase Free dH$_2$O 1ml。

　　特异性引物 1、2 均由宝生物公司合成，引物序列为：

　　引物 1 上游：5'-CTC TCT ACA ACC CTC TCT CC-3'

　　引物 2 上游：5'-GCA CAC GCT GTT GCT ATA GTA C-3'

　　引物 1/2 共用下游：5'-GGA AGA CAC AGT ACT CTT GG-3'

　　电泳用试剂：琼脂糖，溴化乙锭，DL2000 Marker，三羟甲基氨基甲烷（Tris），硼酸，乙二胺四乙酸（EDTA），溴酚蓝和二甲苯青指示剂等。

3. 实验仪器　移液器（1μl、10μl、100μl、1ml），Eppendorf 管（20μl、50μl、1.5~2.0ml），tip 头。高速冷冻离心机，紫外分光光度计，凝胶电泳仪，匀浆器或者冰冻组织切片机，PCR 仪，台式 PCR 超净工作台，凝胶自动成像系统，分析天平等。

【实验内容与方法】

1. 主要溶液的配制

1‰ DEPC 水：用 1ml 移液器小心吸取 1ml DEPC 原液，加入烧杯后，用蒸馏水定容至 1L。

75% 乙醇：量筒称取 75ml 乙醇，用配制好的 1‰ DEPC 水定容至 100ml。

5×TBE 电泳缓冲液：Tris 54g，硼酸 27.5g，0.5mol/L EDTA（pH8.0）20ml，混匀，加纯水定容至 1L。注：5×缓冲液为储存液，使用时需要稀释为 1×缓冲液。

　　引物：宝生物公司合成产品为干粉状，加入适量无菌去离子水，配置成 100 pmol/μl（5×储存液），使用时需要 5 倍稀释。

溴酚蓝加样缓冲液：0.25%溴酚蓝，40%蔗糖水溶液。

溴化乙锭（EB）原液：10mg 加入 1ml 去离子水（用 1×TBE 工作液溶也可）。注意避光保存。使用时稀释成终浓度为 0.5μg/ml 的工作液。

2. 肿瘤组织中总 RNA 的提取　常规 Trizol 法提取各标本的总 RNA。按照 Trizol 试剂说明书（详见实验 3-2），操作如下：①分别将胃癌组织与癌旁相对正常组织冰冻标本切片/匀浆（或者离心收集培养细胞），置于 2.0ml Eppendorf 管中，加入 200μl Trizol 后，充分混匀，冰上静置 20min 左右（此步骤可以提前准备，样品管于 –20℃冰箱能够短期保存 1～2 周）；②直接向 EP 管中加入 40μl 氯仿，盖严顶盖后，轻柔颠倒 15s，使样本与试剂混匀；③室温下静置 3min，待水相和有机相初步分层；④高速冷冻离心机 4℃离心，12000g，15min；⑤小心吸取上层水相移入新管，然后再加入 100μl 异丙醇，颠倒摇匀，静置 15min；⑥4℃离心，12000g，10min；⑦弃上清，用 75%乙醇洗沉淀；⑧4℃离心，10000g，5min；⑨弃上清后，于冰上干燥 RNA 沉淀，加入约 20μl 1‰DEPC 水溶解 RNA。

应用紫外分光光度计测定核酸 A_{260} 和 A_{280} 的 OD 值，检测总 RNA 的纯度和浓度并对其浓度加以调整。取总 RNA 1μl 加 5μl×6 上样缓冲液在 1%琼脂糖凝胶上电泳，检测 RNA 的完整性。

3. 反转录-特异性引物 PCR 及电泳检测

反转录：应用 AMV 反转录酶催化 cDNA 第一链合成。反转录体系为 20μl，其中含：模板 RNA 0.5～1.0μg；其余组分按照 TaKaRa 公司反转录试剂盒说明书要求。反转录反应条件为：55℃反转录 30min，99℃灭活反转录酶 5min，5℃终止反应 5min，反转录产物用封口膜封口，–20℃冰箱保存。

特异性引物 PCR：取各组胃癌和癌旁相对正常组织的 cDNA 产物 3μl 为模板，以 β-$actin$ 作为内对照，应用两种特异性引物（引物 1 和引物 2）分别扩增 $S100A4$ 基因剪接异构体 1（AS1）和 $S100A4$ 基因剪接异构体 2（AS2）。PCR 体系为 15μl，其中包括：上述反转录液 3μl，5×PCR Buffer 2.4μl，TaqDNA 聚合酶 0.067U，MgCl₂ 终浓度 0.45mmol/L，引物终浓度 0.225μmol//L，加水补齐至 15μl。

PCR 反应条件如下：94℃预变性 4min，94℃ 45s，55℃ 45s，72℃ 1.5 min，共循环 35 次，然后 72℃延伸 7min。

针对 $S100A4$ 基因剪接异构体 1（AS1），引物 1 扩增片段长度为 287bp，引物 2 无扩增产物；针对 $S100A4$ 基因剪接异构体 2（AS2），引物 1 扩增片段长度为 332bp，引物 2 扩增片段长度为 278bp。

内对照 β-$actin$ 上游引物：F5′-GCA TGG AGT CCT GTG GCA T-3′，下游引物：R 5′-CTA GAA GCA TTT GCG GTG G-3′；反应条件 94℃预变性 4min，94℃ 30s，58℃ 30s，72℃ 30s，共循环 30 次，72℃延伸 5min；PCR 产物片段长度为 326bp。

向 PCR 产物（15μl 反应体系）中直接加入 3μl 6×溴酚蓝上样缓冲液，混匀，1.0%琼脂糖凝胶（内含 0.5μg/ml 溴化乙锭）电泳分离后于凝胶自动成像仪中进行图像采集、照相记录。

4. 结果判断

（1）标本提取 RNA 鉴定：Trizol 常规提取组织总 RNA 后，紫外分光光度计测量 OD$_{260}$/OD$_{280}$ 值，若比值为 1.79～1.98，说明 RNA 纯度较高，无明显蛋白污染。总 RNA 琼脂糖凝胶电泳，若可以见到清晰的 28S 和 18S 两条电泳条带，表明 RNA 无降解，无 DNA 污染（详见遗传基本实验 3-2）。

（2）胃癌标本 $S100A4$ 基因特异性引物扩增结果：根据两种特异性引物扩增产物电泳条带的有无判断胃癌样本 $S100A4$ 基因剪接异构体的类型。具体判断方式如图 10-3 所示：样本 1 两种特异性引物扩增结果为引物 1 有产物、引物 2 无明显扩增产物，可以将样本 1 的 $S100A4$ 基因剪接异构体类型判断为 AS1；样本 3 两种特异性引物扩增均有产物，因此可以将样本 3 的 *S100A4* 基因剪接异构体类型判断为 AS2。

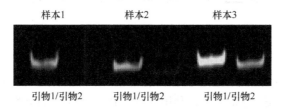

图 10-3　胃癌标本 *S100A4* 基因特异性引物扩增结果

【注意事项与常见问题】

1. 本实验为定性实验，主要根据 *S100A4* 基因两种类型剪接异构体的序列差异，设计两种特异性引物检测扩增产物的有无来判断异构体类型。原则上讲，这一类定性实验，不一定要求设置 β-*actin* 作为内对照。但是由于可能存在由于操作或试剂效能等原因导致无扩增产物的结果，未明确原因，建议最好设置内参以判断 RNA 提取质量以及反转录效果等。正常情况下，如果特异性引物与 β-*actin* 均无扩增产物，说明 RNA 提取质量不佳或者反转录效率效果不佳，应予重新准备 RNA 样本和反转录体系；如果特异性引物无扩增产物，而 β-actin 有扩增产物，则说明特异性引物 PCR 反应条件不合适，需要重新摸索，如考虑适当降低退火温度、增加 Taq 酶浓度或者重新合成引物等对策。

2. 主要实验操作为 RT-PCR，详细操作注意事项与常见问题可参考第七章"肿瘤组织中 *p16* 抑癌基因表达检测"。

【作业与思考题】

1. 应用 SPSS 统计分析软件，分组检验胃癌组织与癌旁相对正常组织中 *S100A4* 基因两种类型剪接异构体（AS1、AS2）的分布是否存在显著差异。

2. *S100A4* 基因两种类型剪接异构体（AS1、AS2）的表达与胃癌临床生物学特征（如组织分型、不同进展期、预后以及发病年龄、性别等）是否具有相关性。

3. 查阅相关文献，熟悉剪接异构体的概念与目前相关研究进展，归纳 2000 字左右小综述。

（张开立　李　宏）

第十一章　基因敲减在细胞功能研究中的应用

第一节　概　述

基因敲减（gene knockdown）是指通过降解具有同源序列靶基因的 mRNA 或阻止靶基因的表达，达到降低靶蛋白的作用。它的原理是利用双链小 RNA 高效、特异地降解或抑制细胞内的同源 mRNA，进而阻断细胞内靶基因的表达，导致靶蛋白表达的缺失。

RNA 干扰（RNA interference, RNAi）现象在真核生物中普遍存在，是一种进化上保守的防御机制。与靶基因的转录产物 mRNA 存在同源互补序列的双链 RNA（double strand RNA, dsRNA）导入细胞后，特异性地降解该 mRNA，从而产生相应的功能表型缺失，这种转录后基因沉默机制被称为 RNA 干扰。RNA 干扰提供了一种经济、高效的抑制靶基因表达的技术手段，是研究基因功能的重要工具。目前研究发现起干扰作用的 RNA 主要包括两类：一类是小干扰 RNA（small interfering RNA, siRNA）；另一类是微小 RNA（microRNA, miRNA）。

一、小干扰 RNA（siRNA）

siRNA 是 RNA 干扰途径的中间产物，是发挥干扰作用的必需因子。由于 RNA 病毒入侵、转座子转录或基因组中反向重复序列转录等原因，细胞中出现了双链 RNA（dsRNA），在 Dicer 酶的作用下，细胞中与 dsRNA 具有同源序列的单链靶 mRNA 与 dsRNA 的正义链互换，原来 dsRNA 中的正义链被 mRNA 代替，并从酶-dsRNA 复合物中释放出来。然后，在 ATP 的参与下，RNA 诱导的沉默复合体（RISC）对 dsRNA 切割，形成 21～23 核苷酸的 dsRNA 小片段，这些小片段即为 siRNA。

RNA 干扰的关键步骤是组装 RISC 和合成介导特异性反应的 siRNA 蛋白，siRNA 并入 RISC 中与靶基因完全配对，因此，siRNA 识别靶序列具有高度特异性，只降解与其序列互补配对的 mRNA。少量 siRNA 就可以致靶基因的表达受到抑制，其干扰作用具有高效性。

siRNA 的设计原则有：①从靶基因起始密码子下游 50～100 个核苷酸开始；②siRNA 的序列最好为 AA（N19）TT 或 NA（N21）或 NAR（N17）YNN（N 为任意碱基，R 指 A 或 G，Y 指 C 或 U）；③G/C 含量在 35%~60% 为宜；④避免出现连续的单一碱基和反向重复序列；⑤避免出现在 5'-UTR 和 3'-UTR；⑥避免与其他基因存在同源性的核苷酸序列。

siRNA 制备的方法一般有：化学合成 siRNA，哺乳动物细胞质粒载体短发夹状 RNA（short hairpin RNAs, shRNA）克隆和慢病毒（lentivirus）载体 shRNA 克隆。利用慢病毒构建的 shRNA 与化学合成 siRNA 和基于瞬时表达质粒载体构建的 shRNA 相比，一方面可以当扩增瞬时表达的载体使用，另一方面慢病毒 shRNA 克隆经过慢病毒包装系统包装后，可用于感染传统转染试剂难于转染的细胞，并且在感染后将 shRNA 整合到受感染细胞的基因组中，可达到长时间的稳定表达。

二、微小 RNA（miRNA）

miRNA 是长度为 18~25 个核苷酸的 5'端带磷酸基团、3'端带羟基的非蛋白编码的调控小 RNA。首先，在细胞核内 miRNA 由 RNA 聚合酶 Ⅱ 的介导下转录成具有较长核苷酸序列的初级 miRNA（primary miRNA, pri-miRNA），然后由 RNA 酶Ⅲ（Drosha）及其辅因子 DGCR8（DiGeorge syndrome critical region 8）加工成短发夹状 RNA，即前体 miRNA（precursor miRNA, pre-miRNA）。前体 miRNA

在 Exprotin-5 复合物的帮助下被转运出细胞核，在细胞质中被另一种 RNA 酶Ⅲ（Dicer）剪切成为双链成熟的 miRNA，随即被整合进 RNA 沉默复合物（RISC）中，通过与靶基因完全或不完全配对来调节靶基因的表达。

miRNA 类似物是化学合成的成熟 miRNA 模拟物，转染至细胞后模拟内源性 miRNA 发挥作用。miRNA 类似物可进一步增强内源性 miRNA 的调控作用，降低细胞内靶蛋白的表达量。miRNA 抑制剂是化学修饰的 miRNA 抑制物，通过靶向抑制特定的 miRNA，可以削弱内源性 miRNA 的基因沉默效应，提高靶蛋白的表达量。

miRNA 与 siRNA 之间有许多相同之处：①长度相似；②都依赖 Dicer 酶的加工；③生成过程都需要 Argonaute 家族蛋白的存在；④都是 RISC 的组成成分；⑤合成都是由 dsRNA 或 RNA 前体形成的。

miRNA 与 siRNA 的不同点：①miRNA 是内源性的，而 siRNA 是由人工体外合成通过转染进入细胞内；②Dicer 酶对二者的加工过程不同，miRNA 是不对称加工，是剪切 pre-miRNA 的一个侧臂，而 siRNA 对称地来源于双链 RNA 的前体的两侧臂；③在结构上，miRNA 是单链 RNA，siRNA 是双链 RNA；④在作用位置上，miRNA 主要作用于靶标基因 3′-UTR 区，而 siRNA 可作用于 mRNA 的任何部位；⑤在作用方式上，miRNA 可抑制靶基因的翻译，也可以导致靶基因降解，即在转录水平后和翻译水平起作用，而 siRNA 只导致靶基因的降解，即为转录水平后调控。

第二节　用 siRNA 敲减卵巢癌细胞中的 *RPL*10 基因

【实验目的】

1. 了解 siRNA 的作用机制与设计方法。

2. 掌握 siRNA 的转染方法。

【实验原理】

siRNA 干扰由双链 RNA（dsRNA）介导、由特定酶参与的特异性基因沉默现象，在转录后水平上阻断基因的表达。

【实验准备】

卵巢癌细胞 OVCAR-3，RPMI-1640 完全培养基（含 10% 胎牛血清），Opti-MEM 培养基，6 孔板，移液器吸头，无酶 EP 管，EP 管架，siRNA，X-tremeGENE siRNA 转染试剂（Roche 公司）等。

【实验内容与方法】

1. *RPL*10-siRNA 及对照 siRNA 冻干粉 13000*g* 离心 3min，按产品说明书要求加入 DEPC 水溶解。

2. OVCAR-3 细胞提前一天铺 6 孔板，37℃细胞培养箱中培养 24h；

3. 待转染细胞培养密度达 40%～50%，弃 RPMI-1640 完全培养基，更换 Opti-MEM 培养基，2 ml/孔。

4. 准备 6 个无酶 EP 管，各加入 100 μl Opti-MEM 培养基，按图 11-1A 加入转染试剂 10μl，室温静置 5min。

5. 准备 6 个无酶 EP 管，各加入 100 μl Opti-MEM 培养基，按图 11-1B 加入 siRNA 2 μg（即 8μl）。

6. 配制转染复合物，将 A 加入 B 中（1+7，2+8，3+9，4+10，5+11，6+12），轻轻混匀，室温静置 20min（见图 11-1，FAM-siRNA 带有绿色荧光，可在荧光显微镜下观察转染效率；阳性对照指 *GAPDH*-siRNA）。

7. 转染：将转染复合物分别加入各孔中：

（1）空白对照组：不加任何转染试剂及 siRNA。

（2）转染试剂组：仅加转染试剂。

（3）阴性对照组：加转染试剂和无意序列的阴性对照 siRNA。

（4）*RPL*10-siRNA 组：加转染试剂和 RPL10-siRNA，靶基因（*RPL*10）siRNA 一般需要做三个不同序列（表 11-1）。

表 11-1 RPL10-siRNA 的三个序列

siRNA 序列名称	siRNA 序列 5′~3′
RPL10-339（siRNA1）	
sense	CAUGGUGUCAGAUGAAUAUTT
antisense	AUAUUCAUCUGACACCAUGTT
RPL10-388（siRNA2）	
sense	GCCCGAAUUUGUGCCAAUATT
antisense	UAUUGGCACAAAUUCGGGCTT
RPL10-723（siRNA3）	
sense	GUCCACCUAUGUCUUUGUATT
antisense	UACAAAGACAUAGGUGGACTT

注：339，388，723 分别指 siRNA 在 RPL10mRNA 起始碱基位置。

（5）FAM-siRNA 组：加转染试剂和含绿色荧光的 FAM-siRNA。

（6）*GAPDH* 阳性对照组：加转染试剂和 GAPDH-siRNA。

8. 转染后 4～6h 后弃 Opti-MEM 培养基，更换 RPMI-1640 完全培养基。

9. 转染后 12h 可在荧光显微镜下观察 siRNA 转染效率（FAM-siRNA 带 GFP 绿色荧光）。

10. 转染后 48h 提取蛋白，验证 siRNA 的干扰效率。

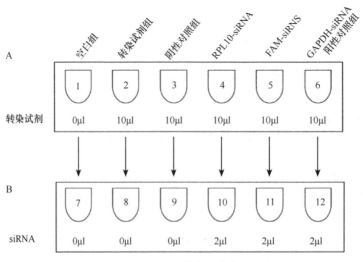

图 11-1 siRNA 转染复合物的配制

【实验结果】

1. 转染 48h 后提取蛋白，Western-blot 结果示 RPL10 在 RPL10-siRNA 组表达降低（图 11-2）。

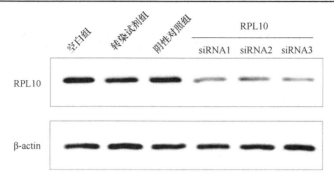

图 11-2　RPL10-siRNA 蛋白水平验证

2. 荧光显微镜下观察转染效率，细胞发绿色荧光表示慢病毒感染成功（图 11-3）。

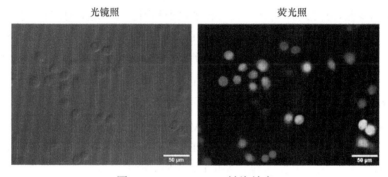

图 11-3　FAM-siRNA 转染效率

3. GAPDH-siRNA 阳性对照组 GAPDH 蛋白表达水平降低（图 11-4，NC 指阴性对照）。

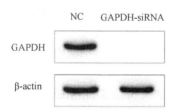

图 11-4　GAPDH-siRNA 对照组蛋白水平验证

【注意事项与常见问题】

1. 待转染细胞培养时不能加用抗生素培养。

2. 转染时细胞培养密度为 40%~50% 为宜。

3. 使用低传代次数、且在生长指数期的细胞。

4. 针对各细胞系，均需预实验优化转染试剂和 siRNA 的用量。

【作业与思考题】

1. siRNA 与 miRNA 的异同点有哪些？

2. 为什么 siRNA 转染后 4～6h 需要更换培养基？

（许国雄　张凌云）

第三节 用 miRNA 敲减卵巢癌细胞中的 *PNPO* 基因

【实验目的】

1. 了解 miRNA 的作用机制。

2. 了解 miRNA 的设计方法及注意事项。

3. 掌握双荧光素酶检测原理。

4. 掌握 miRNA 类似物及抑制剂的转染方法。

【实验原理】

miRNA 与靶基因完全或不完全配对，导致靶基因降解或抑制靶基因的翻译，进而降低细胞内靶基因的表达。萤火虫荧光素酶是检测启动子活性和监测基因转录后调控状态的理想的报告基因，海肾荧光素酶不需要翻译后修饰，可作为实时转录报告基因。双荧光素酶实验对同一样品中的萤火虫荧光素酶和海肾荧光素酶两个荧光素酶同时测定。将裂解产物与第一种荧光素酶测试试剂混合，测试萤火虫荧光素酶的活性；然后加入第二种试剂，此时萤火虫荧光素酶发光被淬灭，同时激活海肾荧光素酶的发光。

【实验准备】

HEK293T 细胞，卵巢癌细胞 OVCAR-3，RPMI-1640 完全培养基，Opti-MEM 培养基，6 孔板，24 孔板，移液器吸头，无酶 EP 管，EP 管架，PBS（磷酸盐缓冲液），miRNA 类似物及抑制剂，PNPO 3′-UTR 野生型质粒及突变质粒，X-tremeGENE 转染试剂，双荧光素酶检测试剂盒 2.0（GeneCopoeia 公司），荧光和化学发光检测仪（Thermo Scientific 公司）等。

【实验内容与方法】

1. miRwalk 网站预测找到 *PNPO* 基因可能相关的 miRNA：miR-143-3p。

2. 双荧光素酶实验

（1）HEK293T 细胞提前一天铺 24 孔板，待细胞培养密度达 40%~50%时转染细胞，弃旧培养基，更换 Opti-MEM 培养基，400μl/孔。

（2）准备 4 个无酶 EP 管，各加入 50μl Opti-MEM 培养基，加入转染试剂 10μl，室温静置 5min。

（3）准备 2 个无酶 EP 管，各加入 50μl Opti-MEM 培养基，5 号管中加入含阴性对照质粒 400ng 和 miRNA-阴性对照 20μmol，6 号管中加入含 PNPO3′-UTR 野生型质粒 400ng 和 miR-143-3p 20μmol，7 号管中加入含阴性对照质粒 400ng 和 miRNA-阴性对照 20μmol，8 号管中加入含 PNPO3′-UTR 突变型质粒 400ng 和 miR-143-3p 20 μmol。

（4）配制转染复合物，将 A 加入 B 中（1+5，2+6，3+7，4+8），轻轻混匀，室温静置 15min（图 11-5）。

（5）将转染复合物加入到 24 孔板中，每组 3 副孔。

（6）培养 24h 后弃培养基，沿板壁缓慢加入足量的 PBS，上下轻轻晃动培养板几次，然后将 PBS 尽量吸取干净。

（7）每孔加入 1×lysis buffer 100 μl 裂解液，室温摇动 10~15min。

（8）吸取 20 μl 细胞裂解液加到 96 孔白板（不透光）或黑色的微孔板。

（9）加入 100 μl 孵育好的萤火虫荧光素酶工作液到样品中，吹打混匀。

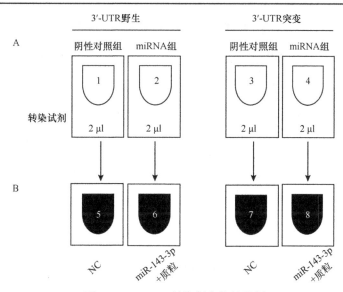

图 11-5 miRNA 转染复合物的配制

（10）置室温孵育 3～5min，然后放入仪器进行荧光检测。

（11）测试完毕后，取出微孔板。

（12）加入 100μl 孵育好的海肾荧光素酶工作液到微孔板中。

（13）置室温孵育 3～5min，继续放入仪器进行荧光检测。

（14）计算萤火虫荧光素酶和海肾荧光素酶的发光比值。

3. miR-143-3p 类似物及抑制剂转染

（1）OVCAR-3 细胞提前一天铺 6 孔板，待细胞培养密度达 40%~50% 弃旧培养基，更换为 Opti-MEM 培养基，2 ml/孔。

（2）准备 4 个无酶 EP 管，各加入 100 μl Opti-MEM 培养基，按图 11-6A 加入转染试剂 6 μl，室温静置 5min。

（3）准备 4 个无酶 EP 管，各加入 100 μl Opti-MEM 培养基，按图 11-6B 加入 miR-143-3p 类似物或抑制剂 5 μl。

（4）配制转染复合物，将 A 加入 B 中（1+5，2+6，3+7，4+8），轻轻混匀，室温静置 20min（图 11-6）。

（5）转染后 4～6 小时后弃 Opti-MEM 培养基，更换新鲜完全培养基。

（6）转染后 72 小时提取蛋白，Western-blot 检测 PNPO 表达。

【实验结果】

1. miRwalk 网站：http://zmf.umm.uni-heidelberg.de/apps/zmf/mirwalk2/

2. 双荧光素酶实验，miR-143-3p 可降低野生型质粒中 PNPO 的表达，但不降低突变型质粒中 PNPO 的表达，说明 miR-143-3p 可以与 PNPO 图 11-7 中所示序列直接结合。

3. miR-143-3p 类似物可降低 PNPO 的表达，其抑制剂可增加 PNPO 的表达（图 11-8，NC 指阴性对照）。

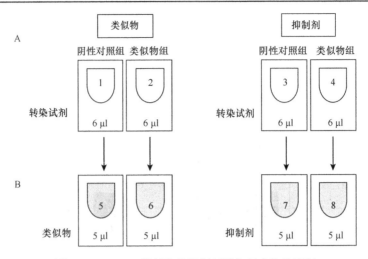

图 11-6　miRNA 类似物及抑制剂转染复合物的配制

Position of 1260-1266
PNPO3'UTR wild

5'······CAGGGAAGUUACAGGGAAGCAGGUUUCAUCUCA······3'

has-miR-143-3p

3'　　　　　　　　　CUCGAUGUCACGAAGUAGAGU　5'

Position of 1260-1266
PNPO3'-UTR mut

5'······CAGGGAAGUUACAGGGAAGCAGGUUCGUAGGUA······3'

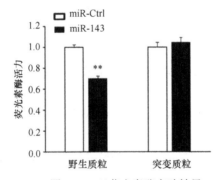

图 11-7　双荧光素酶实验结果

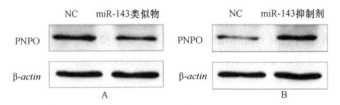

图 11-8　miR-143-3p 类似物及抑制剂干预验证

【注意事项与常见问题】

1. 实验中的吹打混匀要温和，不要涡旋振荡。

2. 双荧光素酶实验因为发光信号容易受试验条件的影响，各组样品应同一时间测定，并使用相同的培养基、血清等试剂。

3. 实验所用裂解液是包含萤火虫荧光素酶和海肾荧光素酶的裂解液。

4. 两个荧光素酶的活性的最佳温度是室温（20～25℃），因此实验用试剂应恢复到室温再行检测。

5. 结果 3 中 miR-143-3p 类似物（图 11-8A）及抑制剂(图 11-8B)的阴性对照（NC）不同，实验中不宜简化为一个。

【作业与思考题】

1. 本实验为什么不宜涡旋振荡混匀?

2. 萤火虫荧光素酶和海肾荧光素酶的发光比值代表什么含义?

（许国雄　张凌云）

第十二章 克隆化基因在大肠杆菌中的诱导表达及检测

第一节 概 述

通过基因克隆（gene cloning）技术，将外源目的基因，通过构建表达载体（expression vectors）将其导入表达菌株，使其在特定原核生物或细胞内表达，称为原核表达（procaryotic expression）。原核表达在蛋白质纯化、定位及功能分析等方面都具有广泛应用。

一、原核表达系统（procaryotic expression system）

一个完整的原核表达系统包括表达载体和表达菌株。

表达载体在基因工程中具有十分重要的作用。原核表达载体通常为质粒（plasmid），典型的原核表达载体应具有以下几种元件：启动子（promoter）、多克隆位点（multiple cloning sites, MCS）、终止密码、复制子（replicon）、筛选标记或报告基因（reporter gene）、融合标签（fusion tag）等。常用的原核表达载体有 pET 系统、pQE 系统、GST 融合表达系统。最常用的原核表达菌株为大肠杆菌（E.coli）。

原核表达系统具有明显的优势：细菌生长繁殖快、生长易于控制，相对于哺乳动物细胞的培养，细菌培养成本低廉；有多种大肠杆菌菌株及与之匹配的各具特性的质粒供选择；可高水平表达外源基因（如大肠杆菌中目的蛋白的表达量可达到细菌总蛋白量的 80%）；细菌的基因背景和表达特性明确等。但是也应该注意的是，在大肠杆菌中表达的蛋白质缺少糖基化、磷酸化等多种翻译后加工修饰机制，从而易形成包涵体而影响表达蛋白的生物学活性及构象。

二、克隆化基因的原核表达过程

原核表达的具体过程可简述为：

1. 获得目的基因 通过 PCR 方法，以含目的基因的质粒为模板，获得所需基因片段；或者提取总 RNA，以 mRNA 为模板，通过 RT-PCR 方法，反转录形成 cDNA，再以此为模板进行 PCR，获得目的基因片段。

2. 构建重组表达载体 用限制性内切酶双酶切表达质粒，酶切产物经琼脂糖电泳，胶回收试剂盒回收载体大片段。同样双酶切并回收 PCR 产物，T4 DNA 连接酶将 PCR 产物连接入载体。

3. 获得重组子 将连接产物转化于大肠杆菌（如 DH5α），经抗性筛选，挑取单克隆，碱裂解法小量抽提质粒，双酶切初步鉴定；将获得的阳性克隆送公司测序以确认目的基因的插入方向及阅读框正确无误；以此重组质粒转化宿主菌的感受态细胞（如 BL21）。

大肠杆菌表达系统的表达方式分为组成性表达（constitutive expression）和诱导调控性表达（induced regulatory expression）两种。后者的表达载体含诱导型启动子，即仅在诱导剂存在的条件下才能表达目的蛋白，可减少细菌本身蛋白酶对目的蛋白的降解，如异丙基-β-D-硫代半乳糖苷（isopropyl-β-D-thiogalactoside, IPTG）诱导的谷胱甘肽-S-转移酶（glutathione S-transferase, GST）

融合蛋白的表达。

第二节　IPTG 诱导 Rb1 相关的 GST 融合蛋白的表达及检测

【实验背景知识介绍】

视网膜母细胞瘤（petinoblastoma, Rb）是婴幼儿眼病中最严重、危害性最大的一种恶性肿瘤，因此需要在分子水平上揭示其致病机制。*RB*1 基因是人类第一个成功克隆的抑癌基因（cancer suppressor gene），*RB*1 的发现也成为人类理解细胞周期调控和肿瘤遗传学的里程碑。

人的 *RB*1 基因在染色体上的定位为 13q14，由 27 个外显子和 26 个内含子组成，cDNA 全长 2787bp，编码包含 928 个氨基酸残基的 104～110kD 的核内磷酸化蛋白 pRb。pRb 包含 3 个结构域：N-末端结构域（1～379aa）、A/B 口袋结构域（A/B pocket domain，380～785aa）和 C-末端结构域（786～928aa）。其中，A/B 口袋结构域是 pRb 蛋白与其他细胞蛋白以及病毒蛋白相互作用的关键部位。肿瘤细胞中往往存在着 *RB*1 基因突变或缺失，其中大多数的突变都是由于破坏了 A/B 口袋结构域的完整性而引起的。研究发现 N 末端的磷酸化可以有效抑制 pRb 与 E2F 家族蛋白的结合，在肿瘤抑制、胚胎发育以及 pRb 功能的完整性等方面都起到了非常重要的作用。C 末端结构域中含有高度保守的亮氨酸拉链，能促进蛋白与周期蛋白折叠的结合。pRb 蛋白的生物学功能就是通过这些结构域与多种细胞周期调控蛋白相互结合实现的。而且 pRb 蛋白与这类蛋白的结合能力又受到蛋白自身的磷酸化及非磷酸化修饰水平的调控，当细胞处于 G_0/G_1 期，pRb 蛋白处于非磷酸化状态即活性状态，而在 S 期和 G_2 期，大部分的 pRb 蛋白发生磷酸化而处于失活状态。

构建 *RB*1 的一系列突变体，分别在原核表达系统和真核表达系统中表达相应的融合蛋白，对进一步揭示 *RB*1 基因的详细机制具有重要作用。如在大肠杆菌 BL21 中诱导表达 Rb1 及其多种突变体的 GST 融合蛋白，进一步通过 GST pulldown 实验筛选 pRb 的互作蛋白，为解析 Rb1 的蛋白质作用网络奠定基础。

【实验目的】

1. 熟悉原核表达系统的特点及原核表达的具体过程。

2. 掌握 IPTG 诱导目的蛋白在大肠杆菌中表达的特点、主要实验过程。

【实验原理】

原核生物的绝大多数基因常按功能相关性成簇排列，聚集于染色体上，共同形成一个转录单位——操纵子（operon）。E.coli 的乳糖操纵子（lactose operon / lac operon）（图 12-1）包含三个结构基因即 Z、Y 及 A，分别编码 β-半乳糖苷酶（β-galactosidase）、β-半乳糖苷透性酶（galactoside permease）和 β-硫代半乳糖苷转乙酰基酶（thiogalactoside transacetylase），此外还有一个操纵序列 O（operator）、一个启动序列 P（promoter）及一个调节基因 I（lac repressor）。I 基因编码一种阻遏蛋白，后者与 O 序列结合，使操纵子受阻遏而处于关闭状态。在 P 的上游还有一个分解代谢物基因激活蛋白（catabolite activator protein, CAP）结合位点。由 P、O 序列和 CAP 结合位点共同构成乳糖操纵子（lac operon）的调控区。操纵子的活性是受调控区控制的，调节基因的产物可以和操纵子上的顺式作用控制元件相互作用。其中 lacI 具有自己的启动子和终止子，成为独立的转录单位，由于 lacI 的产物是可溶性蛋白，可分散到各处或结合到不同的 DNA 位点上，是典型的反式作用调节物。

乳糖操纵子是参与乳糖分解的一个基因群，通过阻遏物和操纵序列的调节，使一组与乳糖代谢相关的结构基因受到同步调控，属于可诱导操纵子（inducible operon），即通常是关闭的，当受效应物作用后诱导开放转录。这类操纵子使细菌能适应营养供给并对环境变化迅速做出反应，从而最有效地利用环境中的能源底物。

在缺乏乳糖时，lac 操纵子处于阻遏状态。此时，I 序列在 P_i 操纵下表达阻遏蛋白并与 O 序列结合，阻碍 RNA 聚合酶与 P 序列结合，抑制转录启动。当乳糖存在时，lac 操纵子即可被诱导，但真正的诱导剂并非乳糖本身，进入细胞的乳糖经 β-半乳糖苷酶催化转变为异乳糖，后者则作为诱导剂结合阻遏蛋白，使阻遏蛋白变构从而与 O 序列解离，继而激活转录。

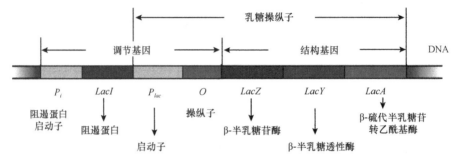

图 12-1　乳糖操纵子模型

本研究所使用的 pGEX 载体，即插入了乳糖操纵子的调控基因 lac I^q 和启动子 P_{lac}，其后紧接着便是 GST 基因和外源基因（图 12-2）。

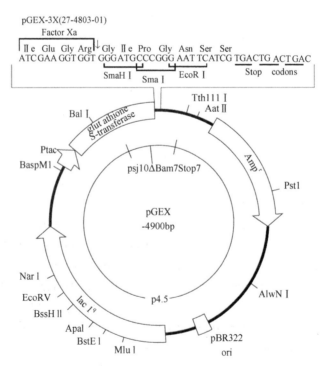

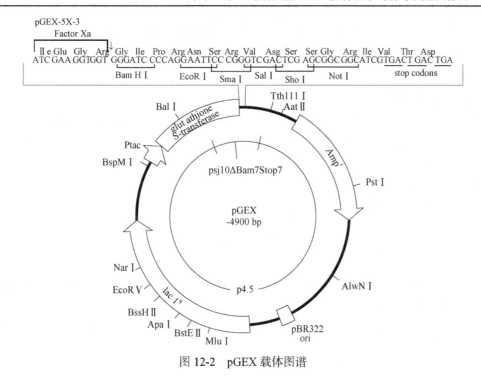

图 12-2　pGEX 载体图谱

IPTG 为化学合成的乳糖类似物，作用同异乳糖，是一种极强的 β-半乳糖苷酶诱导剂，诱导 lac operon 的开放，而自身能免受细菌代谢稳定存在，目前被实验室广泛使用。IPTG 诱导的条件需要摸索，通过调节温度和 IPTG 的浓度来优化，一般生长温度是影响大肠杆菌中获得高表达水平的重要因素，是表达外源蛋白的关键，而高温诱导易形成包涵体。

通常小的胞质蛋白及多肽以融合蛋白的形式在大肠杆菌中表达，载体不仅能够稳定目的蛋白，使其免受胞内蛋白酶的降解，并能提供用于亲和纯化的配基结合位点。如进一步的实验需要，可用蛋白酶对融合蛋白进行适当切割，获得有活性的目的蛋白。目的蛋白与含某一特定配基的运载体连接产生的融合蛋白，可以用亲和层析方法进一步纯化，最常用的运载蛋白为 GST。

【实验准备】

1. 实验对象

（1）所需 pGEX 载体：pGEX-3X，pGEX-5X-3。

（2）模板：含有 RB1 全长 cDNA 的质粒。

（3）大肠杆菌菌株：DH5α，TG1，BL21。

2. 实验试剂　Prime STAR 酶，限制性内切酶 BamH Ⅰ 、EcoR Ⅰ 、Xho Ⅰ 、Sma Ⅰ ，T4 DNA 连接酶，小牛肠碱性磷酸酶（calf intestine alkaline phosphatase, CIAP），Lambda DNA Marker，蛋白 Marker，琼脂糖，胰化蛋白胨，酵母提取物，丙稀酰胺，甲叉双丙稀酰胺，过硫酸胺，甘氨酸，β-巯基乙醇，二甲苯青 FF，溴酚蓝，苯甲基磺酰氟（PMSF），DL-二硫苏糖醇（DTT），IPTG，谷胱甘肽琼脂糖球珠（glutathione sepharose beads, GE Healthcare），AxyPrep DNA 凝胶回收试剂盒，质粒小量抽提试剂盒。

3. 实验耗材仪器　微量移液器（1μl、10μl、20μl、100μl、1000μl），tip 头（10μl、200μl、1000μl），Eppendorf 管（EP 管、200μl、500μl、1500μl），细菌培养皿，三角烧瓶（50ml、1000ml），离心管（15ml、50ml）。高压灭菌锅，水浴锅，超净工作台，冰箱，低速离心机，高速冷冻离心机，恒温

摇床，恒温培养箱，超声破碎仪，旋转混合仪，紫外分光光度计，PCR 仪，电泳仪，水平电泳槽，垂直电泳槽，凝胶自动成像系统，pH 计，分析天平，纯水仪，自动压力蒸汽灭菌器等。

【实验内容与方法】

1. 主要溶液的配制

LB 液体培养基：酵母提取物 5g，胰化蛋白胨 10g，NaCl 10g，去离子水 950ml。搅拌至完全溶解后，用 1mol/L NaOH 调节 pH 为 7.0，加去离子水定容至 1L，121℃高压蒸汽灭菌 15min。冷却后根据抗性要求加入一定体积的氨苄青霉素或卡那霉素储液（50mg/ml）至终浓度为 20～60μg/ml。

LB 固体培养基：按照上述配方配制的 LB 液体培养基在灭菌前加入琼脂至终浓度为 15g/L，121℃高压蒸汽灭菌 15min。待培养基温度降至 55℃左右时，在超净台中按 0.1% 的量加入氨苄青霉素或卡那霉素储液（50mg/ml），充分旋转混匀后铺盘。待培养基完全凝固后，将平板保存于 4℃备用。

氨苄青霉素储液（50mg/ml）：氨苄青霉素 1g，加双蒸水至 20ml。搅拌至完全溶解后，用 0.22μm 微孔滤膜过滤除菌，分装于 1.5ml EP 管中，–20℃储存。

TAE 溶液（50×）：Tris-base 242.00g，乙酸 57.10ml，0.5mol/L EDTA（pH8.0）100.00ml，加去离子水至 1L。室温保存，使用时稀释到 1× 的溶液。

溴化乙锭（EB，2mg/ml）溶液：溴化乙锭 0.20g，去离子水 100ml，搅拌至完全溶解，转移至棕色瓶中，室温避光保存。

DNA 上样缓冲液：溴酚蓝 0.25%（m/V），二甲苯青 FF 0.25%（m/V），甘油 30.00%（m/V），转移至棕色瓶中，室温保存。

NaOH 溶液（1mol/L）：NaOH 4g，加去离子水至 100ml，搅拌至完全溶解后，转移于塑料容器中室温保存（注：NaOH 溶液的配制涉及放热反应，故要选用耐热容器，最好选用塑料烧杯）。

Tris-HCl（1mol/L）：Tris-base 12.11g，去离子水 80ml，搅拌至完全溶解后，加适量浓 HCl 调节 pH，待溶液冷至室温再次检测 pH（调到 pH 8.0 约需 HCl 4.20ml，调至 pH 7.6 约需 HCl 6.00ml，调至 pH 7.4 约需 HCl 7.00ml），加去离子水定容至 100ml，121℃高压蒸汽灭菌 15min，4℃保存。

EDTA 溶液（0.5mol/L，pH 8.0）（100ml）：EDTA-Na$_2$ 18.61g，去离子水 80ml，在磁力搅拌器上剧烈搅拌。用 NaOH 调节 pH 至 8.0，加去离子水定容至 100ml。高压蒸气灭菌 15min。（注：EDTA-Na$_2$ 需加入 NaOH 将溶液的 pH 调至接近 8.0 时，才会完全溶解。）

SDS（10%）：SDS 10g，去离子水 80ml，搅拌至完全溶解后，用浓 HCl 调节 pH 至 7.2，加去离子水定容至 100ml 后，室温保存。

lysis buffer：1mol/L Tris-HCl（pH 7.4）10ml，5mol/L NaCl 30ml，NP-40 2.5ml，0.5mol/L EDTA 20ml，加双蒸水至 1 L，4℃保存。

binding buffer：Lysis Buffer + 1mmol/L DTT + 1mmol/L PMSF，现用现配。

IPTG（1mol/L）：IPTG 2.50g，双蒸水 8ml，搅拌至完全溶解后，定容至 10ml，0.22μm 滤膜过滤除菌后分装于 1.5 ml EP 管中，–20℃保存。

DTT（1mol/L）：DTT 1.54g，10mmol/L 醋酸钠（pH 5.2）8ml，搅拌至完全溶解后，用醋酸钠定容至 10ml，0.22 μm 滤膜过滤除菌后分装于 1.5ml EP 管中，–20℃保存。

2. 重组表达载体的构建

（1）引物设计和合成。分别设计 pGEX-3X-RB1，pGEX-3X-RB1-N，pGEX-3X-RB1-P，pGEX-3X-RB1-C，pGEX-5X-3-RB1-N2 的引物（表 12-1，下划线部分示酶切位点）并送上海生工生物工程有限公司合成。

表 12-1 引物序列与酶切位点位置

质粒名称	引物序列	酶切位点
pGEX-3X-RB1	F: CGGGATCCCGATGCCGCCCAAAAC	BamH I
	R: TCCCCCGGGGGATCATTTCTCTTCCT	Sma I
pGEX-3X-RB1-N	F: CGGGATCCCGATGCCGCCCAAAAC	BamH I
	R: TCCCCCGGGGGATCACATAACAGTCCTAA	Sma I
pGEX-3X-RB1-P	F: CGGGATCCCGAACACTATCCAACAA	BamH I
	R: GGAATTCCTCAAATGTGAGGTATT	EcoR I
pGEX-3X-RB1-C	F: CGGGATCCCGCCTCGAAGCCCTTACA	BamH I
	R: TCCCCCGGGGGATCATTTCTCTTCCT	Sma I
pGEX-5X-3-RB1-N2	F: CGGGATCCCGATGAACAGGAGTGCACG	BamH I
	R: CCGCTCGAGCGGCATAACAGTCCTAACT	Xho I

（2）常规 PCR 扩增。以 FLAG-RB1 的质粒为模板，用 PrimeSTAR 酶扩增获得所需的目的片段。反应体系（25μl）包括：cDNA 模板 1μl；上、下游引物（10mmol/L）各 1μl；2×PrimeSTAR Max 12.5μl；加纯水至 25μl。反应程序：98℃2min 预变性，98℃10s、55℃5s、72℃1min 共 30 循环。

（3）PCR 产物的鉴定。取 5μl 上述 PCR 产物进行琼脂糖凝胶电泳（胶浓度和电泳时间依据 DNA 片段的大小确定），紫外分析仪下观察结果。如结果为阳性，将剩余的 20μl 产物全部电泳、胶回收。

（4）PCR 产物的纯化回收。

（5）PCR 产物和载体的酶切回收。10μl 酶切体系包括：PCR 产物或载体 7μl，内切酶各 0.5μl，10×Buffer Tango 2μl。

混匀后放入 37℃水浴锅静置 4～6h，将产物进行琼脂糖凝胶电泳，并胶回收。（注：由于 BamH I 和 SmaI 酶切温度不一致，不能同时进行双酶切，需分别进行单酶切，方法如下：先加入 Sma I 酶，30℃水浴 6h，然后 65℃水浴 30min，加入 BamH I 酶，37℃水浴 2h）。

（6）酶切片段的连接。先对酶切回收的载体进行 CIAP 酶处理（可选步骤）：反应体系包括：pGEX 载体 29.5μl，CIAP 2μl，10×CIAP Buffer 3.5μl。将上述反应体系置于 0.5ml 的离心管中，混匀，37℃水浴 30min 后，再 85℃水浴 15min，处理后的载体可立即使用或-20℃储存备用。

鉴于 Sma I 酶切后产生的是平末端，故连接采用平端连接体系：CIAP 后的载体 0.5μl，PEG4000 2μl，10×T4 DNA 连接酶缓冲液 2μl，灭菌去离子水 3μl，T4 DNA 连接酶 5μl，PCR 酶切纯化产物 7.5μl。将上述反应体系置于 0.5ml 的离心管中混匀，16℃水浴过夜。

（7）连接产物的转化、培养、质粒小抽。将全部的 10μl 连接产物进行转化，取全部转化液涂布于含相应抗生素的 LB 固体培养基上，37℃恒温倒置培养 10～14h；分别挑取 4～6 个单克隆于 2ml 含相应抗生素的 LB 液体培养基（15ml 离心管），37℃、250r/min 振荡培养约 12h；分别收集细菌，进行质粒小抽。

（8）重组质粒的鉴定。将上述小抽的 4～6 管质粒分别进行酶切鉴定；将酶切鉴定结果为阳性的质粒重新转化，挑取单克隆振荡培养，最后将 900μl 菌液与 600μl 无菌的 50% 甘油混合均匀装入 EP 管中，送公司测序确认。

3. GST 融合蛋白诱导表达的优化

（1）将各重组质粒分别转化 BL21 感受态细胞，待长出克隆后分别挑取一个单克隆至 LB（A⁺）

培养基中，37℃、250r/min 振荡培养 10～12h。

（2）准备 3 支含 5ml LB（A⁺）培养基的离心管（50ml），并在每管中加入 50μl 上述菌液，继续振荡培养至菌液的 OD_{600} 值达到 0.6～0.8 之间（大约 3h）。

（3）从 3 支离心管中任意取出 1ml 菌液作为诱导前对照，然后在每管中加入适量的 IPTG 进行诱导，使其终浓度分别为 0.01mmol/L、0.05mmol/L、0.1mmol/L，继续 30℃、250r/min 振荡培养。

（4）分别在诱导 2h、4h、6h 后，从 3 支离心管中各取出 1ml 菌液，然后将不同诱导浓度、不同诱导时间收集的 1ml 菌液离心收集细菌，PBS 重悬洗涤，离心，于沉淀中加 100μl 1×SDS 上样缓冲液，重悬混匀后沸水浴 5～10min，冰浴 5min，高速离心后取 10μl 上清进行电泳。

（5）电泳后，用浓度为 0.25% 的考马斯亮蓝染液染胶 1～4h，洗脱液洗脱后观察结果。

4. GST 融合蛋白的大量表达及纯化

（1）将各重组质粒分别转化 BL21 感受态细胞，待长出克隆后挑取一个单克隆至 LB（A⁺）培养液中，37℃、250r/min 振荡培养 10～12h。

（2）取 1ml 上述菌液加至 100ml LB（A⁺）培养基中，继续振荡培养至菌液的 OD_{600} 值达到 0.6～0.8 之间（大约 3h）。

（3）根据上述"GST 融合蛋白诱导表达的优化"优化实验中的 IPTG 浓度、诱导温度和诱导时间（如 0.1mmol/L、2h）进行诱导。

（4）诱导后离心收集细菌，PBS 洗涤后用 10ml 细菌裂解液重悬沉淀，冰上超声破碎至溶液变清，4℃、14000r/min 离心 10min 收集上清，分装后–80℃保存。

5. 结果判断

（1）测序结果表明，以上重组质粒均构建成功（测序结果略）。

（2）以 GST-Rb1-N2 蛋白为例说明。SDS-PAGE 电泳后考马斯亮蓝染色结果显示，与对照组泳道（0h）相比，IPTG 诱导组均在约 40kD（GST-Rb1-N2 蛋白分子量约为 38kD）出现了蛋白条带浓度增加的现象，且在 IPTG 浓度为 0.1mmol/L、诱导时间为 2h 时，增加的效果最为显著，表明 GST-Rb1-N2 诱导成功。如图 12-3 所示。

（3）取一管制备好的 GST-Rb1-N2 融合蛋白用 Glutathione sepharose beads 进行纯化，之后进行 SDS-PAGE 电泳，考马斯亮蓝染胶。结果显示，与 GST-Rb1-N2 的细菌裂解液相比，纯化后 GST-Rb1-N2 的蛋白表达量显著增加，表明纯化成功，如图 12-4 所示。

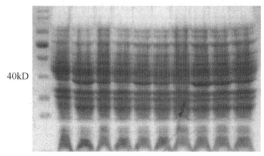

诱导时间: 0h　2h 4h 6h　2h 4h 6h　2h 4h 6h
IPTG浓度:　　　0.01mmol/L　0.05mmol/L　0.1mmol/L

图 12-3　IPTG 诱导的 GST-Rb1-N2 的表达

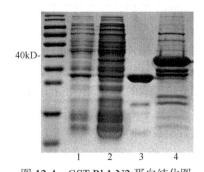

图 12-4　GST-Rb1-N2 蛋白纯化图

1：GST 的细菌裂解液；2：GST-Rb1-N2 的细菌裂解液；3：GST 的纯化蛋白；4：GST-Rb1-N2 的纯化蛋白

（4）利用上述同样的方法，分别纯化出了 GST-Rb1-C（约 38kD），GST-Rb1-P（约 72kD），GST-Rb1-N（约 67kD）。见图 12-5。

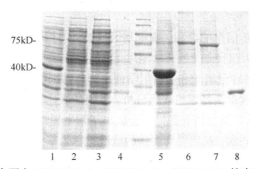

图 12-5　融合蛋白 GST-Rb1-C、GST-Rb1-P、GST-Rb1-N 的表达与纯化结果

1~4: 分别表示 GST-Rb1-C, GST-Rb1-P, GST-Rb1-N, GST 的细菌裂解液；5~8: 分别表示 GST-Rb1-C, GST-Rb1-P, GST-Rb1-N, GST 的纯化蛋白

【注意事项与常见问题】

1. 含外源基因的表达菌株应预培养之后再转接至培养瓶中，最好不要将菌种直接接于培养瓶培养、诱导表达。

2. 表达菌株生长至 OD_{600} 值达 0.6 左右为诱导适合条件，避免菌生长过浓。

3. 诱导过程中制备的蛋白样品需再次高速冷冻离心后，取上清进行电泳。

4. IPTG 浓度对蛋白表达水平的影响很大，在实验过程中，应在 0.01~5.0mmol/L 的范围内改变其浓度，确定最佳使用浓度。

5. 诱导温度是在大肠杆菌中获得高水平表达的关键因素，虽然在 15~42℃之间外源蛋白都能够表达，但表达某一种特定蛋白质的最佳温度范围可能很窄，只有 2~4℃，所以需要在实验过程中进行摸索。

6. 如果目的蛋白易形成包涵体，要考虑降低温度，如 16℃或 4℃过夜诱导等，因为低温时细菌代谢缓慢。

7. 诱导时间也需要做一个梯度，如 2~6h，如果低温诱导，诱导时间可以延长至过夜。

8. 超声条件可视实际情况改变，只要使细菌裂解充分即可，即菌液清亮不黏稠。

9. 融合蛋白制备成功后，一定要分装后保存于–80℃冰箱，避免反复冻融，以防止蛋白降解。

【作业与思考题】

1. 简述重组质粒构建的基本方法和大致过程。

2. 简述 IPTG 诱导蛋白表达的原理及注意事项。

3. 在 IPTG 诱导蛋白表达的过程中，哪些因素会影响其表达效率？

4. 如何避免诱导过程中包涵体的产生？以及包涵体产生后如何解决？

（潘林鑫　刘晓颖）

附录一　SAGE 技术

基因组是一个生命体遗传信息的总和。确定基因组 DNA 序列是揭示生命活动规律、探讨疾病发生机制的基础。人类的基因组计划（核苷酸测序）已经完成了，目前研究的方向已由结构基因组学转为功能基因组学。因此，转录组学和蛋白组学便成为后基因组学时代的主要研究方向。功能基因组学研究的重要内容之一就是全基因组表达分析。基因的表达是指染色体上的 DNA 所携带的遗传信息，通过转录合成 RNA，继而指导翻译、合成出正常生理功能所需的蛋白质。机体中不同器官和组织所表达的基因是不同的，基因群所表达的状况被称为基因表达谱。生物芯片技术、基因表达串联分析技术（serial analysis of gene expression, SAGE）是高通量研究基因表达谱的两种最主要方法。基因芯片技术所检测的目的基因必须是已知的；而 SAGE 技术则能以更高的重复性和精确度来检测在某种病理状态下的包括未知基因在内的基因表达谱的改变情况。通过后续的生物信息学处理、转基因等研究方法，可以高效率地找到疾病相关基因，开发出疾病诊断的新方法，为新药研究和新治疗法的开拓提供坚实可靠的基础。所以在检测某些新基因时，SAGE 技术是最佳的手段，无可取代。

SAGE 技术是由 Velculesce 在 1995 年建立的一种新的研究基因表达模式的技术，有相当高的技术难度，目前全世界仅有数家实验室能完全掌握 SAGE 技术的操作。该技术可以对组织和细胞中的大量转录本在宏观水平上同时进行定量分析。SAGE 是以组合分子技术为基础，全面了解特定组织或细胞类型中基因群体表达状态的一项技术，而且还可比较不同组织、不同时空条件下基因表达的不同。它的突出特点是能够获取大量基因组范围内基因表达的丰度与类别。目前，SAGE 成功地应用于组织和细胞转录组学的研究和 mRNA 群体之间差异基因表达的鉴定。以往的表达序列标签(EST)测序、消减杂交(subtractive hybridization)、mRNA 差异显示 RT-PCR 法(mRNA DDRT-PCR)等在克隆差异表达的基因方面做出了巨大贡献。由于它们均无法描绘出基因表达模式的全貌，仅局限于高丰度或表达差异较大的基因。而 SAGE 技术则可以在未知目的基因的前提下，分析来自一个细胞的全部转录本信息；对已知或未知基因表达进行定性和定量分析；有假阳性率低，可重复性强等优点。

一、SAGE 技术的原理及其操作流程

SAGE 技术的主要原理：①一个来自转录物内特定位置的一个短的寡核苷酸序列（9-11bp）含有鉴定一个转录物特异性的足够信息，可以作为区别转录产物的标签。一个含有 9 碱基的核酸序列就有 262144 种的不同排列组合方式。据估计，人类的基因组大约编码 80000 种转录本，理论上每个 9 碱基的标签就能够代表 1 种转录本的特征序列，但其前提是假设生物体内的碱基序列是随机分布的。②这些短片段标签可以通过简单的方法串联在一起、集中形成长的 DNA 分子，形成大量多联体（concatemer），对每个克隆到载体的多联体进行测序并应用 SAGE 软件分析，可确定表达的基因种类，并可根据标签出现的频率确定基因的表达丰度。③各种转录本的表达情况可以用特定标签所测得的次数进行定量分析。

SAGE 技术的实验基本流程（附图 1）：

（1）以 biotin-oligo dT（生物素的寡聚 dT）作为引物，将 mRNA 经反转录合成 cDNA 的一条链，在此基础上继续合成双链 cDNA，以一种锚定酶（anchoring enzyme，AE）进行酶切后，应用

带有链霉亲和素的磁珠分离生物素标记的 cDNA 的 3′端酶解片段，获得 mRNA polyA 尾部与最近的酶切位点之间的片段。锚定酶通常是识别 4 个碱基位点的Ⅲ类限制性核酸内切酶。而大多数 mRNA 的长度往往大于 256 个碱基，所以使用这种锚定酶进行酶切可以确保在每个转录本上至少有一个酶切位点。NiaⅢ是一种广泛的限制性内切酶，平均每 250bp 就存在一个 NiaⅢ识别位点 CATG，因此是理想的 SAGE 锚定酶。

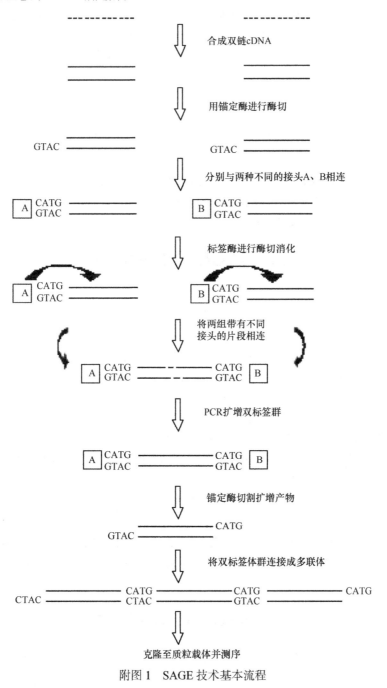

附图 1　SAGE 技术基本流程

（2）将回收得到的 3′端 cDNA 片段等分为两部分，分别同两种不同的接头 A、B 相连接。连接后的 DNA 片段在 3′端包含有标签酶（如 BsmF I）的识别位点，每个接头都是由 PCR 扩增的引物 A 或 B 序列、锚定酶识别位点和标签酶识别位点这三部分组成。标签酶（TE）是一种 II S 类限制性核酸内切酶，它们的识别位点在距离下游大约 20 个碱基的位置上。

标签酶消化以上步骤获得的连接产物后，去除与磁珠相连的 DNA 片段。不同的标签酶获得的碱基数不同，如 BsmF I 可以获得 10 个碱基的标签。

（3）标签酶将连接产物酶切以后用 Klenow 酶补平 5′端，可得到分别带有接头 A 或 B 的短 cDNA 片段。将两组带有不同接头的 cDNA 片段混合并连接后，便形成了一个大约为 100 个碱基的双标签体（ditag）群，然后以引物 A 和 B 通过 PCR 扩增双标签，扩增产物均含有 2 个首尾相接的标签，其侧翼有锚定的切割位点。

（4）扩增产物被锚定酶切割以后，随即分离纯化去除接头后的双标签体，将 30～50 个双标签相互连接成为大片段的连接体，并克隆至质粒载体内，形成一个 SAGE 文库为日后的集中测序做准备。

（5）测序结束后，对测序得到的标签数据进行一系列分析处理。通常一个测序反应可得到大约 20 个双标签体，在所测序列中的每一个双标签体之间由锚定酶序列相隔。因为双标签体的长度基本一致，一般不会产生 PCR 扩增的偏态性；而且由于转录本群体的数量和种类很大，这使由相同两个标签重复连接而成双标签体的可能性大大降低。随后通过计算机软件的统计分析便能得到千余种基因表达产物的标签序列及其丰裕度。

二、SAGE 技术的优势

SAGE 是一种高效、快速地分析细胞和组织基因表达的重要方法，SAGE 技术除了能够比较不同的组织、不同时空条件下基因的表达差异，还可以分析特定细胞和组织差异表达的基因，并得到这些基因表达丰度的信息。

1. 与那些经典的实验技术相比，尤其是对于那些不易检测的低丰度的基因，SAGE 技术是一种研究细胞和组织基因表达快捷、有效的技术，具有非常高的灵敏性。研究人员发现，在相同情况下利用 SAGE 对转录物的检测要比应用 EST 技术敏感很多倍。

2. 开放式的 SAGE 技术可以使我们在不明确某些基因的前提下，尤其是对于那些大量新基因却无法推测其变化水平，SAGE 技术全局性地检测所有基因的表达情况。相比那些需要对已知基因设计探针，然后检测某细胞或组织在不同状态下的基因表达水平的差异基因表达技术，SAGE 具有其他传统方法所无法比拟的优势。

3. SAGE 技术能够同时分析大量基因的转录信息并提供其表达谱。随着 SAGE Genie 软件的开发以及使用极大地促进了 SAGE 技术的广泛应用，SAGE Genie 软件可以比较不同 SAGE 库的基因信息并获取不同生物不同状态下某一基因的表达状况，例如细胞独特性基因、某种肿瘤独特性分子标志等。尽管 SAGE 技术与其他方法相比有很大的优势，仍有其不足之处，该技术最显著的缺点就是需要大量的 mRNA。

三、SAGE 技术的应用

SAGE 技术在定量分析各种转录本的表达水平以及检测表达丰度等方面具有独特的优势，是唯一一种以测序为基础的定量分析全基因组表达模式的技术，有着广泛的应用前景。

1. SAGE 技术在转录组学分析中的应用：我们常说的转录组是指某一类型细胞内全部的转录基因及其丰度，转录组决定着细胞的表型，不同类型的细胞有着不同的转录组。1997 年 SAGE 被成功地运用到酵母转录组的分析中，这也是到目前为止第一个阐述十分详尽的真核生物转录组。在此基础之上，根据表达基因及其丰度以及其在染色体上的具体位置详细绘制了每个染色体表达的分布图，我们就可以较直观地分析染色体不同部位的转录活性以及基因的表达调控，这也是唯一以 cDNA 序列及其丰度为基础的染色体表达分布图。

2. SAGE 技术在基因差异表达中的研究：在生物的基因组中存在两大类基因，管家基因和奢侈基因。管家基因在不同组织来源的细胞中广泛表达，而奢侈基因的表达具有组织特异性。研究组织特异性基因的表达是揭示细胞分化的基础。SAGE 技术为基因差异表达的研究提供了有效的手段，在发育生物学中得到了广泛的应用。

3. SAGE 技术可以对正常或疾病状态下不同组织和细胞的特异基因表达进行定量比较。利用 SAGE 技术在研究鼠、酵母和植物等不同物种的基因时，发现基因的表达情况与生物体的生理状态是相一致的，即当机体发生病变时，标签的出现频率会发生相应的变化。对比研究正常上皮和癌变上皮组织中的转录产物时，可检测到多个基因呈现出差异表达的特点，发现正常状态下表达较高的基因与细胞分化有关，而癌变状态下高表达的基因多与快速生长有关。

（刘　铭）

附录二 基因芯片技术

基因芯片（gene chip）是近年来分子生物学及医学诊断技术的重要进展,已成为目前国际上生命科学研究的热点之一。这一技术方法在1991年的Science杂志上被首次提出,该技术是通过把巨大数量的寡核苷酸,肽核苷酸或cDNA固定在一块面积很小的硅片、玻片或尼龙膜上而构成基因芯片。由于可同时将大量的探针固定于支持物上,因而可以一次性对大量序列进行检测和基因分析,集高度的并行性、多样性、微型性和自动化于一体,是快速、高效、大规模获取大量生物信息的有效手段。利用该技术可对传统分子生物学方法要数月甚至数年时间才能完成的几万乃至几十万次的大量基因分析压缩在数分钟至几小时内快速完成检测和分析。目前基因芯片技术已在基因表达分析、基因突变及多态性分析等领域得到广泛应用,其在疾病诊断、发病机制及疾病易感性研究中显示出其重要的理论和实际应用价值,特别是在药物设计与筛选中显现出了巨大的社会效益与经济效益。基因芯片微型化、集约化和标准化的特点使其在分析人类基因组计划所提供的海量的基因序列信息中表现出了无可比拟的优势,如果说人类基因组计划是基因芯片技术发展的原因,那么深入研究基因突变和基因表达的有效方法的需求则成为促进基因芯片技术发展的动力。

基因芯片又称DNA芯片（DNA chip）或寡核苷酸列阵（oligonucleotide array）等。由于常用硅芯片等做支持物,并在制作过程中引入并运用了计算机芯片技术,故而得名。在20世纪80年代初,有人提出将寡核苷酸分子作为探针并集成在硅芯片上的设想,到20世纪90年代Fodo等终于研制出了基因芯片。随着人类基因组计划的逐步深入,基因芯片技术得到了迅速发展。大量的基因序列被测定后,就需要确定不同基因的具体功能（后基因组计划）。传统的核酸杂交技术如Southern blot与Northern blot无法确定如此庞大的基因群的功能,一种快速、高效、准确、自动化的基因分析系统,就成为后基因组研究中迫切需要解决的课题。

一、基因芯片的制作原理及分类

基因芯片技术是通过与一组已知序列的核酸探针杂交进行核酸序列测定的方法的一种高新生物技术。实际上其制作过程是将大量已知序列的DNA探针,采用特殊方法固定在很小面积见方的硅芯片或玻片上,千万个核酸分子组成一高密度的DNA探针列阵。目前构建DNA探针列阵的方法主要有两种:一是直接在芯片上进行的寡核苷酸探针原位合成法（in situ synthseis）,二是在芯片外（off-chip）的探针合成法。

目前,根据微阵列上探针的种类,基因芯片主要由寡核苷酸芯片和cDNA芯片两大类组成。以下是这两类芯片的基本原理和特点:

寡核苷酸芯片(oligonucleotides chip)是指在固相载体上的寡核苷酸微阵列。其制备方法以直接在基片上进行原位合成为主、可以预先合成,再按照制备cDNA芯片的方法固定在基片上。原位合成(in situ synthesis)是目前制造高密度寡核苷酸芯片最为成功的方法,根据工艺不同而分为几种方法,其中最著名的是光引导化学合成法(light-directed chemical synthesis process),又称为GeneChip。光引导化学合成主要过程大致如下:首先,根据杂交目的确定寡核苷酸探针的序列和苷长度,再由计算机设计出合成寡核苷酸时用到的所有光掩膜(masks),最后做探针合成。其优点是可以用很少的步骤快速、高效的合成极其大量的探针阵列,其密度可高达到每平方厘米一百万个。此外,原位合成的方法还有基于喷墨打印原理的原价合成法。通过计算机控制喷印机将特定种类的试剂喷洒到预定的区域上。经过与传统的 DNA 固相原值合成技术相同的冲洗、去保护、偶联等过程。喷印法可以合成长度为 40～50nt 的寡核苷酸链，每步产率可以达到 99%，合成 30nt 的寡核苷酸产率可达 70%以上。在寡核苷酸芯片的杂交和检测分析中，样品处理和杂交检测方法与 cDNA 芯片是基本一致的。但由于寡核苷酸阵列需要区分单碱基突变。因此严格控制杂交温度和冲洗时间以及杂交液盐离子浓度是杂交实验成败的关键。

cDNA 芯片（cDNA Chip）是在硅片、玻璃片、硝酸纤维素膜、聚丙烯膜、尼龙膜等固相载体上固定的由成千上万个 cDNA 分子组成 cDNA 微阵列。cDNA 芯片最常用的固相载体是显微镜的载玻片，但该载玻片在使用前需要对其表面进行处理，从而抑制玻璃片表面对核酸分子的非特异性吸附作用。常用醛基化法、氨基化法和多聚赖氨酸包被法处理表面。制备 cDNA 芯片多用合成后点样法（spotting after synthesis），简称点样法。合成后点样法需使用称为点样仪（arrayer）的专用设备。点样时电脑机械手利用点样针头(Pin)从 96 或 384 橄孔板上蘸取 cDNA 样品，按照设计好的位置依次点在载玻片表面。针头的数目、机械手的移动时间、针头清洗和干燥时间、样品总数和载玻片数目共同决定了点样所需时间；而针头的直径、形状、样品溶液的黏滞程度以及固相载体的表面特性则决定了芯片上液滴的量和扩散面积。除点样法以外，cDNA 芯片也可以用电子定位法（electronic addressing）来进行制备。这项技术可对空白片上的特定位点进行电活化，使相应活化点的表面带有电荷，从而成为"微电极"，用于吸附 cDNA 分子。共同孵育带有微电极的片子与样品溶液，使溶液中的 cDNA 分子被吸附在微电极上，并与片子表面发生化学结合从而固定。这种工艺制备的芯片的优点是微电极的电吸附作用可以提高与靶核酸的杂交效率。缺点是制备复杂，成本较高，可以根据需要从公司定制商品化的 cDNA 芯片。

二、基因芯片的基本流程

基因芯片技术主要包括芯片制备、样品制备、杂交反应、信号检测和结果分析四个主要步骤（附图 2）。

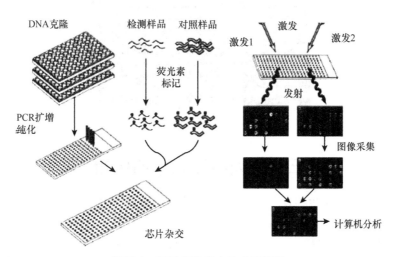

附图 2　基因芯片基本技术流程图

1. 芯片制备　制备芯片目前主要以玻璃片或硅片为载体，多采用原位合成和微矩阵的方法将寡核苷酸片段或 cDNA 作为探针按顺序依次排列在载体上。为了能快速、准确地将探针放置到芯片上的指定位置上，除了应用微加工工艺外，有时还需要使用机器人技术芯片的制备。

2. 样品制备　生物样品往往是复杂的生物分子混合体，除少数特殊样品外，一般因为样品的量很小不能直接与芯片反应，需要运用常规手段从细胞和组织中提取模板分子，进行模板的扩增，然后用荧光标记，以提高检测的灵敏度和使用者的安全性。

3. 杂交反应　荧光标记的生物样品与芯片上的探针进行的反应产生杂交的过程。为了更好地比较不同来源样品的基因表达差异或提高基因芯片检测的准确性和测量范围，通常使用多色荧光技术。通过选择合适的反应条件使生物分子间反应处于最佳状况中，减少生物分子之间的错配率。

4. 信号检测和结果分析　应用芯片扫描仪和相关软件可以分析杂交反应后的芯片上各个反应点的荧光位置、荧光强弱，经过图像将荧光转换成数据，即可以获得有关生物信息。

探测分子杂交的方法多种多样，如化学发光、荧光显微镜、荧光各向异性、光散射表面共振、电化传感器等。以荧光法为例，当前主要采用激光共聚焦显微扫描技术和高性能的冷却 CCD 的检测手段，对高密度探针阵列每个位点的荧光强度进行定量分析。由于 DNA 芯片本身的结构及性质的特殊性，在确定杂交信号在芯片上的位置，尤其是大规模 DNA 芯片时，由于其密度大，面积小，点样量较少，因而杂交信号较弱，就需要使用光电倍增管或冷却的电荷偶连照相机(charged-coupled device camera，CCD)摄像机等探测装置。杂交信号探测系统主要由杂交信号产生、信号收集及传输和信号处理及成像三个部分组成。根据所使用的标记物不同，相对应的探测方法也各不相同。荧光标记物被大多数研究者所采用，但也有一些研究者使用生物素标记或联合抗生物素结合物检测 DNA 化学发光。最终要通过检测标记信号来确定 DNA 芯片杂交谱型（附图 3 ）。

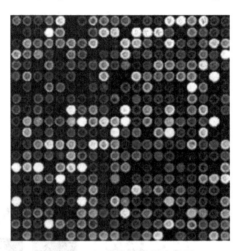

附图 3　表达谱基因芯片结果

三、基因芯片技术的应用

基因芯片技术作为一个生物技术平台已经并将会在生命科学的许多领域得到广泛的应用。在科研、生物制药和医学领域的应用最为广泛，目前主要应用于以下几个方面。

1. 基因表达的检测与分析　随着人类基因组计划的完成，越来越多的能够表达的功能基因以及能引起疾病和预测疾病发生的各种基因突变逐渐进入我们的视野。研究在人类基因组中特定组织、发育的不同阶段或疾病的不同时期这些基因时人们发现，虽然只有大约 3% 左右的序列（功能基因）能表达，但是人类基因组中有 10 万个不同的基因功能，监测某些组织、细胞不同分化阶段的差异基因表达（differential gene expression，DGE）十分重要。通过对差异表达的研究，可以推断基因与基因的相互关系，甚至细胞分化中基因"开启"或"关闭"的机制，从而揭示基因与疾病的发生、发展、转归的内在联系。差异表达有助于早期发现瘤细胞 3 万个基因与正常细胞的区别，利于了解瘤细胞的发生、浸润、转移和药敏。最近，美国毒物化学研究所（CIIT）和国家环境健康科学研究所（NIEHS）正计划在一张玻片上建立 8700 个小白鼠 cDNA 芯片，用于肝癌的研究。我国也已成功研制出能检出 41000 种基因表达谱的芯片。用传统的杂交方法来研究人类基因组（30亿 bp）中功能基因的情况，因相当费时费力而几乎不可能。而基因芯片以其可同时、快速、准确地分析数以千计基因组信息的本领而显示出了巨大的威力，改变了以前孤立的研究单个基因在某个特定位置、特定时间的表达情况，极大地提高了实验效率，能够节省大量的人力物力和财力。cDNA微阵列杂交技术可通过监测大量 mRNA 的转录，直接快速地检测出极其微量的 mRNA，易于同时监测成千上万的基因，也是研究基因功能的重要手段之一。美国 Stanford 大学的 David Botstein 利用 cDNA 微阵列芯片，对乳腺癌细胞的基因表达进行了分析，并发现其中的基因表达水平明显低于正常细胞。实践证明，基因芯片技术在分析基因的表达中具有不可比拟的优势。由于基因表达直接涉及功能基因，更使其成为目前基因芯片技术研究中的一个热点，并在不远的将来有可能使科学家们能够监测一个细胞乃至整个组织中所有基因的行为。

2. 基因多态性与药物基因组的研究　即使同一物种不同种群和个体之间，也存在许多不同的基因型。这种不同与个体的不同性状和多种遗传病关系密切。我们可以通过对大量具有不同性状的个体的基因型进行比较，得出基因与性状的关系。由于大多数性状和遗传性疾病是由多个基因同时决定的，因此分析和诊断十分困难。而基因芯片技术恰好解决了这一难题，采用基因芯片可以进行超乎以前想象的工作量来检测不同物种、不同组织、不同病种、不同处理条件下的基因表达改变，来开发具有不同用途的诊断试剂盒。利用基因反应的特性，可以分析基因组中不同基因与性状或疾病的关系。目前，利用基因芯片技术，许多技术领先的实验室在已知基因序列与疾病相关的研究方面，已从研究疾病的起因向探索其发病机制转移，从疾病的诊断向疾病的易感性研究转移。另一方面，不同的病人对同一种药物有不同的反应，是一直困扰临床的问题。研究表明基因多态性与药物治疗有密切的关系，这些差异是由基因多态性引起的，即药物反应的遗传多态性。其可表现为药物转运的多态性、药物代谢酶的多态性、药物受体及药物标靶的多态性等。这些多态性的存在都有可能导致许多药疗中药物的药效和毒副作用的个体差异。新药在实验阶段必须通过人体安全性实验，因而就必须观察药物对人基因表达的影响。由于并不知道药物对那一种基因起作用，就必须对已知所有或一定范围内的基因表达都进行检测，采用基因芯片可以迅速而准确地完成这一任务。利用该技术不仅可以检测药物反应多态性的基因差异，从而根据病人的基因组特征优化药疗方案，减少药疗的费用与风险；同时还可以找到药物应答基因，在基因水平上设计药物，从而避免病人服用低效、无效、甚至有毒副作用的药物，从而结束单一处方，进入处方个性化时代。

3. 发现新基因　定量检测大量基因表达水平在阐述基因功能、探索疾病原因及机理、发现可能的诊断及治疗靶等方面具有重要的应用价值。目前已有报道该技术应用于在炎症性疾病、类风湿性关节炎（RA）和炎症性肠病（IBD）的基因表达研究中。此外，Schena 等报道了 cDNA 的微阵列在人类基因表达监测、基因发现和生物学功能研究方面的应用。将 1046 个已知序列的 cDNA 微阵列，用高速机器人喷印在玻片上，并用双色杂交法定量监测不同基因表达，在一定的条件下，用不同表达模式的阵列成分通过序列分析鉴定其特征。该方法较以往常用的方法敏感 10 倍以上，可以用于检测限度为 1 : 500000（*wt/wt*）总人体 mRNA。

4. 大规模 DNA 测序　人类基因组计划的实施将基因芯片可用于基因测序，并替代目前的自动测序，同现有的手工测序和自动测序相比，基因芯片测序能节省大量的试剂和仪器损耗，促进了高效的、自动化操作的测序方法的发展。芯片技术中杂交测序（sequencing by hybridization, SBH）技术及邻堆杂交（contiguous stacking hybridization, CSH）技术是一种新的高效快速测序方法。SBH技术的效率随着微阵列中寡核苷酸数量与长度的增加而提高，但微阵列中寡核苷酸数量与长度的增加在提高了微阵列的复杂性的同时，降低了杂交准确性。CSH技术则弥补了SBH技术存在的弊端，CSH技术的应用即增加了微阵列中寡核苷酸的有效长度，又加强了序列准确性，可进行较长的DNA测序。正如NIH首脑Harold Varmus在美国细胞生物学1998年年会上所说：在基因芯片的帮助下，我们将能够监测一个细胞乃至整个组织中所有基因的行为。

5. 疾病的诊断与药物治疗　由于大部分疾病与遗传基因密切相关而且往往与多基因有关，因而，利用基因芯片可以寻找基因与疾病的相关性，从而研制出相应的药物和提出新的治疗方法。其高密度信息量和并行处理器的优点不仅使多基因分析成为可能，而且保证了诊断的高效、廉价、快速和简便，是基因芯片最具有商业价值的应用之一。在任何一个细胞中，都有成千上万的基因在表达，而细胞间基因表达的差异往往能反映出这些细胞发育是正常还是异常，导致疾病发生的基因可能会有数个至数百个与疾病性状相关联的特定突变，这就要求有同时能平行地检测这些突变及各种基因表达差异的有效方法。因基因芯片技术能很好地满足这种要求。利用它可对疾病作快速、简便、高效、准确地分析而得出病变信息：突变发生部位在哪？属于何种序列突变？基因表达是否有异常？有了正确的诊断后，即可根据病变的靶序列或靶蛋白设计相应的药物，以改变靶序列的表达情况从而达到治疗疾病的目的。对于传染性疾病、遗传性疾病、肿瘤与药物代谢疾病等，目前已经可以利用基因芯片进行诊断，例如研究表明在人类所患肿瘤中，有50%以上都是由 $p53$ 基因突变所致，近年来已研制出 $p53$ 基因芯片，用于肿瘤的早期诊断及肿瘤易感性的判断。此外，还开发出了检验HIV的芯片。

由于基因芯片技术的在科研和医药领域的众多用途及其巨大的商业发展潜力，各国政府都投入了大量资金进行研究，使基因芯片技术进展十分迅猛，并在短时间内取得了长足的进步。虽然由于芯片制作与分析系统的价格较昂贵，使其实际应用受到一定限制。但随着现代微制造技术和纳米技术的进展，基因芯片技术在容纳更多信息的同时已日趋微型化，人体所有的约3万多个功能基因可有望集成在一块厘米见方甚至更小的芯片上。由此可见，利用基因芯片可以快速高效地获取空前规模的生命信息，这一特征将使基因芯片技术成为今后在科学探索和医学诊断领域带来一次新的技术革命。

（刘晓宇）

附录三 RNAi 技术

RNAi（RNA interference）即 RNA 干扰，是由双链 RNA（dsRNA）介导、由特定酶参与的特异性基因沉默现象，它在转录水平、转录后水平和翻译水平上阻断基因的表达，为近年来发现的普遍存在于生物体内的一种古老的生物学现象。目前许多学者以果蝇、线虫为对象做了有关 RNAi 的大量研究，并相继提出了其具体的作用机制模型。RNAi 有望成为今后分析人类基因组功能的有力工具，并可能用于基因的特异性治疗，在后基因组时代的基因功能研究和药物开发中具有广阔的应用前景。

一、RNAi 的发现及其作用特点

1990 年，进行转基因植物相关研究时发现，将全长或部分基因导入植物细胞后会导致某些内源性基因沉默，但这些基因在转录水平上的表达并未受到任何影响，当时将这种现象命名为基因转录后沉默（posttranscriptional gene silencing，PTGS）现象。1996 年在脉孢菌属（*Neurospora*）中再次发现类似现象，并将这种现象命名为基因表达的阻抑作用（quelling）。直至 1998 年，将 dsRNA 注入线虫（C.elegans）体内可特异性抑制特定基因的表达，才将这种由 dsRNA 引发的特定基因表达受抑现象称为 RNA 干扰作用（RNA interference，RNAi），这是生物界有关 RNAi 存在的首次报道。随后一系列的研究发现，RNAi 现象其实存在于多种生物如线虫、果蝇、斑马鱼、真菌及植物等生物体中，它们可利用 RNAi 来抵御病毒的感染。RNAi 作用具有以下几个特点：①属于转录水平的基因沉默；②较高特异性：能够特异地降解与其序列相应的单个内源基因的 mRNA；③高效性：相对少量的 dsRNA 就可以使相应的基因表达受抑制；④可遗传性及远距离效应：RNAi 基因表达的效应可以突破细胞的界限，传递给子一代。

二、RNAi 的作用机制

研究发现，干扰性小 RNA 分子（small interfering RNA 或 short interfering RNAs，siRNA）是 RNAi 赖以发生的重要中间效应分子，因此，在介绍 RNAi 的作用机制之前，首先了解一下干扰性小 RNA 分子。

siRNA 是一类长约 21～25 个核苷酸（nt）的特殊双链 RNA（dsRNA）分子，其序列具有特征性的结构：①siRNA 的序列与所作用的目标 mRNA 序列具有同源性；②siRNA 两条单链的末端为 3'端羟基基团和 5'端磷酸基团；③每条单链的 3'端均有 2～3 个突出的非配对碱基。

研究已初步阐明，RNAi 的作用过程大致可分为两步：①dsRNA 在内切核酸酶（一种具有 RNaseⅢ样

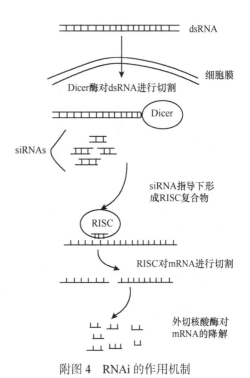

附图 4　RNAi 的作用机制

活性的核酸酶）作用下加工裂解形成长约 21～25nt 的干扰性小 dsRNA 即 siRNA（由正义和反义序列组成）；②在 siRNA 中反义链的指导下形成一种核蛋白体，称为 RNA 诱导的沉默复合体（RNA induced silencing complex，RISC），由 RISC 介导切割靶 mRNA 分子中与 siRNA 反义链互补的区域，从而起到干扰基因表达的作用（附图 4）。

在 RNAi 的作用过程中，siRNA 可作为一种特殊引物，在 RNA 依赖性的 RNA 聚合酶（RNA dependent RNA polymerase，RdRp）作用下以靶 mRNA 为模板合成 dsRNA，后者可被降解形成新的 siRNA，新生成的 siRNA 又可进入上述循环，这种过程称为随机降解性多聚酶链式反应（random degradative PCR）。新生的 dsRNA 反复合成继而降解，不断产生新的 siRNA，使靶 mRNA 的水平呈渐进性地减少，表现为基因沉默现象。RdRp 通常仅对靶 mRNA 发挥作用，RNAi 作用过程中对靶 mRNA 的特异性扩增作用有助于增强 RNAi 的特异性基因监视功能。因此，每个细胞只需要少量的 dsRNA 即能完全封闭相应基因的表达，RNAi 过程具有生物催化反应的基本动力学特征。

进一步的研究揭示，ATP 在 siRNA 介导的 RNAi 中具有重要作用：较长的 dsRNA 在向 siRNA 转变的过程中需要 ATP 的参与；siRNA 与蛋白因子形成无活性的蛋白 PRNA 复合体，随后 siRNA 双链结构解旋形成有活性蛋白 PRNA 复合体（RISC）的过程是 ATP 依赖性的；ATP 还可使 siRNA 的 5′末端带上磷酸基团。另外，RISC 活性复合体对靶 mRNA 的识别和切割作用可能不需 ATP 的参与。

三、RNAi 的实验策略

RNAi 是一种自然发生的基因沉默现象，可用于基因功能的研究及临床疾病的治疗中，其实验策略如下：

1. 合成对应目标基因的 dsRNA 在非哺乳动物细胞中，把长双链 RNA（dsRNA）直接导入细胞中，在细胞质核酸酶 Dicer 的作用下可将 dsRNA 降解为 21～23bp 的 siRNAs，这些 siRNAs 与其他元件结合形成 RISCs，并使 RISCs 结合到与之互补的 mRNA 序列上，降解对应的靶 mRNA，从而导致相应蛋白质表达水平下降，最终导致目标基因表达沉默。此方法可诱发瞬时基因沉默，持续时间约 3～7 天。

对于哺乳动物细胞来说，导入 30bp 以上的 dsRNA 往往会诱发非预期的抗病毒应答反应，一般情况下可直接制备 19～23bp 的 siRNAs，将 siRNAs 转入哺乳动物细胞；或者是将短发夹结构 RNA（short hairpin RNAs，shRNAs）的 DNA 表达载体转入细胞，表达产生 shRNA，经过 Dicer 切割后得到 siRNA；最后 siRNAs 同样和其他元件组合成为 RISCs，在 siRNA 指引下识别对应的 mRNA 序列并降解 mRNA，从而使特定基因表达沉默。前者可诱发瞬时基因沉默，持续时间约 3～7 天；而利用 shRNA 表达载体则可以建立长效基因沉默的细胞株，进行基因功能研究。

2. 选择合适的递送 dsRNA 进入细胞的方法 递送 dsRNA 进入细胞的方法因细胞种类不同而不同。体外培养的细胞，多数的贴壁细胞可以用脂质体进行有效的转染；对于原代细胞或者悬浮细胞，如果常规转染方法不行，可以用电转甚至显微注射等，或者通过病毒载体感染等方法进行，病毒载体还可以作为哺乳动物体内 RNAi 实验的手段。对于线虫之类的低等动物进行体内 RNAi 实验，则多采用喂饲方法将 dsRNA 导入体内。

3. 设置对照 在实验的过程中，设置适当的对照是非常重要的。缺少适当的实验对照，RNAi

实验的结果将无从分析。常用的实验对照如下：

空白对照：只加转染试剂，用于排除 siRNA 转染对细胞活力的影响；如果实验用到载体则可做一组空载体对照。

未转染细胞对照：不加转染试剂的空白对照，用于排除转染试剂对细胞活力的影响。

负对照：设置不针对目标细胞内源任何基因的 siRNA 对照，用以排除转染 siRNA 对基因表达可能造成的非特异影响。

正对照：针对易于检测的参照基因的 siRNAs 设置对照，用于证明 siRNAs 的递送、转染及反应条件是可行的。好的实验设计应该选择至少 2 个以上针对同一目标基因的有效 siRNAs 同时做平行实验，以相互验证实验结果确实是由于目标基因沉默而引起的，并非个别 siRNA 的特异现象。

四、RNAi 在医学领域中的应用

RNAi 是一种高效的、特异性强的基因阻断技术，在后基因组时代的基因功能研究和药物开发中具有广阔的应用前景。

1. RNAi 在遗传病治疗方面的应用 遗传病的 RNAi 治疗已成为当今研究的热点。美国学者 Carthew R W 和日本学者 Ishizuka A 等发现 RNAi 与脆性 X 染色体综合征（与 *FMR*-1 基因异常有关的导致智力低下的染色体病）之间关系密切，并揭示 RNAi 相关机制缺陷导致人类疾病的可能病理机制。

2. RNAi 在肿瘤治疗方面的应用 肿瘤是多基因、多因素相互作用的结果，采用传统技术阻断某单一癌基因的功能不可能完全抑制或逆转肿瘤的生长，而 RNAi 技术可以利用同一基因家族的多个基因具有同源性很高的保守序列这一特性，设计针对这一区域序列的 dsRNA 分子，达到仅注射一种 dsRNA 即可以产生多个基因同时剔除的功效，甚至可以同时注射多种 dsRNA，将多个序列不相关的基因同时剔除。Maen 等应用 RNAi 技术成功地阻断了 MCF7 乳腺癌细胞中异常表达的核转录因子基因 *Sp*1 的功能（与细胞增殖分化相关）。另外，研究表明，趋化因子受体 CXCR4 是乳腺癌转移的重要调节因素，同时该分子也为原位移植肿瘤生长和转移所必需，其配体 CXCL12 可趋化肿瘤细胞并调节其增生和侵袭特性。通过 RNAi 技术可剔除 CXCR4，从而达到治疗肿瘤的目的。

N-Ras 或 BRAF 的激活型突变是引发黑素瘤的主要病因，其中 66% 的病例为 BRAF 激酶作用域发生突变，而约 80% 的 BRAF 突变病例是因胸腺嘧啶突变为腺嘌呤造成第 599 位的缬氨酸突变为谷氨酸所致。使用 RNAi 技术剔除黑素瘤细胞的 BRAF 表达，不仅抑制了肿瘤细胞生长，而且减弱了其侵袭能力，为黑素瘤基因治疗奠定了基础。

3. RNAi 在病毒性疾病治疗领域中的应用 通过 RNAi 技术，对人类空泡蛋白 Tsg101 在 HIV 的人体内增殖过程中的作用有了深入的认识，大大促进了 HIV 领域的研究。加州大学的研究人员开发出采用 RNAi 技术来阻止艾滋病病毒进入人体细胞的技术。他们把研究设计合成的 lenti 病毒载体中引入 siRNA 分子，激发 RNAi 作用，从而抑制 HIV-1 的 coreceptor-CCR5 进入人体外周 T 淋巴细胞中，但不会影响另一种 HIV-1 的主要 coreceptor-CCR4，从而以 lenti 病毒载体为媒介引导 siRNA 进入细胞内产生免疫应答，使治疗 HIV-1 和其他病毒感染性疾病的可行性大大增加。Leonid 等人以脊髓灰质炎病毒为模型，利用 RNAi 技术诱导细胞的胞内免疫，产生抗病毒效应，尤其对于 RNA 病毒非常有效。对于易突变的病毒，可设计多种针对病毒基因保守序列的 dsRNA，减少其对

dsRNA 的抵抗性。在 SARS（severe acute respiratory syndrome，严重急性呼吸综合征）的防治研究中，采用 siRNA 技术在病毒感染的早期阶段即能有效地抑制病毒的复制，病毒感染被针对病毒基因和相关宿主基因的 siRNA 所阻断。RNAi 技术还可用于许多其他病毒的基因治疗，将会成为一种有效的抗病毒手段，对于多种动物传染病的防治具有重要的意义。

　　RNAi 现象的发现产生了一种全新的功能基因组研究策略，RNAi 技术将会在后基因组时代规模性基因功能研究中发挥举足轻重的作用。

（吴茉莉　李　宏）

附录四 MicroRNA 技术

MicroRNA（miRNA）是一类由内源基因编码、长度约为 22～23 个核苷酸、不编码蛋白质的单链 RNA 分子，可通过碱基配对与 mRNA 分子的 3′端非翻译区结合继而降解 mRNA，抑制靶基因的表达。最早发现的 MicroRNA 分子为 lin-4，是 Ambros 等于 1993 年在线虫中通过胚胎发育时间控制缺陷性遗传筛选的实验过程中发现的。随后发现 MicroRNA 实际上广泛存在于生物界且具有高度的保守性。miRNA 的主要功能是参与和个体生长、发育、疾病发生过程相关的基因表达调控，调节个体的早期发育、细胞的增殖、凋亡、分化及脂肪代谢等一系列重要的生命过程。随着对生物治疗的深入研究，MicroRNA 在诸多肿瘤的诊断、治疗及抗病毒治疗方面的重要性日渐显现。

一、microRNA 的形成

成熟 miRNA 的形成过程：首先，编码 miRNA 的基因被转录成初级转录产物 pri-miRNA；其次，pri-miRNA 通过两次剪切产生成熟的 miRNA（附图 5）。

多项实验证明，参与 miRNA 基因转录的 RNA 聚合酶主要为 RNA 聚合酶 II。初级转录产物 pri-miRNA 具有较长的核苷酸序列，其 5′端带有帽子结构，3′端有 Poly(A)尾巴。动物 pri-miRNA 的第一次剪切作用发生在细胞核，可产生大小为 70 个核苷酸左右并能形成茎-环结构的 miRNA 前体——pre-miRNA；第二次剪切发生在细胞质中，在此 pre-miRNA 被剪切成 21～23 个核苷酸的成熟 miRNA。Pri-miRNA 的两次剪切作用需要两种 RNase-III 的参与，这两种酶为 Dorsha 和 Dicer，均为 RNA 双链特异性的内切酶。其中，Dorsha 主要位于细胞核，含有两个 RNase-III 结构域、一个双链 RNA 结合结构域及一个未知功能的 N 末端片段。Dorsha 自身并不具有或只具有较低的酶活性，需要在另外一种 DGCR8 蛋白的配合下才能催化其 RNA 底物。Pri-miRNA 经 Dorsha 酶的初始剪切作用后产生的 pre-miRNA 主要通过 Ran-GTP 依赖性核浆转运子 Exportin5（Exp5）从核内转运至胞质。随后，在胞质中另一种 RNase-III Dicer 的作用下，pre-miRNA 被剪切成不完全配对的双链 RNA 双体（miRNA:miRNA）即成熟 miRNA 与其互补序列所形成的二聚体。Dicer 主要由一个螺旋酶结构域 DUF283、一个 PAZ 结构域、两个 RNaseIII 结构域及一个双链 RNA 结合结构域组成。miRNA:miRNA 双体中成熟 miRNA 链会选择性地整合入 RISC（RNA induced silencing complex）中识别靶基因，这决定了 miRNA 对靶基因表达的抑制功能具有特异性和高效性；而另一条链或许会快速地发生降解。成熟 miRNA 整合入 RISC 后会形成 miRISC 复合物，miRISC 复合物可以通过 miRNA 的特异性识别结合到目的 mRNA 的 3′端非翻译区，形成一囊泡状结构，该结构可通过某种未知机制抑制靶 mRNA 的翻译。

上述为动物体内 miRNA 的形成过程，植物中的 miRNA 的成熟过程可能与动物不同，因为在植物中尚未发现 Dorsha 的类似物。植物中可能以一个或多个 Dicer 酶来代替 Dorsha 的功能。

二、microRNA 的作用机制

目前的观点认为，miRNA 可通过两种机制指导复合物 RISC 负性调控靶基因的表达：mRNA 剪切降解和翻译抑制。多数情况下，miRNA 与其靶基因的互补程度可决定它会以何种机制沉默靶基因的表达。当 miRNA 加入复合物 RISC 时，如果其与靶 mRNA 几乎完全互补便引发靶 mRNA

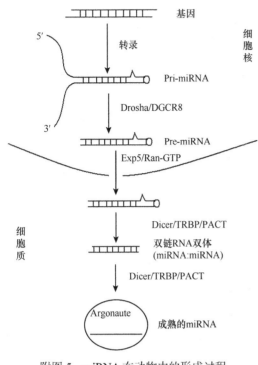

基因

转录

5′

Pri-miRNA

Drosha/DGCR8

3′

Pre-miRNA

Exp5/Ran-GTP

细胞核

Dicer/TRBP/PACT

双链RNA双体
(miRNA:miRNA)

Dicer/TRBP/PACT

细胞质

Argonaute

成熟的miRNA

附图 5　miRNA 在动物中的形成过程

的剪切降解；当两者的互补程度较低时则会引起 mRNA 翻译的抑制。也有例外，如植物的 miRNA-172 虽然与 APETALA 有近乎完全的碱基配对，但仍以翻译抑制的方式下调靶基因的表达。因为绝大多数植物的 miRNA 都与其靶 mRNA 近乎完全配对，mRNA 剪切降解机制在植物中更为常见；而抑制 mRNA 翻译似乎在动物 miRNA 引导的基因沉默中更为常见，因为大多数 miRNA 与靶 mRNA 不完全互补。

迄今为止，还没有发现 miRNA 上调靶基因表达的例子。这也与 miRNA 是通过一个沉默复合物 RISC 起作用的观点相符。然而，对 RISC 复合物成分的研究提示，miRNA 可能会在转录后水平之外的其他水平发挥作用。RISC 复合物中一种重要的蛋白组分为 Argonaute（AGO）蛋白，它属于一个进化上较保守的蛋白家族并且在许多生物中都存在同源物。在 RNAi 的过程中，AGO 蛋白还与 DNA 甲基化（植物中）、异染色质形成（真菌中）及 DNA 重排（纤毛虫中）有关。

三、microRNA 的生物学特性

1. 保守性　编码 miRNA 的基因在进化上具有保守性。在所发现的 miRNA 分子中，近 12% 的基因存在于整个生物的进化过程中，例如 let-7 基因虽然在线虫体内发现，却存在于整个动物界（从节肢动物到脊椎动物）。其他的 miRNA 分子如 miRNA-1、miRNA-34、miRNA-60 及 miRNA-87 等在无脊椎动物和脊椎动物中均呈高度保守的状态。miRNA 分子的高度保守性具有重要的生物学意义，提示其在生物发育过程中对基因的表达调控机制十分重要。

2. 具有时空特征　miRNA 对基因表达的调控作用普遍存在于生物界，其调控作用具有时空特征也已经逐渐被证实。研究较清楚的 lin-4 与 let-7 RNA 呈现时间特异性的表达模式：在 C.elegans 中，lin-4 只存在于幼虫的第一期和第二期而 let-7 却存在于第三、第四期及成虫期；另外，miRNA 的表达还具有组织特异性：如 miRNA-17～miRNA-20 在斑马鱼细胞中表达，但在鼠肾和蛙卵巢细胞中却检测不到。同一 miRNA 分子在不同生物中表达的时空模式存在差异，如 miRNA-1 在小鼠胚胎发育中其表达具有阶段特异性，而在人类却具有组织特异性，仅存在于人类的心肌细胞中。

3. 具有基因簇集现象　许多 miRNA 基因并不是分散分布的，多个基因可以成簇排列，在共同的启动子和调控元件指导下协同转录成多顺反子初级转录产物，之后再被各自加工形成成熟的 miRNA 分子。例如果蝇的 miRNA-3、miRNA-4 和 miRNA-6 基因聚集在同一 DNA 的 1kb 的片段之内并表现共表达特点；C.elegans 中，miRNA-35～miRNA-41 的基因簇共同转录形成一条前体链，进而被加工形成 miRNA-35～miRNA-41。

四、研究 miRNA 功能的主要策略和实验流程

如附图 6 所示，根据研究对象的不同主要分为生理和病理两种研究模式。

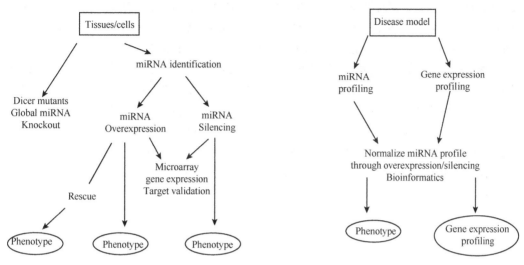

附图 6　miRNA 功能研究的主要策略

五、miRNA 在医学领域中的应用

大部分编码 miRNAs 的基因位于与肿瘤相关的脆性位点（fragile site）上，这提示，miRNAs 与肿瘤的发生发展关系密切。众多研究表明，miRNA 参与了多种肿瘤（包括神经母细胞瘤、垂体腺瘤、甲状腺癌、乳腺癌、肺癌、肝癌、胰腺癌、结肠直肠癌、宫颈癌及白血病等）的发生、发展过程。不同种类的 miRNAs 在这些肿瘤组织中存在表达水平的升高或降低，发挥癌基因和抑癌基因样的作用。由于不同的肿瘤组织中存在特定的 miRNA 表达谱，所以 miRNA 在肿瘤的诊断及治疗过程中具有重要的临床价值。另外，有研究表明，miRNA 还与人类的病毒感染性疾病有关，内源性 miRNA 也可介导机体的病毒防御功能。例如，被 EB 病毒感染过的 B 细胞中 miR-155 表达水平呈升高趋势；由宿主产生的内源性 miRNA——miR-32 可阻断反转录酶病毒 PFV-1(primary foamy type 1) 在人体细胞内的积累。此外，miRNA 还参与神经系统疾病、心血管系统疾病、自身免疫系统疾病、内分泌代谢病、高血压病、淋巴增殖性疾病、皮肤病及某些眼部疾病等多种疾病的发生。下面主要介绍 miRNA 在肿瘤诊断、治疗及抗病毒方面的应用。

1. miRNA 在肿瘤诊断、治疗中的应用　早期诊断和早期治疗是提高肿瘤治疗效果及预后的重要因素，临床中常采用影像学、病理学及血清标志物等手段监测肿瘤的发生，然而，这些方法仅能监测发展到一定程度的肿瘤，不能满足肿瘤早期诊断及早期治疗的需要。研究发现，miRNA 可能成为肿瘤早期诊断的生物新靶标，例如，miR-155 表达水平的升高可以用于诊断某些人类肿瘤，尤其是淋巴瘤。Yanaihara 等通过基因芯片技术发现，8 种 miRNA 与肺癌患者的预后密切相关，其中 miR-155 表达水平的升高及 let-7a-2 表达水平的降低均提示患者预后较差。通过 miRNA 特定的表达模式甚至可以鉴定肿瘤的组织学类型。不同的肿瘤组织具有不同的 miRNA 表达模式，通过对 miRNA 表达模式的分析，可以在临床上对肿瘤的诊断、分期及预后进行评估。另外，血液循环中存在 miRNA，第一个发现的血清 miRNA 标志物是 miR-21。弥漫性大 B 细胞淋巴瘤患者的血清中

存在高水平的 miR-21。肿瘤的 miRNA 能够进入血液循环，血液中 miRNA 的水平可以在一定程度上反映肿瘤的大小，所以血液中的 miRNA 也可以作为肿瘤筛查的生物新靶标。

既然特定的肿瘤组织中存在特定的 miRNA 表达谱，临床上可以通过一定的技术手段抑制致癌性 miRNA 的表达水平，同时补充一定量的抑癌性 miRNA，使两者水平处于平衡状态，达到治疗肿瘤的目的。反义寡核苷酸能根据碱基互补配对原则和靶 RNA 或 DNA 特异性互补配对，临床上可利用反义寡核苷酸转染肿瘤细胞，从而抑制过量表达的癌性 miRNA。

2. miRNA 在抗病毒治疗中的应用 RNAi 虽有强大的基因沉默效应，但多数情况下要求 siRNA 与靶序列完全互补，因此，病毒可以通过改变 siRNA 的靶基因序列逃避 RNAi 效应；与 siRNA 不同，miRNA 与靶 mRNA 序列不完全互补时也可通过抑制蛋白质翻译起到基因沉默的作用，所以当病毒出现变异时也可以干扰病毒的复制。从这个角度来说，miRNA 的基因沉默作用可能比 RNAi 更有效，也使病毒突变逃避 miRNA 特异性沉默更加难以实现。这将对容易发生变异的病毒疾病的治疗更有优势。miRNA 还与多种疾病的发生机制有关，例如病毒如何建立潜伏感染及逃避宿主天然或适应性免疫系统等。

（吴茉莉　刘　佳）

附录五　DNA 甲基化检测技术

第一节　概　述

一、DNA 甲基化定义及作用机制

DNA 甲基化是人类和哺乳动物基因组中唯一已知的天然 DNA 修饰方式，主要发生在 CpG 二核苷酸序列中的胞嘧啶上。是一种由 DNA 甲基转移酶（DNA methyltansferases，DNMTs）介导，以 S-腺苷蛋氨酸为甲基供体，在胞嘧啶（C）分子的第五位碳原子上添加一个甲基基团，变成 5-甲基胞嘧啶（$^{5\text{-m}}C$）的化学修饰形式。

在真核生物细胞中存在两种主要的 DNA 甲基转移酶：一种功能是维持甲基化，如 DNMT1，在模板链的引导下，可以催化使得半甲基化的 DNA 双链分子上与甲基胞嘧啶相对应的胞嘧啶发生甲基化，从而维持复制后双链 DNA 的甲基化状态；另一种功能是从头合成甲基化，主要包括 DNMT 3a 和 DNMT3b，它们能催化在未发生甲基化的 DNA 双链上进行甲基化，不需要模板链的指导（附图 7）。

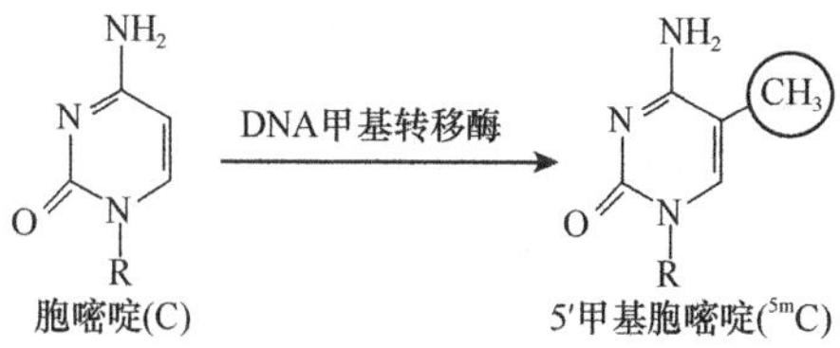

附图 7　DNA 甲基化修饰图解

通常情况下，DNA 高甲基化会抑制基因的转录表达。发生在基因启动子区域的 DNA 甲基化将直接阻碍 c-Myc、AP-2、NF-κB 和 E2F 等转录因子与启动子的结合，使基因不能顺利转录或降低基因的转录效率。并且基因 5′端的调控元件发生甲基化后，可以与特定甲基化 CpG 序列结合蛋白（methyl CpG binding p rotein, MBP）相结合，间接阻止转录因子与启动子结合形成转录复合体。此外，DNA 甲基化还能够通过改变染色质的空间构象，使染色质凝缩成非活性的结构。总之，DNA 高甲基化可以导致基因沉默，而去甲基化状态则往往与基因的活化有关，因此有学者把去甲基化作为沉默基因重新激活的开关。

二、DNA 异常甲基化与肿瘤

DNA 甲基化是维持正常机体生理功能活动所必需的。在胚胎发育、细胞分化、基因印记以及 X 染色体失活等方面都发挥重要作用。如果 DNA 甲基化发生异常则会引发包括肿瘤在内的各种疾病的发生。目前 DNA 异常甲基化已经成为肿瘤最常见的表观遗传学改变之一。

在肿瘤细胞中，DNA 异常甲基化状态主要包括两种：全基因组整体低甲基化状态和某些特定抑癌基因 5′启动子区域的异常高甲基化状态。这些肿瘤相关基因的异常甲基化与肿瘤的形成及发展密切相关。肿瘤细胞基因组中，低甲基化通常发生在中度和高度重复序列上，包括异色质区域 DNA 重复序列；另外也能够发生在单一序列上，如一些原癌基因的启动子或者编码区域上。低甲基化能够增加染色体的不稳定性。有研究表明，肿瘤恶性程度越高，其基因组整体的低甲基化程度也越高。DNA 低甲基化状态可以增加一些基因的表达水平，如癌基因 *c-MYC*、*S100A4* 以及 *RAS* 等。这些基因的启动子区或编码区的异常低甲基化导致了基因在肿瘤组织中的过度表达。这种过度表达又与肿瘤细胞的分化程度以及侵袭转移能力有关。肿瘤细胞除了基

因组整体低甲基化状态的特点外，在某些特定区域还会发生异常高甲基化，而这些区域常常是肿瘤抑制基因启动子区的密集 CpG 序列（也称为 CpG 岛）。研究已经证实抑癌基因启动子区 CpG 岛异常高甲基化状态是肿瘤细胞的一个基本特征，同时也是肿瘤细胞抑癌基因沉默的主要机制。

DNA 异常高甲基化可以抑制 DNA 损伤修复基因的表达，从而使受到损伤的 DNA 不能得到及时有效的修复，从而大大增加了基因组的不稳定性。同时，这种高甲基化还能够通过诱导基因编码区发生突变来参与肿瘤的形成，被甲基化修饰过的胞嘧啶（^{5-m}C）可以通过自发脱氨基作用形成胸腺嘧啶（T）。在一个肿瘤细胞中，可能有多个抑癌基因同时发生了异常甲基化；同样，一种抑癌基因也可能在多种肿瘤中均表现出异常高甲基化特征，如 p16 基因。研究证实与肿瘤发生相关的异常高甲基化基因主要包括参与细胞周期、细胞凋亡、细胞分化以及 DNA 损伤修复相关的基因。

第二节　DNA 甲基化的研究方法

DNA 甲基化参与了动物胚胎发育、基因印迹、X 染色体失活以及肿瘤形成等过程，在基因表达调控中发挥重要作用。因此，探讨 DNA 甲基化状态变化的可能机制，建立准确性高、灵敏度强并且操作简单的 DNA 甲基化检测方法，对探讨甲基化调控规律、揭示肿瘤发生的表观遗传学机制意义重大。目前常用的 DNA 甲基化的研究方法主要有：

一、甲基化敏感限制酶方法

根据甲基化敏感限制性内切酶只能够识别并切断未发生甲基化的酶切位点，而不能识别、切断发生了甲基化的 DNA 序列这一原理。在真核 DNA 序列中，只有 CG 相连的胞嘧啶能够发生甲基化，因此在酶切位点内包含 CG 二核苷酸序列的限制性内切酶都有可能遇到这种情况。

如限制性酶 HpaⅡ与 MspⅠ，它们的酶切位点均为 CCGG 序列，但是当 CCGG 序列中的胞嘧啶发生甲基化时，HpaⅡ就不能够将其切断，而 MspⅠ却不受影响，仍然可以识别酶切位点并将之切断。因此我们可以根据酶切片段的长度来判断特定位点的甲基化状态。但是甲基化敏感限制酶方法最后在检测时，往往需要借助同位素标记的 southern 杂交，并且用此方法仅能检测到限制性内切酶能够识别的 CpG 序列，大量可能的甲基化位点难以检测，因此在使用上比较局限。

Herman 等于 1996 年在使用重亚硫酸盐修饰 DNA 的基础上结合 PCR 技术又新建立了一种方法。即用甲基化敏感限制性内切酶切割后，再用含有酶切位点序列的引物进行 PCR 扩增。检测甲基化敏感酶的 PCR 扩增产物，如果用针对盐修饰后 DNA 链的引物能扩增出片段，则说明该被检测的位点存在甲基化；若用针对盐修饰后的非甲基化 DNA 链的引物扩增出片段，则说明被检测的位点不存在甲基化。从而大大提高了甲基化敏感限制酶方法检测 DNA 甲基化的敏感性，但有时会因为限制性酶消化不完全而导致假阳性。

二、甲基化特异性 PCR（methylation specific PCR，MS-PCR）

甲基化特异性 PCR 的原理是亚硫酸氢盐可以氧化脱掉基因组 DNA 序列中未甲基化胞嘧啶上的氨基，在盐修饰反应过程中所有未发生甲基化的胞嘧啶均被转变为尿嘧啶，而发生了甲基化的胞嘧啶则不被转化。再将这些盐修饰后的 DNA 用特异性引物进行扩增，所有尿嘧啶均转化为可检测的胸腺嘧啶，而甲基化的胞嘧啶仍以胞嘧啶形式存在。

甲基化特异 PCR（methylation specific PCR，MSP）方法是目前所使用的在给定基因组靶序列中进行 DNA 甲基化状态分析最常用的方法。亚硫酸氢盐去氨基反应后，结合 PCR 扩增的方法可以高效、快速地检测 DNA 甲基化。这种方法需要针对每个 CpG 位点分别设计两对特异性引物——甲基化引物（M 型引物）和未甲基化引物（U 型引物）。对盐修饰后的 DNA 样本进行聚合酶链反应（PCR）扩增，从而得到特异扩增的甲基化或非甲基化靶序列片段。通过电泳分析，根据 M 引物与 U 引物扩增产物的有无，判断与引物互补的 DNA 序列的甲基化状态。

MSP 法应用范围广，可以用来检测已知的或者高度怀疑的、并且包含在 PCR 引物序列内的 CpG 二核苷酸序列的甲基化状况。此方法灵敏度高，对模板 DNA 的质量要比较低，目前已经被广泛应用到 CpG 岛甲基化检测中。

三、甲基化测序检测技术

1. 直接测序法　Maxam-Gilbert 化学裂解法处理基因组 DNA，然后应用连接接头介导的 PCR 技术（linker mediated PCR，LM-PCR），可以大大提高 DNA 甲基化检测的灵敏性，但是也容易导致假阳性结果的出现。同时由于这种方法的技术要求比较高，因此有时也会出现假阴性的结果。

2. 重盐修饰后基因组 DNA 测序法　最早是由 Frommer 等建立的一种专门检测 DNA 甲基化状态的序列分析方法。首先用重亚硫酸盐修饰基因组 DNA，使 DNA 中未甲基化的胞嘧啶（C）发生脱氨基作用后转变为尿嘧啶（U），而发生甲基化的胞嘧啶则保持不变；PCR 扩增后，尿嘧啶可以全部转化成胸腺嘧啶（T），最后通过对 PCR 产物进行测序并且与未经处理的序列进行比较，就可以判断待测 CpG 位点是否发生了甲基化。本方法结果可靠、精确度高，能够检测待测序列中所有 CpG 位点的甲基化情况。

3. 焦磷酸测序法　焦磷酸测序技术作为一种新的序列分析技术，能够快速地检测甲基化的频率，对样品中的甲基化位点进行定性及定量分析，为甲基化研究提供了新的途径。也使得 DNA 甲基化分析流程在技术上更加完善。在 CpG 位点甲基化程度的定量分析方面，焦磷酸测序法能提供高度精确和灵敏的实验结果，同时还可以给出准确的序列信息。

与传统的 sanger 测序不同，焦磷酸测序图上的峰值高度代表了每个待分析的 CpG 位点上胞嘧啶与胸腺嘧啶的比值，这反映出甲基化 DNA 的比例。另外，此方法以结果的序列背景作为内置的质量控制，可将结果与预期的甲基化水平进行比较，有效预防了假阳性结果的出现，从而确保了结果的可靠性。

正是由于具有以上技术优势，焦磷酸测序法已逐渐成为 DNA 甲基化分析的金标准，被越来越多地应用于：①DNA 甲基化与肿瘤类型和基因表达相关联的研究；②测量去甲基化试剂处理后的相比反应；③评估与肿瘤发生、遗传印记等相关的甲基化状态的变化。

四、其他甲基化分析方法

1. 高分辨率溶解技术（HRM）　对于未知 CpG 位点的甲基化筛查，这是一项非常有价值的高通量工具。甲基化 DNA 和非甲基化 DNA 片段经过亚硫酸氢盐转化后，状态的差异已通过核苷酸的差异体现在序列中。在 HRM 溶解分析时，GC 含量较高的片段会较晚地解离成单链，GC 含量细小的差异会体现在溶解曲线中。

2. 特定 CpG 位点甲基化定量分析技术（methylight PCR）　这是一种基于探针法的高灵敏度

CpG 位点甲基化定量分析技术，利用 TaqMan 或其他双标记探针对甲基化状态进行高灵敏度和可靠的分析。

3. DNA 甲基化芯片技术 目前主要有两种基于芯片技术的甲基化检测方法，包括：①甲基化特异性寡核苷酸芯片法（methylation specific oligonucleotide arrays，MSO）；②差异性甲基化杂交法（differential methylation hybridization method，DMH）。可以同时定性、定量地分析多个 CpG 位点的甲基化状态。

（张开立）

附录六 生物信息学研究方法

第一节 生物信息学概述

生物信息学（Bioinformatics）是生命科学研究领域的一门新兴学科。它在生命科学（尤其分子生物学）、计算机科学和国际互联网的推动下快速发展，在后基因组时期占据令人瞩目的地位，成为 21 世纪自然科学的核心领域之一。

一、生物信息学的发展简史与研究现状

1953 年 Watson 和 Crick 提出 DNA 双螺旋结构模型。DNA 双链上脱氧核糖上的碱基按照"G-C"和"A-T"原则互补配对，据此原则，DNA 分子中所贮存的遗传信息可以被精准地复制。1954 年 Crick 提出了中心法则（Central dogma），阐明了遗传信息的传递规律：DNA→RNA→蛋白质。中心法则对之后的生物信息学的发展起到了极其重要的指导作用。1963 年人们破译了编码 20 氨基酸的遗传密码。1977 年 Staden 等首先利用计算机软件分析 DNA 序列。1981 年 Doolittle 提出了序列模序（motif）。1982 年国际三大核酸数据库（GenBank、EMBL 和 DDBJ）开始合作并开放。同年λ-噬菌体全基因组测序完成。美国于 1988 年成立国家生物技术信息中心（National Center for Biotechnology Information，NCBI）。1990 年快速序列相似性搜索程序 BLAST 发布。1991 年表达序列标签（expressed sequence tags，ESTs）概念被提出，从此开始 EST 测序。1995 年第一个细菌基因组测序完成。1996 年酵母基因组测序完成。1998 年多细胞线虫基因组测序完成。1999 年果蝇基因组测序完成。2000 年人类基因组草图完成，第 2 年人类基因组初步分析结果公布。

目前生物信息学研究正处于由积累数据向分析数据、解释功能的转变时期——后基因组时期。海量的数据蕴含着潜在突破性发现的可能，生物信息学正朝着揭示基因组信息结构的复杂性及遗传语言的根本规律的研究目标前进，已成为当今生命科学研究的重要前沿领域之一。

二、生物信息学的研究内容

生物信息学以计算机为工具对生物信息进行储存、检索和分析。其研究目标是揭示基因组信息结构的复杂性及遗传信息的本质规律；研究重点主要体现在基因组学（genomics）和蛋白组学（proteomics）两方面，即从基因组碱基序列出发，分析序列中所蕴含的指导一定结构功能的生物信息。

生物信息学的研究内容在于以基因组中的 DNA 序列为基础，获得编码序列的信息后进行编码产物/蛋白质空间结构预测以及功能模拟，然后再根据相应蛋白质的生物学功能进行相关药物设计。与此同时，阐明基因组中占多数比例的非编码序列的信息内涵，破译隐藏在 DNA 序列中的生命语言规律。作为生命科学的重要组成部分，生物信息学目前已经成为生命科学研究中的前沿。其研究范围广泛，主要包括以下几方面内容：

1. 生物遗传信息的收集、存储及管理 归纳和整理与基因组遗传信息及其表达调控相关的数据，并对表达产物的功能和结构数据进行比较分析。以探求生物代谢、个体发育、系统分化以及生命进化的根本规律。

2. 基因组序列分析和解释 包括：完整生物基因组结构的信息分析比较研究；新基因、新 SNPs 以及其他功能位点的发现与鉴定；基因组中非编码区的信息结构分析；基因组结构的演化、遗传密码起源以及基因进化的研究等。

3. 基因产物结构与功能预报 如：基因表达调控网络以及信号传导通路的研究；致病基因鉴定与功能分析；核酸、蛋白质空间结构的预测和模拟以及功能预测；与基因表达谱分析相关的算法以及相关的分析软件研究等。

4. 新药研发 例如：基于酶和功能蛋白质结构、细胞表面受体结构的药物设计；基于 DNA 结构的药物设计；具有不同功能域的复合蛋白质以及连接肽的设计；生物活性分子的电子结构计算和设计等。

5. 生物信息学技术的医学应用 包括：建立疾病样品序列信息检测技术和基于序列信息选择表达载体、探针/引物的技术；建立疾病相关的致病基因信息数据库；建立大分子设计和药物设计相关数据库等。

第二节 生物信息学的研究方法

一、计算机及互联网的应用

计算机是生物信息学分析必需的工具，因此掌握一定的计算机基本常识对于生物信息学工作者来说是必备的能力，如硬件（中央处理器、存储器、输入设备和输出设备等）、软件及操作系统（Windows、UNIX 以及 Linux 等）等知识的熟悉与掌握；文件的压缩和解压、文件和数据的传送以及编程和语言等方面能力的培养都非常重要。

国际互联网络（World Wide Web，WWW）的高速发展给生物信息学带来直接推动，稳定的网络环境是生物信息学研究的保障。国内外常用的生物信息学网站、搜索引擎、数据库检索工具、网上生物信息学分析工具以及一些生物信息学数据分析处理软件的运用等，都是研究者必须掌握的内容。

二、生物信息及资源的运用

丰富的生物信息网络资源为每个研究者提供了极其便利、快速的实用工具，充分利用网络中的生物信息学资源，可以使自己的研究方向与同时代的科学发扎保持一致性。常用的网站、数据库检索工具以及网上生物信息学分析软件简介如下：

1. 国内外常用分子遗传学相关的生物信息学网站

（1）美国国家生物技术信息中心（National Center for Biotechnology Information，NCBI）网址：http://www.nchi.nlm.nih.gov

（2）欧洲分子生物学室实验室（European Molecular Biology Laboratory-European Bioinformatics Institute，EMBL-EBI）网址：http://www.ebi.ac.uk

（3）日本 DNA 数据库（DNA Data Bank of Japan，DDBJ）网址：http://www.ddbj.nig.ac.jp

（4）基因组数据库（GDB）网址：http://www.gdb.org

（5）清华大学生物信息学研究所网址：http://bioinfo.tsinghua.edu.cn

（6）北京大学生物信息镜像系统网址：http://cbi.pku.edu.cn

2. 数据库检索工具

（1）美国国家生物技术信息中心（NCBI）提供的 Entrez 检索工具：http://www. ncbi.nl

m.nih.gov/Entrez/

（2）欧洲分子生物学网提供的 SRS（Sequence Retrieval System）数据库检索工具：http://srs.ebi.ac.uk/

（3）可变剪接数据库（Alternative splicing database，ASDB）检索工具：http://cbcg.nersc.gov/asdb

3. 网上生物信息学分析工具

（1）基本局域联配搜索工具（Basic Local Alignment Search Tool，BLAST）网址：http://www.ncbi.nlm.nih.gov/BLAST/

（2）开读框（Open Reading Frame，ORF）分析工具网址：http://ncbi.nlm.nih.gov/ gorf/gorf.html

（3）基因识别（GeneFinder）工具网址：http://genomic.sanger.ac.uk

（4）引物设计（Primer3）工具网址：http://www.genome.wi.mit.edu/cgi-bin/ primer/primer3

（5）核酸序列的分子量、碱基组成、碱基分布等基本分析（BioEdit）工具网址：http://www.mbio.ncsu.edu/BioEdit/bioedit.html

（6）限制性酶切分析（Restriction Enzyme DataBase,REBASE）工具网址： http://rebase.neb.com

（张开立 孔庆友）

附录七 CRISPR/Cas9 基因编辑技术

遗传性疾病是由于遗传物质（如基因的突变或染色体畸形）发生改变引发的人类疾病，而基因治疗（gene therapy）最早的概念是在原位用正常基因替换缺陷基因达到治疗目的。在基因治疗概念提出后 40 多年的研究中发现，要安全而有效地实现正常基因替换缺陷基因具有很大的挑战性和技术上的复杂性，挑战主要集中在如何准确控制遗传基因介入目的细胞。随着外源基因导入细胞技术上的重大进展，基因治疗在某些疾病中取得了可喜的临床效果。然而，一系列的挑战仍然摆在我们面前：首先，为了维持治疗基因在复制细胞中的稳定表达，将治疗基因整合到基因组（靶细胞）中对靶细胞的基因表达及邻近基因会产生不可预知的影响；其次，某些治疗基因片段太大，现有载体不容易将其导入细胞内；第三，外源基因介入细胞并不总能直接有效地消除显性突变或移除不需要的遗传物质如病毒基因组。幸运的是，基因编辑技术的出现能够克服上述传统改造基因方法的局限性，对基因序列进行精确地、有针对性地修正，从而实现特定 DNA 片段的敲除、加入等。

基因编辑技术产生于 20 世纪 80 年代，最初是通过自然状态下的同源重组（homologous recombination，HR）途径对内源性基因进行定点敲除或者替换。Mario Capecchi 与其同事利用胚胎干细胞存在大量同源重组现象发展了基因打靶技术。目前，在胚胎干细胞中利用同源重组对小鼠基因组上任意位点进行遗传修饰已经成为一种常规技术，基因打靶技术的出现简化了疾病动物（小鼠）模型的建立并且大大促进了临床药物的开发和利用。由于基因打靶技术仅在同源重组现象活跃的细胞（如胚胎干细胞）中是可能的，因此该技术在其他细胞类型和真核系统中的应用相当有限。然而，"靶向 DNA 双链断裂（DNA double strand breaks，DSBs）可刺激内源性细胞修复机制"这一现象的发现促进了基因编辑技术的发展，是基因编辑技术的基础。利用细胞的内源性修复机制可以在每种细胞类型中实现基因编辑，而在基因组特定位点产生 DNA 双链断裂的能力允许对遗传材料进行精确调控，从而获得理想的遗传结果。细胞内存在两种 DNA 损伤修复途径（附图 8）：同源介导修复（homology-directed repair，HDR）和非同源末端连接（nonhomologous end-joining，NHEJ）。同源介导修复只有当细胞核内存在与损伤 DNA 同源的 DNA 片段时才能发生，可实现 DNA 的准确修复，不会产生基因突变。当细胞核内没有相应的同源 DNA 片段时，细胞将利用另一种方式——非同源性末端连接修复损伤。非同源末端连接是细胞在不依赖 DNA 同源性的情况下，为了避免 DNA 断裂的滞留及因此造成的 DNA 降解或对生命力的影响，强行将两个 DNA 断端彼此连接在一起的一种特殊的 DNA 双链断裂修复机制，与同源介导修复途径并重互为补充。因此，基因编辑领域面临的挑战是在基因组的特定位点产生 DNA 双链断裂。目前，用于在基因组的特定位点产生 DNA 双链断裂的核酸酶有 4 种：锌指核酸酶（zinc finger nucleases，ZFNs）、转录激活子样效应物核酸酶（transcription activator-like effector nucleases，TALENs）、归巢核酸内切酶（meganucleases）及应用最广泛的 CRISPR/Cas 核酸酶。

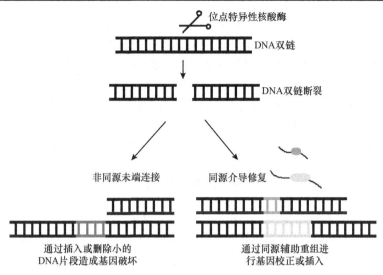

附图 8　DNA 损伤修复途径

一、锌指核糖核酸酶

锌指核糖核酸酶（zinc finger nucleases，ZFNs）是一种人工改造的核酸内切酶，由一个 DNA 识别域和一个非特异性核酸内切酶构成。其中 DNA 识别域可以识别 DNA 特定位点并与之结合，非特异性核酸内切酶则行使剪切功能，两者结合即可在 DNA 特定位点进行定点断裂。DNA 识别域由一系列 Cys2-His2 锌指蛋白（zinc-fingers）串联组成（一般 3～4 个），每个锌指蛋白识别并结合 DNA 链上一个特异的三联体碱基（3′到 5′方向）。与锌指蛋白组相连的非特异性核酸内切酶来自 Fok I 羧基端 96 个氨基酸残基组成的 DNA 剪切域。Fok I 仅在二聚体状态下才有酶切活性，每个 Fok I 单体与一个锌指蛋白组相连构成一个 ZFN，识别特定的位点，当两个识别位点相距一定的距离时(6～8bp)，两个单体 ZFN 相互作用产生酶切功能，从而达到 DNA 定点剪切的目的。利用锌指核糖核酸酶系统进行基因编辑的主要障碍是：为了能够准确地识别 DNA 特定位点，针对不同的目的 DNA 序列需要不断生产出相应的锌指蛋白阵列，此生产过程昂贵、费力且重复性差。

二、转录激活子样效应物核酸酶

转录激活子样效应物（transcription activator-like effectors，TALEs）首先是在植物病原菌黄单胞菌（Xanthomonas）中发现的，黄单胞菌可感染各种植物，导致严重的病害和作物损失。黄单胞菌通过Ⅲ型分泌系统将效应蛋白注入植物宿主细胞，对其进行重新编程，这些效应蛋白被称为转录激活子样效应物（TALEs）。转录激活子样效应物进入宿主细胞核后，与宿主易感基因的启动子区域结合，激活易感基因表达，在病原菌感染过程中对植物基因进行调控。TALEs 具有明显的结构特征，每个 TALE 含有一个中央重复结构域，该结构域通常由 33～35 个氨基酸的数量可变的重复单元组成，每个重复单元序列除了 12 和 13 位置上的两个可变的氨基酸残基外几乎都是相同的，这两个可变的氨基酸残基被称为重复序列可变的双氨基酸残基（repeat-variable diresidues，RVDs）。DNA 特异位点上的核苷酸能被 TALE 中重复单元上的 RVD 识别，并与之特异性结合，因此，将 TALE 上用于序列特异性识别的 DNA 结合结构域与能使 DNA 序列产生双链断裂（DSBs）的核酸酶上的催化结构域融合，便产生出转录激活子样效应物核酸酶（transcription activator-like effector nucleases，TALENs）。与 ZFNs 相似，TALENs 也是一种人工改造的核酸酶，由源自 TALEs 的 DNA 结合结构域与 Fok I 核酸酶的催化结构域组成，但是两者存在较大的差别。锌指蛋白模块识别三联体碱基，而 TALE 结构域识别单个碱基，这就意味着只需要结合较少的锌指模块即可实现比较可观的特异性，但是锌指模块的串联组合使其在序列识别上灵活性差；另一个不同之处在于锌指模块需要经过大量优化才能实现特异性基因打靶，而 TALEs 即设计即使用就可以非常好地发挥作用。尽管如此，针对不同的 DNA 序列设计生产相应的 TALEs 同样是一项耗时费力的工程，而且 TALENs 的大体积使其进入细胞核的过程变得困难而低效，具有一定的挑战性。

三、归巢核酸内切酶

基因编辑中用到的归巢核酸内切酶（meganucleases，MGNs）是对自然界存在的归巢核酸内切酶的 DNA 连接特性进行人工改造而成。归巢核酸内切酶中最大的家族是 LAGLIDADG 家族，在基因工程中使用最频繁，现在普遍使用的 I-Cre I 和 I-Sce I 酶就是该家族的成员。通过合理的设计与选择，这些归巢核酸内切酶经过重新改造后可识别新的 DNA 序列。归巢核酸内切酶仅有单个结构域，其 DNA 连接位点与切割位点很难分离，DNA 连接位点的任何改变都可能破坏切割位点，因此一般实验室很难对其结合特异性进行改造。由于人工改造的难度大，成本高，目前还不常使用。然而，与许多常用的限制性核酸内切酶相比，归巢核酸内切酶所识别的 DNA 序列更大，其能够识别 14～40 碱基长度的核酸序列，这种大识别位点能够使其拥有很强的特异性，从而降低其潜在的细胞和生物体毒性，使得这些归巢核酸内切酶在基因治疗中能够作为具有高度针对性的分子刀来瞄准特定的基因，如修复在"着色性干皮病"中发生突变的基因。

四、CRISPR/Cas 核酸酶

CRISPR/Cas 核酸酶（clustered regularly interspaced short palindromic repeats，CRISPR/CRISPR-associated nucleases，Cas）是最近几年出现的一种由 RNA 指导的 Cas 核酸酶，其源于细菌和古菌为防御入侵的质粒和病毒而获得的一种后天免疫系统。该系统首先从外源病毒或质粒中获取特定 DNA 片段整合入宿主基因组的 CRISPR 位点作为间隔序列（spacer），然后利用 spacer 产生的 crRNA 识别和降解携带同源序列的外源质粒或病毒。对多种微生物中的 CRISPR 系统研究表明，入侵的核酸短片段可整合至微生物的 CRISPR 位点，这些核酸短片段与 CRISPR 一起转录生成 CRISPR RNAs（crRNAs），与反式激活的 crRNAs（trans-activating crRNAs，tracrRNAs）及 CRISPR 关联蛋白（CRISPR-associated proteins）形成复合物，此复合物通过核酸之间的 Watson-Crick 碱基配对控制 Cas 核酸酶对 DNA 切割的特异性。目前已发现三种不同类型的 CRISPR/Cas 核酸酶，存在于大约 40% 和 90% 已测序的细菌和古菌中。其中第二型的组成较为简单，由 Cas9 蛋白、成熟 crRNA 及 tracrRNA 组成。Doudna JA、Charpentier E 及其同事进行的体外 DNA 切割实验表明，如果将 crRNA 和 tracrRNA 融合为单个向导 RNA（single guide RNA，sgRNA），第二型 CRISPR/Cas 核酸酶的组成可简化为 Cas9 蛋白及 sgRNA 两种成分（附图 9）。CRISPR/Cas 系统利用 sgRNA 识别 DNA 上的互补序列进而产生双链 DNA 缺口，而且仅通过改变 sgRNA 中的一小段序列即可实现 Cas9/sgRNA 对新 DNA 识别位点的特异性结合及切割。Cas9 蛋白及 sgRNA 组成的核酸蛋白复合物扫描 DNA 序列，识别与 sgRNA 互补的 DNA 序列并在前间区序列邻近基序（protospacer adjacent motif，PAM）NGG 序列前切割 DNA，因此借助 PAM 序列可对自身 DNA 和外源 DNA 进行区分，是 Cas9 切割 DNA 过程中不可或缺的，细菌和古菌并不会错误地切割自身的 DNA。此后一系列研究已经证明，CRISPR/Cas9 系统经过遗传工程的改造可对哺乳动物细胞进行有效的遗传修饰。

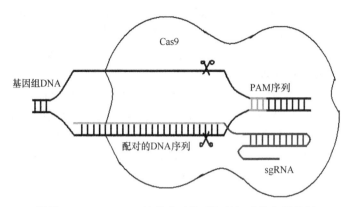

附图 9　CRISPR/Cas 核酸酶（Ⅱ型）的组成及作用机制

　　CRISPR/Cas9 系统设计简单、易操作及高效率的特性使 CRISPR/Cas9 技术成为基因编辑的核心技术。然而 CRISPR/Cas9 系统同样存在自身的局限性，例如 Cas9 蛋白的脱靶效应。脱靶效应是临床应用中十分关注的问题，可因细胞类型的不同而变化。为了提高 CRISPR/Cas9 系统的特异性，研究者们进行各种尝试：①从 Cas9 蛋白改造入手，野生型 Cas9 具有两个核酸酶结构域，每个结构域切割一条 DNA 链，将其中一个结构域突变获得突变型 Cas9 切口酶（Cas9 nickase，Cas9n），因此 Cas9n 只能切割 DNA 单链，产生一个切口（nick）。在这一改造系统中，成对 sgRNA 的设计最为关键，两条 sgRNA 与不同的 DNA 链结合，其中 PAM 序列要以尾对尾的形式出现，两个 sgRNA 结合位点之间的距离要适中。Cas9n 会在每个 sgRNA 结合的位点造成单链缺口，两个相邻的单链缺口形成一个 DNA 双链断裂（DSB），DSB 的形成激起细胞以非同源末端连接（NHEJ）的方式进行修复，进而造成插入、缺失或者突变。而在脱靶位点，单个 sgRNA 只能造成单链缺口，无法形成 DSB，只能通过同源模板修复方式精确修复该区域，从而避免脱靶效应。有研究证明，利用改造过的 CRISPR/Cas9 系统，在不降低基因切割效率的前提下，可大幅度降低 CRISPR/Cas9 系统在小鼠基因组中的脱靶效应。另外，还有研究表明，将双切口法与适当缩短 sgRNA 靶序列策略相结合，能够进一步降低脱靶效应。②另一种改造 Cas9 蛋白的策略是将 Cas9 改造为失去催化活性的 Cas9（dCas9），然后将 dCas9 与 FokⅠ核酸酶结合形成融合蛋白（FokⅠ-dCas9），只有当两个融合蛋白单体彼此靠近形成二聚体时才能行使切割功能。在应用中，需要针对靶序列的两条链设计 1 对 sgRNA 序列，两条 sgRNA 会引导两个 FokⅠ-dCas9 蛋白复合体结合到靶位点并形成二聚体。这一策略大幅度降低非靶位点的 DNA 切割。总之，上述 sgRNA 的设计策略及 Cas9 核酸酶可选择性的增加使 CRISPR-Cas9 得以广泛应用。

五、在医学中的应用

　　1. 遗传病的基因治疗　除了单基因遗传病以外，复杂疾病也具有一定的遗传学基础，致使基因编辑技术也可用此类疾病的治疗，例如心血管疾病、艾滋病及阿尔茨海默病等。通过像 CRISPR/Cas9 这样的技术诱发突变逆转疾病的可能性越来越大。借助细胞内同源介导修复机制用理想的核苷酸序列取代靶基因序列，产生具有健康表型的蛋白质变体，实现对疾病的逆转。另外，像艾滋病这类疾病的治疗主要是利用细胞内非同源末端连接机制借助基因编辑技术产生一个无功能的等位基因，实现对疾病的预防和控制。目前全基因组学研究已经制作出基因组非编码区的图谱，并且将其与疾病表型进行一一对应，通过基因编辑技术对非编码序列进行调控能够使疾病发生逆转。靶向基因治疗通过操控遗传材料既可删除和替换突变基因，又可诱导具有保护功能的宿主突变。最容易治疗的遗传病是单基因遗传病，借助基因编辑技术使致病基因失去功能即可逆转疾病，而多基因遗传病需要同时改变多个致病基因，因此其治疗更富有挑战性。目前研究已经证实，在动物模型的体细胞和生殖细胞中可以实现对目的基因的校正。

对疾病的治疗取决于对其遗传基础的了解，分子剪刀可以用于基因组的编辑，并且可以预见疾病逆转后理想的遗传结果。对 DNA 序列进行编辑主要依赖细胞内存在的同源介导修复或非同源末端连接两种机制，非同源末端连接修复机制高效且可发生于细胞周期的各个阶段；而同源介导修复途径则非常具有挑战性，尤其是在需要插入大的 DNA 片段以替换患病等位基因时。疾病及所需遗传修饰的性质、修复方法、靶序列和模板序列的拓扑结构及细胞状态等均与基因治疗的成功率密切相关。因此，为了解决上述问题，治疗疾病的具体方案必须首先在模式生物中进行论证，并在进入临床试验之前明确解决问题的有效方法。另外，为了达到治疗疾病的目的，基因编辑需要进行至什么程度及治疗细胞与未治疗细胞的健康状况都是必需的信息。随着对基因编辑要求的增加，面临的挑战也会相应增加。

为了获得理想的基因治疗结果，需要考虑的另一个重要因素是对靶细胞的基因治疗是采取活体外治疗方式还是体内治疗方式？如果是活体外治疗，则需在取自患者的靶细胞中用分子剪刀进行基因编辑，随后再将这些细胞输入患者体内；如果是体内治疗，则需直接在体内借助分子剪刀对靶细胞进行基因编辑。此外，分子剪刀以什么形式：DNA、RNA 还是蛋白质被导入靶细胞内呢？出于安全性考虑，蛋白质是最理想的分子剪刀形式，原因是 DNA 存在整合入基因组中产生意外突变引发并发症的可能，而 RNA 与 DNA 相比虽然安全得多，但 RNA 的应用在技术上具有更大的挑战性。目前已经可以在活体外利用以 ZFN 为基础的分子剪刀对血液疾病，包括重症联合免疫缺陷综合征、范可尼（Fanconi）贫血、Wiskott - Aldrich 综合征和镰状细胞性贫血进行治疗。利用细胞内非同源末端连接修复机制使 T 细胞中的 HIV（human immunodeficiency virus，人类免疫缺陷病毒）辅助受体 CCR5 发生突变，进而控制艾滋病的发生发展，此治疗艾滋病的策略已经在小鼠模型中得到证实，对人 T 细胞 CCR5 受体进行基因编辑的 I 期临床试验正在进行。令人惊喜的是，其中一项临床试验已经证明基因编辑可以安全而有效地治疗和防止 HIV。此外，ZFNs 对多种其他人类疾病的治疗也处于临床试验阶段，而利用 CRISPR/Cas9 系统治疗多种人类疾病的临床试验正处于计划阶段或已经正在进行，例如 CRISPR/Cas9 分子剪刀已被成功地用于酪氨酸血症和心血管病的防治。

2.抗病毒治疗 CRISPR/Cas9 系统最初在细菌和古菌中被发现，是细菌和古菌后天获得的防御入侵病原体遗传物质的分子免疫机制。因此，在其他生命王国（包括哺乳动物和植物）中，如果使用相同的策略防御病原体入侵应该是可行的。近来，CRISPR/Cas9 系统已经被用来赋予植物特定的分子免疫力抵抗外来病毒感染，这种方法已被用于治疗番茄曲叶病毒（tomato leaf curl virus, TYLCV）引起的毁灭性疾病（番茄曲叶病毒病导致作物严重损失）。有趣的是，利用 CRISPR/Cas9 系统能够赋予植物个体同时防御多种 DNA 病毒感染的免疫能力；再者，可以设计一种 sgRNA 序列与保守的基因间隔区（病毒基因）相结合，从而使这种 sgRNA 序列能够提供同时防御病毒家族中几个成员的免疫力。在哺乳动物中，CRISPR/Cas9 系统已经被用来靶向破坏 HIV 基因组及宿主基因组中潜在的前病毒，还可以对抗乙型和丙型肝炎病毒。

利用 CRISPR/Cas9 系统进行抗病毒治疗的策略是设计 sgRNA 序列靶向破坏病毒序列或改变病毒感染必需的宿主 DNA 序列或消除病毒复制必需的序列（例如，HIV 复制必需的 LTR 序列）达到抗病毒的目的。另外一项临床试验证明，借助 ZFNs 系统靶向破坏 CCR5 基因及为患病个体自体导入携带无功能 CCR5 基因的 T 细胞均会导致患病个体体内病毒载量的明显下降而且整个过程是安全的，此项研究也增加了利用 CRISPR/Cas9 系统对艾滋病进行基因治疗的可能性。再者，癌症的发生与某些人类病毒的感染有关，包括肝癌中的乙型肝炎病毒和丙型肝炎病毒、宫颈癌中的人乳头瘤病毒和鼻咽癌中的 EB（Epstein-Barr）病毒；降解和破坏这些致癌病毒是预防或逆转癌症进展的有效策略；因此，利用 CRISPR/Cas9 系统靶向破坏致癌病毒会给上述癌症提供有效的治疗手段。上述这些治疗手段能否很好地发挥其对疾病的治疗作用很大程度上取决于 CRISPR/Cas9 试剂能否被有效地导入靶细胞内。将 CRISPR/Cas9 试剂有效地导入靶细胞的技术研究尽管极具挑战性，但这方面的研究还在继续，最终实现将这些重要的试剂导入患病个体所有类型细胞当中指日可待。

3.建立疾病模型 了解疾病发生的遗传学基础，有助于疾病模型的产生。目前疾病模型产生的速度前所未有，使得众多遗传病的功能研究成为可能。CRISPR/Cas9 技术的发展增加了对复杂遗传病进行研究的可能，包括人类癌症，癌细胞基因组中存在多个基因突变和染色体易位。癌症的发病原因极其复杂，通常涉及数百个基因变化，包括点突变、缺失和染色体易位等，因此建立小鼠癌症模型对癌症的发生发展进行研究颇具挑战性。不同癌细胞中的癌症基因组和表观基因组非常复杂，存在大量的单核苷酸多态性和染色体重排，CRISPR/Cas9 技术对产生下一代小鼠癌症模型十分有用，CRISPR/Cas9 系统通过改造小鼠基因组建立癌症小鼠模型来模仿癌症的遗传状态。随着 CRISPR/Cas9 系统的使用，产生小鼠癌症模型（携带癌症的遗传及表观遗传学改变）的可能性越来越大，进而允许对肿瘤发生发展的分子机制及癌基因和抑癌基因的鉴定进行缜密的研究。利用这样的小鼠癌症模型可以论证肿瘤基因图谱中的癌症相关基因。再者，CRISPR/Cas9 系统已经被用于在活体外对造血干细胞的基因进行改造，经过基因改造的细胞被重新输回小鼠体内，建立小鼠造血系统恶性肿瘤模型，对造血系统恶性肿瘤的研究非常有用。最近研究表明，除了小鼠以外，猪、大鼠和灵长类动物同样适合进行以 CRISPR/Cas9 系统为基础的靶向基因治疗，用这些生物建立的疾病模型将有助于对复杂多基因病的遗传学基础进行研究。猪由于与人类生理极其相似，用猪建立的疾病模型更具优越性。然而，由于猪的体积大及用猪建立疾病模型的难度和高成本，致使用猪建立的疾病模型还没有被广泛采用，相信随着 CRISPR/Cas9 系统的广泛使用，采用猪建立的相关疾病模型进行研究将成为大家的期望。另外，最近已有两项研究证实了 CRISPR/Cas9 系统可以在猕猴和恒河猴中进行基因编辑。CRISPR/Cas9 系统将会在许多领域非常有用，包括学习和认知方面的研究。令人感兴趣的是，CRISPR/Cas9 系统已经被用于纠正 F8 基因上的染色体倒位，通过纠正染色体倒位诱导的多能干细胞已经被分离，分离率可达 6.7%，并且没有出现脱靶效应。此项研究表明了使用 CRISPR/Cas9 系统纠正血友病 A 患者中大染色体重排的可行性，提示 CRISPR/Cas9 系统在治疗血友病 A 方面的潜力。CRISPR/Cas9 系统还被用来删除肌萎缩蛋白基因中突变的外显子 23，部分恢复肌萎缩蛋白的功能，显示其在治疗杜氏（Duchenne）肌营养不良症方面的价值。

六、伦理学方面的思考

CRISPR/Cas9 作为新一代的基因编辑技术尚存在许多问题。虽然 CRISPR/Cas9 基因编辑技术因其设计简单、易操作及高效率的特性获得广泛应用，但是如果将其用于错误的目的，将会引发一系列的伦理学问题。例如，为了建立疾病模型或研究特定基因功能的分子基础，对各种模式生物的生殖细胞进行基因编辑；近来，也有对灵长类动物的生殖细胞进行基因编辑的研究报道。更重要的是，基因编辑技术应用领域引发的一个潜在的令人担忧的伦理问题是对人类生殖细胞进行基因编辑以调节与智商相关的基因，目前 CRISPR/Cas9 系统的应用已经到了一个几乎可以将小说变成现实的阶段。尽管 CRISPR/Cas9 系统的应用存在这样的伦理问题，但是英国科学家仍获得了利用 CRISPR/Cas9 系统对人类胚胎进行基因编辑的许可。科学家们深知，针对基因编辑技术应用方面制定相关的规定是必需的，但是在对其研究方面的努力和资金资助仍需继续，同时政策制定者也意识到此技术带给人类的力量和机会。因此，权衡的重点在于政府应该如何授权才能使相关知识的研究和产生既不会中断也不会妥协。对这种技术应用方面的管控是否会阻止 CRISPR/Cas9 系统在媒介生物如蚊子中的应用还有待确定，因为对媒介生物进行基因编辑可能会导致蚊子突变株的扩散，突变的蚊子最终可能超过野生型的蚊子。类似的管控还可用于阻止基因编辑技术在细菌中的应用及对有益菌的破坏。这些管控既有助于减轻公众的关注度，又可加强研究资金的资助，旨在获得知识，在希望和恐惧之间达到平衡。

七、展　　望

CRISPR/Cas9 系统有望使功能生物学、生物技术和基因组医学领域发生革命性的变化。随着 CRISPR/Cas9 技术在不同真核生物中的应用，人类将大大提高对重要细胞过程分子机制的认识，而且此项技术将使众多疾病模型的产生成为可能，从而加快药物研发的速度。CRISPR/Cas9 技术还可使分子外科学的实现成为可能，通过分子外科学对基因中的核苷酸序列进行"缝补"进而编辑纠正致病核苷酸序列达到治疗目的。基因编辑技术应用于临床治疗指日可待，提高基因编辑技术相关试剂的有效性、特异性和安全性将促进其在基因医学领域的广泛应用，治疗目前无法控制的疾病，实现个体化医疗，这无疑将延长人类的寿命，改善人类的生活。尽管将基因编辑技术应用于生殖工程会引起一系列的麻烦，但人类文明的每一次进步都蕴含着独特的风险。法规应该授权其在那些以改进工具和弄清人类疾病遗传基础为目的研究中的应用，同时严防其在"改进"物种或产生"超人类"的项目中的应用。如果这些先进的技术能够得到合理的应用，以 CRISPR/Cas9 技术为基础的基因组外科学无疑会改善人类的生活。

（吴茉莉）

附录八 亲子鉴定概述

亲子鉴定（Parentage Testing）是通过检测人类的遗传标记，根据遗传规律分析，鉴定有争议的父母与子女血缘关系，其是法医物证鉴定的主要组成部分。

亲子鉴定自古有之，如民间所熟知的滴血认亲。滴血认亲分为两种。一种称滴骨法，另一种称合血法。滴骨法是将生者的血液滴在死者的骨骸上，若该血液能渗透入骨则断定生者与死者有血缘关系，否则就没有血缘关系。合血法就是将孩子的血液与父母的血液放在一起，如果能融在一起，就断定其是父母亲生的，否则就不是亲生的。在宋代，著名法医学家宋慈将滴血认亲收入《洗冤集录》中。从现代的观点来看，这种滴血认亲并不科学，但开创了用血液鉴别血缘关系的先河。在现代社会，随着科学技术的发展尤其是分子生物学的发展，人类 DNA 检测已广泛用于亲子鉴定领域。

一、亲子鉴定术语

假设父亲（alleged father，AF）：需要确定与孩子有无亲子关系的男子。

假设母亲（alleged mother，AM）：需要确定与孩子有无亲子关系的女子。

三联体亲子鉴定（parentage testing of trios）：被检测男子、孩子生母与孩子的亲子鉴定或者被检测女子、孩子生父与孩子的亲子鉴定。

二联体亲子鉴定（parentage testing of duos）：被检测男子与孩子的亲子鉴定或被检测女子与孩子的亲子鉴定。

遗传标记（genetic marker）：具有多态性的基因座。用于亲子鉴定的遗传分析系统由一定数量的遗传标记组成，常用的有常染色体短串联重复序列（STR）、Y 染色体短串联重复序列（Y-STR）和 X 染色体短串联重复序列（X-STR）等。

排除概率（power of exclusion，PE）：对于不是孩子生父的随机男子，遗传分析系统具有的排除能力。它是遗传分析系统效能的评估指标。

亲权指数（parentage index，PI）：亲权指数是亲权关系鉴定中判断遗传证据强度的指标。它是两个条件概率的似然比。

二、亲子鉴定遗传标记

亲子鉴定中，用于亲子鉴定的标记有很多，包括非遗传特征与遗传特征两大类。对于前者，如根据孩子生母的妊娠期推测受孕日期，如证明有争议的父亲不可能与孩子生母有性关系，则可以排除其为孩子生父。对于后者，包括如皮肤颜色、毛发颜色、脸型等多基因决定的遗传性状和单基因座决定的遗传标记。通常用于亲子鉴定的遗传标记，应是一种简单的遗传性状，经过家系调查确定按照孟德尔定律进行遗传，经群体调查证明具有遗传多态性，并具有较高的非父排除的能力。用于亲子鉴定的遗传标记应在出生时已完全表现，并终生不变，而且不受疾病、年龄以及环境等因素的影响。

遗传标记可分为基因、基因型和表型。基因在染色体上的一个特定的位置称为基因座。人类个体的染色体是由来自父方和母方的同源染色体而组成，因此，每个基因座的等位基因是成对的。对于一个基因座而言，基因座上成对的等位基因构成了基因型。当成对的等位基因相同时，称为纯合子，不同时，则称为杂合子。以 ABO 血型为例，ABO 血型基因座包括 3 个等位基因，分别为 A、B 和 O。某个体 ABO 血型基因座成对的等位基因为 A 和 A，则基因型为 AA，为纯合子。另一个个体成对的等位基因为 A 和 B，则基因型为 AB，为杂合子。表型是指生物体某特定基因所表现出来的性状，其是由基因型决定的。同样以 ABO 血型为例，基因型 AO、AA 对应的表型为 A 型；基因型 BO、BB 对应的表型为 B 型；基因型 OO 对应的表型为 O 型；基因型 AB 对应的表型为 AB 型。

目前，用于法医物证的遗传标记可分为 DNA 遗传标记和表达产物遗传标记。前者包括 DNA 长度多态性和 DNA 序列多态性。后者包括红细胞血型、白细胞血型、血小板型、酶型、血清型以及其他如唾液蛋白型等。

DNA 长度多态性是指同一基因座的各个等位基因 DNA 片段长度的不同而构成的多态性。包括可变数目串联重复序列（VNTR）和短串联重复序列（STR）。目前，STR 在是亲子鉴定领域应用最广泛的遗传标记。STR 序列在人基因组中约占 5%，平均 6～10kb 就出现一个 STR。绝大多数 STR 位于非编码区，极少数位于编码区。迄今，至少发现了 8000 多个 STR 基因座。STR 基因座位重复单位 2～6bp，在亲子鉴定中，多使用四个核苷酸的 STR 基因座。STR 基因座等位基因长度差异是重复单位的整倍数。用于亲子鉴定的常染色体 STR 基因座宜符合如下要求：①基因座定义和具有的特征已有文献报道；②种属特异性、灵敏性、稳定性研究已实施；③已有可供使用并公开发表的群体遗传数据，群体遗传数据包括从有关人群中获得的该基因座等位基因频率或单倍型频率及突变率；④遗传方式符合孟德尔定律；⑤串联重复单位为四或五核苷酸。

DNA 序列多态性是指一个基因座，不同个体 DNA 序列有一个或多个核苷酸的差异而构成的多态性。目前，在法医物证领域，DNA 多态性典型例子是线粒体 DNA（mtDNA）。此外，单核苷酸多态性（SNP）在人类基因组中分布更为广泛，平均 1000bp 就存在一个 SNP，在人基因组大约存在 300 万个以上 SNP。SNP 是第三代遗传标记，具有含量丰富，遗传稳定性高等优点，但通常 SNP 只有两个等位基因，需要检测大量的 SNP 才能获得足够的信息。随着能进行高通量 SNP 检测的新一代测序技术的发展，在未来 SNP 可能成为亲子鉴定的重要遗传标记。

三、亲子鉴定基本原理

亲子鉴定的基本原理基于孟德尔遗传定律。按照这一规律，在配子细胞形成时，成对的等位基因彼此分离，分别进入各自的配子细胞。精、卵细胞受精形成子代，孩子的一对的等位基因一个来自母

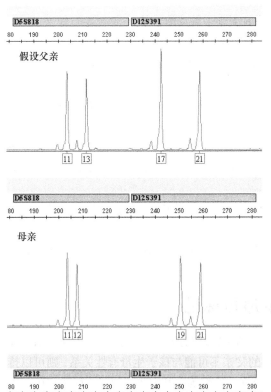

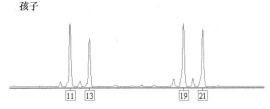

附图 10　一例三联体亲子鉴定 STR 检测图谱

亲,一个来自父亲。鉴定结果如果符合该规律,则不排除亲生关系,若不符合,则排除亲生关系(特殊情况如基因变异除外)。在大多数的情况下,母、子关系是已知的,要求鉴定假设父亲和孩子是否亲生关系(三联体亲子鉴定)。此时首先从母亲、孩子基因型的对比中,可以确定孩子基因中可能来自父亲的基因。如果假设父亲不具有这些基因,则可排除假设父与孩子的亲生关系。若假设父亲具有这些基因,结果就不能排除假设父亲的亲生关系,这时可以通过计算亲权指数,判断他是孩子生父在理论上的把握度大小。

　　附图 10 为一例典型三联体亲子鉴定的 STR 检测图谱。图中显示的是 D5S818 和 D12S391 两个 STR 基因座等位基因检出情况。以 STR 基因座 D5S818 为例,母亲基因型为 11-12,孩子基因型为 11-13,因此可以推定孩子的等位基因 13 是由父亲遗传而来。假设父亲基因型为 11-13,包含 13 等位基因,不能排除父权,需要进一步计算亲权指数。

四、亲子鉴定基本操作流程

　　用于亲子鉴定的样本包括血液(斑)、组织块、口腔拭子(唾液斑)、毛囊毛发、精液(斑)及羊水等。目前,在很多鉴定机构使用血液采集卡采集末梢血液,使用血液采集卡保存的血斑能够长期保存。样本的 DNA 提取方法,包括有机溶剂法、Chelex 法、磁珠法等。通常使用商品化 STR 扩增试剂盒进行 STR 扩增。目前,很多商品化的 STR 扩增试剂盒无须 DNA 提取,保存在血液采集卡上的血斑可以作为模板直接进行扩增。扩增后的 STR 扩增产物,按一定比例与去离子甲酰胺及荧光内参 LIZ 混合变性后,上机进行毛细管电泳。此外,还需要对等位基因标准物(Ladder)进行毛细管电泳,以此来确定样本的各个 STR 基因座的基因型。获得样本各个 STR 基因座的基因型后,需要计算相应的 PI 值以及 CPI 值,根据 CPI 值的大小得到鉴定结论。附图 11 为亲子鉴定的基本流程。

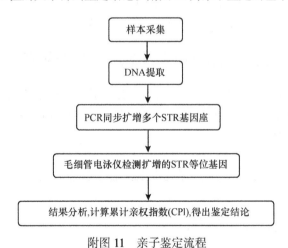

附图 11　亲子鉴定流程

五、亲子鉴定标准

　　目前,国内使用的亲子鉴定标准主要是司法部颁布的《亲权鉴定技术规范》(SF/Z JD0105001-2016)和公安部颁布的《法庭科学 DNA 亲子鉴定规范》(GA/T 965—2011)。以上标准规范了亲子鉴定的具体要求。

(刘　铭)

附录九 精准医学计划-人类基因组计划的延续

2015年1月20日美国总统奥巴马在国情咨文中正式提出"精准医学计划"(Precision Medicine Initiative)，继美国率先发起后，英国、欧洲和中国等国家都迅速启动了类似的科学研究项目。2015年3月我国科技部召开国家首次精准医学专家战略会议，提出了中国精准医学计划。2016年1月中科院正式启动重点部署项目"中国人群精准医学研究计划"。继"人类基因组计划"之后，"精准医学计划"开启了生物医学领域的一个新时代。这一计划的提出，激起世界各国生物医学界的迅速反应，更引发了大众对于精准医学领域的广泛关注。

一、什么是精准医学

精准医学是指以个人基因组信息为基础，结合每个人不同的生物医学特征和临床大数据等信息，为患者"量身定制"出最佳治疗方案。这种方式让医生们有针对性地向患者提供药物，以期达到治疗效果最大化和副作用最小化，长期目标是实现多种疾病的个性化治疗。精准医学是生物技术和信息技术与医学临床实践的融合应用，是医学科技发展的前沿方向。目前认为精准医学必须具备以下特点：

1. 以人类基因组序列、基因组学、蛋白质组学以及代谢组学等大数据为依据。

2. 根据个体基因组、表型、环境和行为方式等方面的个体差异性。

3. 用分子生物学、遗传学、分子影像学、生物信息学和临床医学等个性化检测技术。

4. 构建个性化精准预防，精准诊断体系和精准治疗方案。

二、精准医学计划的主要内容

近两年，美国和我国政府先后启动了精准医学相关科研项目的规划与部署，虽然在概念、目标等方面相似。但是由于基本国情、发展水平及疾病谱的差异，中美精准医学的具体内容上存在一定差异，具体内容如附表1所示：

附表 1 中美精准医学研究内容

精准医学计划内容	中国版	美国版
队列研究	构建百万人以上的自然人群国家大型健康队列和重大疾病专病队列	启动"百万人基因组计划"，征集100万志愿者，收集基因组数据与临床信息，以促进对健康和疾病的认识，为建立数据共享机制打下基础
技术创新	突破新一代生命组学临床应用技术和生物医学大数据分析技术	开展癌症基因组学研究，寻找引发癌症的遗传因素，开发更加有效的癌症治疗方法，建立"癌症知识网络"，及时分享创新技术
数据库（平台）	建立多层次精准医学知识库体系和安全稳定可操作的生物医学大数据共享平台	建立新一代测序技术的评估和审批通道，获取新的专利并推进高质量数据库的开发
标准体系	建立创新性的大规模研发疾病预警、诊断、治疗与疗效评价的生物标志物、靶标、制剂的实验和分析技术体系	制定一系列的相关标准和政策，以保护隐私和跨系统数据交换安全

三、精准医学计划的应用及意义

精准医学计划通过应用新技术和新方法，开展全基因组序列分析，建立基因组健康档案，并针对一些常见病和重要慢性病的遗传信号开展疾病风险和药物反应的预警和干预研究，包括进行肿瘤病人、糖尿病人群的表观基因组研究以及肿瘤的早期诊段与治疗的精准医学方案等研究项目，在促进新一代基因测序等先进技术的发展的同时，也为精准诊断和个性化治疗提供了更深层次的科学基础，将带动肿瘤诊断和药品研发的临床应用，它体现了医学科技发展的新趋势，代表了临床实践的未来发展方向，具有巨大的社会经济效益。

1. 促进先进技术的发展　精准医学首先需要充分掌握基因组信息，这是建立在成熟的基因测序技术基础上的，以此为导向，将人们对疾病机制的认识与生物大数据和信息科学相结合，进行精确的疾病分类及诊断。因此精准医学的发展也必将推动测序技术向高通量、高准确性、低价格的方向发展，除了充分利用基因组学外也会极大推动表观遗传组学、转录组学、蛋白质组学和代谢组学等现代分子水平技术进一步发展。

2. 个性化用药与治疗的广泛应用　目前，针对每一个病人个体特征而定制和实施医疗决策的精准医学理念越来越多的应用于临床实践中，特别对于肿瘤患者来说，通过基因检测对肿瘤的发生进行诊断和预防收到异常显著的效果。美国影星安吉丽娜朱莉由于她的母亲、外祖母和阿姨都因乳腺癌或卵巢癌去世而成为肿瘤高危人群，通过检测发现 *BRCA*1 基因突变，数据分析显示她患乳腺癌的风险高达 87%，患卵巢癌的风险也为 50%，于是在 2013 年她进行了预防性双侧乳腺切除，在 2015 年年初又进行卵巢及输卵管切除手术。说明通过对患癌的风险进行预测，对高风险人群提前进行干预，可减少肿瘤的发生。研究证明，靶向治疗药物极大改善了许多肿瘤的治疗效果并且提高了患者的生存率，但由于肿瘤的异质性，并不是每例肿瘤患者都适用靶向药物，治疗前需要通过个体化的基因检测筛查适合的患者，对患者用药进行指导，有时还可对预后进行判断。此外，对心血管病、神经退行性疾病、代谢病等疾病的个性化治疗研究也在进行当中。

3. 对新药研发带来新的指引　根据精准医学的理念，未来的药物研发也将以遗传信息为基础，甚至会根据不同病人的不同基因，针对个体或小群体病人设计和生产药物。同一种疾病的所有患者服用同一种药物的局面，将逐渐被改变。

精准医学计划的实质是要编织一个生物医学与临床医学交叉融汇的知识网络，通过大数据和新技术的研发与应用，积累和整合有效临床资源，促进疾病诊断、治疗过程的细分，并为移动医疗等相关新兴产业带来全新的机遇。但是我们也要充分认识到人体遗传和基因组的复杂性，甚至是不确定性。精准医学计划必将是个艰巨而复杂的工作，需要人类大量的资源和持续的努力。

（刘晓宇）

附录十　网络药理学研究方法

网络药理学（network Pharmacology）是在系统生物学、多向药理学和计算机技术基础上，以"疾病-基因-靶点-药物"多层次、多角度的相互作用网络为理念，运用专业的可视化网络分析软件及算法，对现有的数据库信息（如基因网络库、蛋白网络库、疾病网络库和药物网络库等）进行虚拟筛选和网络预测，进而从网络层面系统且综合地观察药物如何对疾病网络进行干预和影响，揭示药物于人体如何展示其药物协同作用。它注重网络平衡和网络扰动，打破了既往"单成分-单靶标-单疾病"的理念，是目前药物作用机制探讨和新药研发的重要手段，广泛应用于医药研究领域。

中药是中医传统理论的载体，利用现代先进科学技术，对中医药进行研究，使传承与创新结合，将赋予中医药新的科学内涵。随着现代科技进入组学和大数据时代，系统生物学和生物信息学等新兴交叉学科快速兴起，国内外学者开始从复杂网络的角度探索疾病与药物的系统性研究方式，"网络药理学"这一新学科由此开端并快速发展。2007 年，我国学者李梢等在国际上首先报道了中医寒热证生物分子网络和寒热方剂的网络调节效应，并提出基于生物网络的中药方剂研究框架。同年，英国邓迪大学 Hopkins 提出"网络药理学"，随后将网络药理学作为"下一代药物研发模式"进行阐述。近年来，网络药理学与中医药研究取得了快速的发展，吸引了多学科研究者的关注。该研究策略的整体性、系统性特点与中医学从整体的角度去诊治疾病的理论，中药及其方剂的多成分、多途径、多靶点协同作用的原理殊途同归。网络药理学反映了大数据时代生物医药系统性研究的新趋势，适应了中医药对系统性研究方法的迫切需求，并能很好地与我国传统中医药结合而体现原创性。因此，网络药理学近年来已成为医药领域，尤其是中医药研究领域的一个前沿和热点，并有望成为衔接中、西医药的一个新的桥梁。

一、网络药理学研究常用数据库资源

多种相关数据库的构建和计算方法的开发，为网络药理学的研究提供了及为重要地技术支持，极大地促进了国内外研究的发展。常用的数据库主要为药物分子信息库（TCM-Gene DIT、STITCH、Drug-Bank、中药化学信息数据库）、结构信息数据库（Pubchem, RCSBPDB）、药物活性成分数据库（PubChem 和 ChEMBL）、通路信息数据库（KEGG，Pharm Gkb，Reactome）、药物靶标数据库（Therapeutic Target Database）、表型与基因型关联数据库（OMIM）、DNA 序列数据库（Entrez Gene）、蛋白质相互作用数据库（HPRD, MINT, Bio GRID, DIP）、药物研发数据库（Thomson Pharma 和 Pharma Project）和生物分子相互作用数据库（HPRD、BIND、DIP、HAPPI、MINT 和 String）等。

二、网络药理学研究常用工具

目前应用于中医药研究的可视化分析工具主要有三大类：①使用直接编程语言或工具，例如Java、Perl、C 语言、C++等；②使用半编程性质的脚本软件，例如 R 语言、Matlab 等；③使用专门用于构建网络的工具，主要有 Cytoscape、Pajek、Vis ANT、GUESS、WIDAS、VANTED、PATIKA、PATIKAweb、CADLIVE、YANAsquare 等。目前在中医药研究领域中，较为成熟且应用广泛的网络分析软件主要有 Cytoscape、GUESS、Pajek、VisANT。

三、网络药理学在中医药领域中应用

20 世纪，新药发现主要集中于寻找疾病过程中某一特定靶点或某个靶点的特异性抑制剂，但是随着人类疾病谱的改变，某些复杂疾病，如肿瘤、心血管疾病、糖尿病等逐渐出现，针对这些复杂疾病，这一思路难以获得很好的效果，而具有多靶点药理作用的药物疗效更好。事实上，根据近年来研究人员的发现，人体内存在着复杂的调控网络。如果将疾病认为是身体原有网络平衡状态的改变，那么恢复原有的平衡状态就是新药设计的原则，由于身体网络的复杂性和稳定性，通常需要对多个靶点进行调节，因此网络药理学应运而生。而中医药在治疗过程中的动态辩证观和整体综合观是与网络药理学观念相一致的，而中药与西药的区别也在于其多成分、多靶点、多途径的特征。因此采用网络药理学的方法来进行中医病症的分析以及中药药理的机制探讨，是近年来中医药研究的主要方法。

1. 网络药理学在中医证候研究的应用　中医学最具特色的诊疗模式是"病-证-方"的整体结合，其主要的干预对象为证候。中药证候研究可以运用网络药理学的经典方法，对患者典型临床症候组学信息进行筛选，模拟"证候-生物分子网络"。如以生物分子网络的视角，针对疾病证候的生物学基础展开研究，基于神经-内分泌-免疫系统(NEI)，构建寒热辨证的生物分子网络，分析后得出，以激素的功能模块为主的属于寒，以细胞因子的功能模块为主归为热，而神经递质的功能模块则同时分布于 2 个网络内。同时网络拓扑结构分析显示：寒热证生物分子网络存在无标度（scale-free）的属性，即网络的功能实现主要是依赖于某些关键节点——以希成为生物分子网络的症候分型标识。以类风湿关节炎的两种基本诊断证型寒证和热证，通过代谢组学和基因芯片技术，比较患者与健康人的基因和代谢物得出差异性物质，构建和分析对应寒证、热证的生物分子网络，说明中医寒热证候的生物学基础。生物分子网络及药物靶标网络主要是以大量数据库和算法为基石的预测性研究，为中医辨证论治和药证相应的生物学基础研究提供新的渠道。

2. 网络药理学在中药药理学研究的应用

（1）网络药理学在药效和作用靶点研究的应用：中药有效成分的发现一般采用动物或细胞模型筛选化学成分或化学成分组而确定药物活性部位，再经过多次分离提取和活性试验，筛选出有效的单体成分或成分组；或依据代谢规律，推断出前体药物或次生代谢产物从而确定药物活性成分。虽然高通量药物筛选技术可较大规模快速有效的筛选，但仍需大量工作才能确定合适的活性成分，效率偏低、工作量大且耗费财物。网络药理学可从整体上预测与疾病相关的关键靶点，根据药物与药物之间在结构、机体内靶标分子、生物效应分子的多种相互作用关系，通过靶向分离、虚拟筛选及分子对接等，预测药物活性分子及功效。这种技术将药物相互作用网络集合生物网络，从而更直观的理解药物和机体间的相互作用，帮助从整体水平观察药物，对药物发现效率和优化设计均有巨大益处，已被用于中药药效物质研究。如目前已经筛选美国 FDA 提供的药物分子结构和靶标数据，将 22 个附子的化学成分在预测模型中预测出多个靶点，反映出中药"多成分、多靶点"特点。

（2）网络药理学在中药作用机制研究的应用：网络药理学的出现，开辟了一种从系统生物学和网络生物学水平，探索和研究中药及其方剂的潜在药效物质基础、作用靶点及其作用机制的新道路。依靠分子相似性比较结合网络药理学原理，研究者得出芪桂痛风片中含有黄酮类化合物和甾体类生物碱，这些物质可与引发痛风的靶标群如嘌呤分解代谢、炎症和免疫调节等发生作用，从分子水平上表明芪桂痛风片具有治疗痛风的活性分子，体现了其多成分、多途径、多靶点的相互作用。再以肿瘤血管新生的干预为例，利用互信息熵等信息从中医传统的络病方剂中提取了中药核心配伍网络，从网络中预测出多种成分的抗血管新生作用，并进一步证实这些成分均能有效作用于肿瘤血管新生的分子网络。

（3）网络药理学在方剂配伍规律研究的应用：中药方剂配伍主要着眼在"药性""君臣佐使""七情和合"和"微因多效"等方面，相互作用涉及多组分间协同、增效、拮抗和减效等，其在体内则具有多组分贯序放大、多靶点优势选择协同互助的作用优势。清华大学李梢教授等从方药不同成分的靶标谱及其关联的角度，研究药物配伍的网络靶标特征，有助于建立中药方药合用的理性设计方法。同时他们还构建了以中药网络-靶标网络-疾病网络为主的联合模块来剖析传统中药方剂配伍的规律。例如交互信息模型便是以众多处方中君臣佐使间距和联合交互信息的平均信息量来筛选功效相近的中药组合，并构建中药网络。而 NIMS 计算方法则可大规模筛选和优化中药或复方中具有多成分协同作用的组合。

（4）网络药理学在中药药物重定位的应用：药物重定位(drug repositioning) 指发现已上市药物的新适应证或新用途。传统的药物研发—单靶点高选择已暴露出局限性。相比新药开发，对临床上疗效可靠的药物进行重定位，不仅可以有效地减少研发成本和缩短周期，而且对安全性和药代动力学等方面均可有效控制，是目前风险/效益比最好的药物研发策略。古今文献中有记载的中草药及方剂车载斗量，历经临床验证安全有效。而且同一方剂对不同疾病均有治疗作用，即"异病同治"，是多成分、多靶点的整体辨证医疗。故中药及复方是多靶点药物新药研发及药物重定位的源泉。网络药理学的多层次的研究策略与中医整体医治平衡共调的认知不谋而合，给传统方剂及中成药探索新的药物配伍及其靶标提供了新的希望，以期落实"老药新用"。

（孙　铮）